高职高专护理专业核心课程教学改革教材（供护理专业用）

母婴护理

主　　编　李晓红　王　燕

副 主 编　王娅茹

编　　委　（以姓氏笔画为序）

　　　　　王　燕　汉中市中心医院

　　　　　王娅茹　汉中职业技术学院

　　　　　华嘉志　汉中职业技术学院

　　　　　李晓红　汉中职业技术学院

　　　　　吴肖晓　汉中职业技术学院

　　　　　郑　璇　汉中职业技术学院

　　　　　唐海花　汉中市中心医院

　　　　　霍枚玫　汉中职业技术学院

编写秘书　蔚振江

西安交通大学出版社
XI'AN JIAOTONG UNIVERSITY PRESS

图书在版编目(CIP)数据

母婴护理/李晓红,王燕主编. —西安:西安交通大学
出版社,2016.11
高职高专护理专业核心课程教学改革教材. 供护理专
业用
ISBN 978 - 7 - 5605 - 9155 - 1

Ⅰ.①母… Ⅱ.①李… ②王… Ⅲ.①妊娠期-护理-高等
职业教育-教材 ②产褥期-护理-高等职业教育-教材 ③新生儿
-护理-高等职业教育-教材 Ⅳ.①R473.71 ②R473.72

中国版本图书馆 CIP 数据核字(2016)第 271468 号

书　　名	母婴护理	
主　　编	李晓红　　王　燕	
责任编辑	秦金霞　　王　磊	

出版发行　西安交通大学出版社
　　　　　　（西安市兴庆南路 10 号　邮政编码 710049）
网　　址　http://www.xjtupress.com
电　　话　(029)82668357　82667874(发行中心)
　　　　　　(029)82668315(总编办)
传　　真　(029)82668280
印　　刷　陕西时代支点印务有限公司

开　　本　787mm×1092mm　1/16　**印张**　17.25　**字数**　414 千字
版次印次　2017 年 1 月第 1 版　　2017 年 1 月第 1 次印刷
书　　号　ISBN 978 - 7 - 5605 - 9155 - 1
定　　价　38.00 元

前　言

在国家《现代职业教育体系建设规划(2014—2020 年)》《高等职业教育创新发展行动计划(2015—2018 年)》等文件的指导下,我院护理专业确定了"工学结合,双证并举"的人才培养模式,以此为出发点,依照"生命周期"理论,打破传统"内、外、妇、儿"等以疾病为中心的学科化课程体系,突出整体护理理念,将高职护理专业课程重构为《母婴护理》《儿童护理》《成人护理》和《老年护理》四大专业核心课程。

《母婴护理》课程是将传统《妇产科护理学》中的产科部分和《儿科护理学》中的新生儿部分重构形成的一门新的护理专业核心课程。该课程以我院护理专业教学指导委员会为依托,与临床妇产科医护专家合作,以"专业与职业岗位、课程内容与职业标准、教学过程与生产过程、学历证书与职业资格证书、职业教育与终身学习"五个对接思想为指导,通过职业岗位工作任务及能力需求的分析,建立基于工作过程的课程体系,重在培养学生"三种能力",实现"三个衔接"。"三种能力"即护理专业学生应用知识解决实际问题的应用能力、护理专业学生护理操作的动手能力、护理专业学生的通用能力;三个衔接即注重本课程与专业基础课程的衔接、与护士执业资格考试内容的衔接,以及与学生未来职业可持续发展的衔接。

多年来,本课程在教学团队全体成员的努力下,改革不断深入与完善,逐步形成了鲜明的教学特色,并取得了一定的成绩,先后获得陕西省精品课程、陕西省教学成果二等奖,这本校企合作教材的编纂即是这一成果的阶段性总结与重要成果。

全书以工作过程为导向,按照妇女"妊娠期""分娩期""产褥期"的生育过程,以先正常、后异常的认知顺序,将教学内容整合为"妊娠期妇女的护理、分娩期妇女的护理、产褥期妇女的护理、围产儿的护理、产科手术及计划生育妇女的护理"5 大项目、13 个学习任务,建议教学时数54 学时。

本教材的编纂有如下特色:①"以案例为先导",突出"任务驱动、项目导向"的教学模式;②"以健康为中心",按护理程序组织教学内容,促进学生适应整体护理的需求。③将临床表现与护理评估中身体状况合并,减少重复,增强条理性与实用性。④设有学习目标、知识拓展、实训指导、考点链接及课后练习等,有利于三个衔接的实现。

本教材的顺利完成,是所有编者共同努力的结果。在编写过程中我们得到了汉中职业技术学院、汉中市中心医院的大力支持,在此致以谢意! 由于编者水平有限,不足之处,殷切希望广大师生和同行给予指正,以期今后进一步修改和提高,使其更臻完善。

李晓红

2016 年 10 月

目　录

项目一　妊娠期妇女的护理

任务一　正常妊娠期妇女的护理 …………………………………………………（001）
　一、妊娠生理 …………………………………………………………………………（001）
　二、妊娠期孕妇与家庭成员的变化 …………………………………………………（006）
　三、妊娠期评估 ………………………………………………………………………（009）
　四、妊娠期妇女的管理 ………………………………………………………………（013）
　五、妊娠期营养 ………………………………………………………………………（019）
　六、妊娠期健康指导及护理 …………………………………………………………（021）

任务二　妊娠期并发症妇女的护理 …………………………………………………（029）
　一、流产患者的护理 …………………………………………………………………（029）
　二、异位妊娠患者的护理 ……………………………………………………………（033）
　三、妊娠期高血压疾病患者的护理 …………………………………………………（037）
　四、前置胎盘患者的护理 ……………………………………………………………（042）
　五、胎盘早剥患者的护理 ……………………………………………………………（046）
　六、双胎妊娠患者的护理 ……………………………………………………………（049）
　七、羊水过多患者的护理 ……………………………………………………………（052）
　八、早产患者的护理 …………………………………………………………………（054）
　九、妊娠期肝内胆汁淤积症患者的护理 ……………………………………………（056）
　十、过期妊娠患者的护理 ……………………………………………………………（058）

任务三　妊娠合并症妇女的护理 ……………………………………………………（064）
　一、心脏病孕产妇的护理 ……………………………………………………………（064）
　二、病毒性肝炎孕产妇的护理 ………………………………………………………（068）
　三、糖尿病孕产妇的护理 ……………………………………………………………（072）
　四、贫血孕产妇的护理 ………………………………………………………………（076）

任务四　高危妊娠管理 ………………………………………………………………（081）
　一、概　述 ……………………………………………………………………………（082）
　二、高危妊娠监护 ……………………………………………………………………（083）
　三、高危妊娠妇女的护理 ……………………………………………………………（087）

项目二　分娩期妇女的护理

任务五　正常分娩期妇女的护理 ……………………………………………………（091）
　一、影响分娩的因素 ……………………………………………………………………（091）
　二、正常分娩过程及护理 ………………………………………………………………（096）

任务六　异常分娩妇女的护理 …………………………………………………………（110）
　一、产力异常患者的护理 ………………………………………………………………（111）
　二、产道异常患者的护理 ………………………………………………………………（118）
　三、胎儿异常患者的护理 ………………………………………………………………（122）
　四、精神过度焦虑与恐惧患者的护理 …………………………………………………（124）

任务七　分娩期并发症妇女的护理 ……………………………………………………（129）
　一、胎膜早破患者的护理 ………………………………………………………………（130）
　二、子宫破裂患者的护理 ………………………………………………………………（132）
　三、产后出血患者的护理 ………………………………………………………………（135）
　四、羊水栓塞患者的护理 ………………………………………………………………（139）

项目三　产褥期妇女的护理

任务八　正常产褥期妇女的护理 ………………………………………………………（146）
　一、产褥期妇女的身心变化 ……………………………………………………………（146）
　二、产褥期妇女的护理 …………………………………………………………………（149）
　三、母乳喂养 ……………………………………………………………………………（156）

任务九　异常产褥期妇女的护理 ………………………………………………………（159）
　一、产褥感染患者的护理 ………………………………………………………………（159）
　二、晚期产后出血患者的护理 …………………………………………………………（162）
　三、产后抑郁症患者的护理 ……………………………………………………………（164）

项目四　围产儿的护理

任务十　胎儿窘迫的护理 ………………………………………………………………（168）
　一、病　因 ………………………………………………………………………………（168）
　二、护理评估 ……………………………………………………………………………（169）
　三、护理诊断及医护合作性问题 ………………………………………………………（169）
　四、护理目标 ……………………………………………………………………………（170）
　五、护理措施 ……………………………………………………………………………（170）
　六、护理评价 ……………………………………………………………………………（170）

任务十一　新生儿的护理　　　　　　　　　　　　　　　　　　(171)

一、概　述　　　　　　　　　　　　　　　　　　　　　　　　　(171)

二、正常足月新生儿的护理　　　　　　　　　　　　　　　　　　(172)

三、早产儿的护理　　　　　　　　　　　　　　　　　　　　　　(176)

四、新生儿窒息患儿的护理　　　　　　　　　　　　　　　　　　(180)

五、新生儿黄疸患儿的护理　　　　　　　　　　　　　　　　　　(184)

六、新生儿产伤患儿的护理　　　　　　　　　　　　　　　　　　(187)

七、新生儿颅内出血患儿的护理　　　　　　　　　　　　　　　　(190)

八、新生儿缺血缺氧性脑病患儿的护理　　　　　　　　　　　　　(193)

九、新生儿溶血病患儿的护理　　　　　　　　　　　　　　　　　(196)

项目五　产科手术及计划生育妇女的护理

任务十二　产科手术妇女的护理　　　　　　　　　　　　　　　(202)

一、会阴切开缝合术妇女的护理　　　　　　　　　　　　　　　　(202)

二、胎头吸引术妇女的护理　　　　　　　　　　　　　　　　　　(204)

三、产钳术妇女的护理　　　　　　　　　　　　　　　　　　　　(206)

四、剖宫产术妇女的护理　　　　　　　　　　　　　　　　　　　(208)

任务十三　计划生育妇女的护理　　　　　　　　　　　　　　　(210)

一、避孕妇女的护理　　　　　　　　　　　　　　　　　　　　　(210)

二、人工终止妊娠妇女的护理　　　　　　　　　　　　　　　　　(217)

三、绝育妇女的护理　　　　　　　　　　　　　　　　　　　　　(221)

课后练习参考答案　　　　　　　　　　　　　　　　　　　　　(230)

附录一　高危妊娠评分标准及评分　　　　　　　　　　　　　　(232)

附录二　爱丁堡产后抑郁量表　　　　　　　　　　　　　　　　(236)

附录三　实训指导　　　　　　　　　　　　　　　　　　　　　(237)

参考文献　　　　　　　　　　　　　　　　　　　　　　　　　(265)

项目一　妊娠期妇女的护理

任务一　正常妊娠期妇女的护理

学习目标

1.掌握妊娠的概念、分期；胎盘的形成与功能；妊娠期母体的生理变化；妊娠期评估的内容；胎产式、胎方位、胎先露的概念。

2.熟悉胎膜、羊水、脐带的功能。

3.了解受精及受精卵发育、输送与着床的过程；胚胎、胎儿的发育及生理特点；妊娠期母体及家庭成员的心理变化。

4.学会给孕妇进行孕期监护；能对孕妇实施恰当的护理。

5.具有为妊娠期妇女进行健康指导的能力。

一、妊娠生理

胚胎和胎儿在母体内成长发育的过程称为妊娠。卵子受精是妊娠的开始，胎儿及其附属物由母体排出是妊娠的结束。卵子受精的确切日期不易确定，临床上常以末次月经的第1日作为妊娠的开始。妊娠全过程需280日(40周)，是一个非常复杂、变化极为协调的生理过程。

(一)受精与着床

1.受精　**卵子与精子结合形成受精卵的过程称为受精。**当精液射入阴道内，精子经宫颈管进入子宫腔及输卵管腔，精子顶体表面糖蛋白被生殖道分泌物中的 α、β 淀粉酶降解，使顶体膜结构发生变化，降低顶体膜稳定性而使精子获能。成熟卵子从卵巢排出，经输卵管伞部的"拾卵"作用进入输卵管内，停留在输卵管壶腹部与峡部连接处等待受精。获能的精子与卵子相遇后，发生顶体反应(精子头部顶体外膜与精细胞膜顶端破裂，释放出顶体酶，溶解卵子外围的放射冠和透明带)，借助酶的作用精子穿过放射冠和透明带。只有发生顶体反应的精子才能与次级卵母细胞融合，精子头部与卵子表面接触时，卵子细胞质内的皮质颗粒释放溶酶体酶，引起透明带结构改变，阻止其他精子进入透明带，称为透明带反应，保证了人类的单精子受精。已获能的精子穿过次级卵母细胞透明带为受精的开始，穿过透明带的精子外膜与卵子胞膜接触并融合，精子进入卵子内。随后卵子迅速完成第二次减数分裂形成卵原核，卵原核与精原核融合，形成二倍体的受精卵，完成了受精过程。**受精卵的形成标志着新生命的诞生。**通常受精发生在排卵后12小时内，整个受精过程约需24小时。

2.受精卵输送与发育　受精卵借助输卵管蠕动和输卵管上皮纤毛推动向子宫腔方向移动。在运行的过程中，细胞不断进行有丝分裂，约在受精后第3日，分裂成有16个细胞组成的实心细胞团，称为桑葚胚，随后早期囊胚形成。受精后第4日早期囊胚进入宫腔，受精后第

5～6日早期囊胚透明带消失,总体积迅速增大。继续分裂发育,形成晚期囊胚。

3.着床　受精后第6～7日晚期囊胚侵入子宫内膜的过程,称植入或着床,着床需经过定位、黏附和穿透3个过程。着床的部位大多在子宫腔后壁上部,这一过程在受精后11～12日完成。受精卵着床必备的条件有:①透明带消失。②囊胚滋养细胞分化出合体滋养细胞。③囊胚和子宫内膜同步发育且功能协调。④孕妇体内有足够数量的孕酮,子宫有敏感期允许受精卵着床(图1-1)。

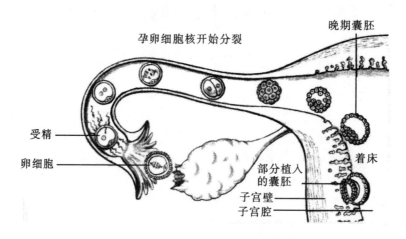

图1-1　卵子受精与孕卵植入

(二)胎儿附属物的形成与功能

胎儿附属物是指胎儿以外的组织,包括胎盘、胎膜、脐带和羊水。

【胎盘】

1.胎盘的构成　胎盘由底蜕膜、叶状绒毛膜及羊膜构成,是胎儿与母体间进行气体交换、物质交换的重要器官。

(1)底蜕膜:构成胎盘的母体部分。受精卵着床后子宫内膜迅速增厚,血管充盈,腺体增大、弯曲、有高度分泌活动,此时的子宫内膜称蜕膜。依其与囊胚的关系,分为底蜕膜、包蜕膜、真蜕膜三部分。底蜕膜是指囊胚及滋养层接触的子宫肌层之间的蜕膜,以后发育成胎盘的母体部分;包蜕膜为覆盖在囊胚表面的蜕膜,随囊胚发育逐渐凸向子宫腔;底蜕膜及包蜕膜以外覆盖子宫腔表面的蜕膜称为真蜕膜,又称壁蜕膜(图1-2)。约在孕14～16周时,因羊膜腔明显增大,宫腔消失,包蜕膜与真蜕膜贴近而融合,形成胎膜的一部分。

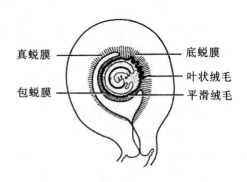

图1-2　早期妊娠子宫蜕膜与绒毛的关系

(2)叶状绒毛膜:构成胎盘的胎儿部分,为足月胎盘的主体部分。囊胚植入子宫内膜以后,滋养层细胞迅速增殖,滋养层增厚表面即可看到许多毛状突起,称绒毛。滋养层的绒毛继续发育,称绒毛膜。在胚胎早期,整个绒毛膜表面的绒毛发育均匀。约受精后 8 周,与底蜕膜相接触的绒毛因营养丰富,绒毛生长快而分支茂盛,故称叶状绒毛膜;与包蜕膜相接触的绒毛膜因营养缺乏,绒毛逐渐萎缩退化称平滑绒毛膜,与羊膜共同组成胎膜。

(3)羊膜:羊膜是胎盘的内层,随着妊娠被覆于胎盘的胎儿面及整个胎膜的内面,与平滑绒毛膜紧贴。**羊膜为光滑,无血管、神经、淋巴管,有弹性的半透明薄膜。**

2.胎盘的大体结构 胎盘于妊娠 6~7 周开始形成,至妊娠 12 周末基本形成。正常足月妊娠胎盘呈盘状,圆形或椭圆形,重 450~650 g,约为初生儿体重的 1/6,直径 16~20 cm,厚约 1~3 cm,中间厚,边缘薄。胎盘分为胎儿面与母体面。母体面与子宫壁紧贴,表面呈暗红色、粗糙,**由 18~20 个胎盘小叶组成。**胎儿面光滑,呈灰白色,由羊膜覆盖,羊膜下方有血管分布。脐带附着在中央或稍偏。

3.胎盘的血液循环 胎盘有母体与胎儿两套血循环,**母血与胎血不直接相通,但可以进行气体与物质交换。**母体动脉血从子宫内膜的螺旋动脉开口流入绒毛间隙,在此与绒毛内毛细血管进行气体与物质的交换后,经子宫静脉的开口流入母体循环。胎儿静脉血经脐动脉流入绒毛内毛细血管与绒毛间隙的母血进行气体与物质交换后成为动脉血,经脐静脉回流入胎儿血循环。**两者的气体与物质的交换是隔着绒毛内毛细血管壁、绒毛间质及绒毛上皮进行的**(图 1-3)。

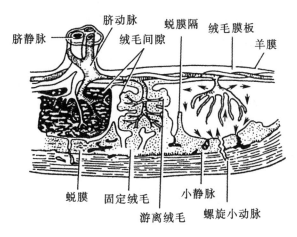

图 1-3 胎盘模式图

4.胎盘的功能

(1)气体交换:**可以替代胎儿呼吸系统的功能。**在母体和胎儿之间,O_2 和 CO_2 是以简单扩散的方式进行交换。由于胎儿血红蛋对 O_2 有较强的亲和力,能从母血中获得充分的 O_2。当胎盘血液循环受阻时,可因缺氧发生胎儿窘迫或死亡。

(2)供给营养物质:**胎儿生长发育所需的营养物质,由母体经胎盘供给。**葡萄糖是胎儿热能的主要来源,以易化扩散方式通过胎盘。氨基酸浓度胎血高于母血,以主动运输方式通过胎盘。脂肪酸能较快地以简单扩散的方式通过胎盘。电解质及维生素多数以主动运输方式通过胎盘。

(3)排泄废物:胎儿体内的代谢产物如肌酐、尿素等,均可经胎盘送入母血,由母体排出体外。

(4)防御功能:母血中的免疫球蛋白(IgG)可通过胎盘进入胎儿体内,使新生儿在出生后短时间内具有一定的免疫能力。胎盘有一定的屏障作用,一般细菌及病原体不能通过完整的绒毛。结核分枝杆菌、梅毒螺旋体等虽不能通过,但可破坏绒毛结构后再进入胎儿体内引起感染。体积微小的病毒以及某些药物,如吗啡类、巴比妥类、抗生素类、镇静剂等,可通过胎盘达到胎儿体内,引起胎儿感染或畸形甚至死亡,胎盘的防御功能是有限的。

(5)合成功能:胎盘具有活跃的合成物质的能力,主要合成激素和酶。合成的激素有蛋白激素和甾体激素两大类。蛋白激素有人绒毛膜促性腺激素、胎盘生乳素、妊娠特异性 β_1 糖蛋白、人绒毛膜促甲状腺激素等。甾体激素有雌激素、孕激素等。合成的酶有催产素酶、耐热性碱性磷酸酶等。①绒毛膜促性腺激素(human chorionic gonadotropin,HCG):由合体滋养细胞产生,于受精后 10 日左右可用放射免疫法自母体血清中测出,在妊娠 8~10 周血清中浓度达高峰,持续 1~2 周后迅速下降,妊娠中、晚期血中的浓度仅为高峰时的 10%,一般产后 2 周消失。其生理作用是作用于黄体,使黄体增大成为妊娠黄体,增加甾体激素的分泌,维持孕卵生长发育。②胎盘生乳素(human placental lactogen,HPL):由合体滋养细胞产生,于孕 5 周以后可以从母血中测出,随妊娠进展分泌量持续增加,34~36 周达高峰,维持到分娩,产后迅速下降,约产后 7 小时即测不出。主要功能是促进蛋白质合成,促进胎儿生长及孕妇乳腺腺泡发育,为产后泌乳作准备。③雌激素:妊娠早期由妊娠黄体产生,妊娠 10 周后由胎盘合成。随妊娠的进展而增加,孕 17 周开始母血中雌激素水平逐渐增高,32 周达高峰,维持到分娩,可增加妊娠末期子宫兴奋性,为发动分娩创造有利条件。尿雌三醇的测定是监测胎儿胎盘功能的重要指标。④孕激素:孕激素早期由妊娠黄体产生,妊娠 10 周后由胎盘合成。随妊娠进展,母血孕酮水平逐渐增加,32 周达高峰,分娩前突然下降,利于分娩的发动。与雌激素共同参与妊娠期母体各系统的生理变化。

【胎膜】

1.胎膜的构成　由包蜕膜、平滑绒毛膜与羊膜组成。产科能看见的胎膜外层为平滑绒毛膜,内层为羊膜。羊膜为半透明的薄膜,并与覆盖胎盘、脐带的羊膜相连。

2.胎膜的功能　胎膜具有防止细菌进入羊膜腔的功能,同时还具有物质转运功能,可允许小分子物质通过,能吸收羊水,母体血浆也可通过胎膜进入羊水,对羊水交换起重要作用。

考点链接

组成胎膜的是(　　)

A.真蜕膜和羊膜　　B.底蜕膜和羊膜　　C.绒毛膜和羊膜

D.包蜕膜和羊膜　　E.绒毛膜和底蜕膜

解析:胎膜由包蜕膜、平滑绒毛膜与羊膜组成。但是肉眼能看见的胎膜外层为平滑绒毛膜,内层为羊膜。羊膜为半透明的薄膜,与覆盖胎盘、脐带的羊膜相连。而绒毛膜和底蜕膜是构成胎盘的主要结构。包蜕膜与真蜕膜于妊娠 14~16 周左右融合,形成胎膜的一部分。故正确选项应为 C。

【脐带】

1.脐带的构成　脐带是连接胎儿与胎盘的条索状组织。外层为羊膜,内有两条管腔较小、管壁较厚的脐动脉,和一条管腔较大、管壁较薄的脐静脉,脐血管周围有起保护作用的胚胎结缔组织称华通胶。脐带长约 30～70 cm,平均 50 cm。

2.脐带的功能　是母体与胎儿间气体交换、营养物质供应和代谢产物排出的重要通道。若脐带受压,使血流受阻、缺氧可导致胎儿窘迫,甚至危及胎儿生命。

【羊水】

1.羊水的生成　**羊水是充满于羊膜囊内的液体,呈弱碱性。**妊娠早期羊水主要来自母体血清,经胎膜进入羊膜腔的透析液,由胎膜所吸收。妊娠中期以后胎儿的尿液是羊水的另一重要来源,胎儿吞咽是羊水的重要去路。妊娠晚期胎儿肺参与羊水生成,每日 600～800 mL 从肺泡分泌至羊膜腔。妊娠足月时羊水比重为 1.007～1.025,pH 值约为 7.20。妊娠早期羊水为无色澄清液体,妊娠足月羊水略混浊、不透明,可见羊水内悬有小片状物。**妊娠足月时羊水量约** 1000 mL,羊水过多或过少常与某种先天畸形有关。

2.羊水的功能　在妊娠过程中,**羊水有保护胎儿和母体的功能**,使胎儿在宫腔内有一定活动度,防止胎儿和羊膜粘连,保持子宫腔内恒温恒压,保护胎儿不受外力损伤,有利于胎儿体液的平衡,减轻母体因胎动引起的不适;妊娠期抽取羊水可检测胎儿成熟度、性别及某些遗传疾病;临产时,羊水可传导宫腔压力,扩张宫颈;破膜后可润滑产道,同时冲洗阴道减少感染。

(三)胎儿发育及生理特点

1.胎儿发育的特征　描述胎儿发育特征,以 4 周为一个孕龄单位,在妊娠前 8 周称为胚胎,第 9 周开始称胎儿。

孕 8 周末:胚胎初具人形,头的大小约占整个胎体的一半。五官已能辨认,早期心脏已形成,B 型超声可见心脏搏动。

孕 12 周末:胎儿身长约 9 cm,体重约 20 g,外生殖器已发育。

孕 16 周末:胎儿身长约 16 cm,体重约 100 g,外生殖器可确定胎儿性别,胎儿已开始出现呼吸运动,部分孕妇开始自觉有胎动。

孕 20 周末:胎儿身长约 25 cm,体重约 300 g,全身皮肤有毳毛,开始出现吞咽、排尿功能,腹部检查可听见胎心音。

孕 24 周末:胎儿身长约 30 cm,体重约 700 g,各脏器均已发育,皮下脂肪开始沉积。

孕 28 周末:胎儿身长约 35 cm,体重约 1 000 g,头发、指(趾)甲已长出。出生后能啼哭,会吞咽,但生活能力弱,需要特殊护理方可存活。

孕 32 周末:胎儿身长约 40 cm,体重约 1 700 g,皮肤深红,面部毳毛已脱落,生活力尚可。

孕 36 周末:胎儿身长约 45 cm,体重约 2 500 g,皮下脂肪多,面部皱纹消失,指(趾)甲已达指(趾)端,生后基本可以存活。

孕 40 周末:胎儿身长约 50 cm,体重约 3 000 g 以上,双顶径 9.3 cm,皮下脂肪丰满,皮肤粉红色,指(趾)甲超过指(趾)端。男性胎儿睾丸已下降至阴囊,女性胎儿大小阴唇发育良好,出生后哭声响亮,四肢活动好,吸吮能力强,能很好存活。

2.胎儿的生理特点

(1)循环系统:胎儿的营养供给和代谢产物排出,均需经胎盘脐血管由母体完成。①解剖学特点,**一条脐静脉和两条脐动脉。**动脉导管生后闭锁为动脉韧带。卵圆孔多在生后 6 个月完全闭锁。②血循环特点,**胎儿体内无纯动脉血,而是动静脉混合血。**进入肝、心、头部及上肢的血液,含氧量较高,营养较丰富,以适应需要。注入肺及身体下半部的血液,含氧量及营养较少。

(2)血液系统:①红细胞生成,红细胞生成主要来自卵黄囊,于妊娠 10 周,肝是主要生成器官,以后骨髓、脾逐渐有造血功能。妊娠 32 周以后的早产儿及妊娠足月儿的红细胞数均增多,约为 $6.0 \times 10^{12}/L$。胎儿红细胞生命周期短,为成人 120 日的 2/3,需不断生成红细胞。②血红蛋白生成,妊娠前半期均为胎儿血红蛋白,至妊娠最后 4～6 周,成人血红蛋白增多,至临产时胎儿血红蛋白仅占 25%。③白细胞生成,于妊娠 12 周胸腺、脾产生淋巴细胞,成为体内抗体的主要来源。妊娠足月时白细胞计数达 $(15～20) \times 10^9/L$。

(3)呼吸系统:B 超于妊娠 11 周可见胎儿胸壁运动,妊娠 16 周出现能使羊水进出呼吸道的呼吸运动,每分钟 30～70 次。胎儿窘迫时出现大喘息样呼吸运动。

(4)消化系统:①胃肠道,妊娠 11 周小肠有蠕动,妊娠 16 周胃肠功能基本建立,胎儿能吞咽羊水,吸收水分、氨基酸、葡萄糖及其他可溶性营养物质。②肝,胎儿肝内缺乏许多酶,不能结合因红细胞破坏产生大量的游离胆红素。少部分在肝内结合,经胆道胆红素排入小肠氧化成胆绿素。胆绿素降解产物导致胎粪呈黑绿色。

(5)泌尿系统:妊娠 11～14 周胎儿肾有排尿功能。妊娠 14 周胎儿膀胱内有尿液,通过胎儿排尿参与羊水循环。

(6)内分泌系统:胎儿甲状腺于妊娠第 6 周开始发育,是最早发育的内分泌腺。妊娠 12 周已能合成甲状腺激素。胎儿肾上腺发育良好,胎儿肾上腺皮质主要由胎儿带组成,能产生大量甾体激素,与胎儿肝、胎盘、母体完成雌三醇合成。妊娠 12 周胎儿胰腺分泌胰岛素。

(7)生殖系统及性腺分化发育:男性胎儿睾丸于临产前降至阴囊内。女性胎儿卵巢在妊娠 11～12 周开始分化发育,副中肾管系统发育形成阴道、子宫、输卵管。外阴部缺乏 5α-还原酶,外生殖器向女性分化发育。

二、妊娠期孕妇与家庭成员的变化

(一)妊娠期母体的生理变化

由于胚胎、胎儿生长发育的需要,在胎盘产生的激素参与下,在神经内分泌的影响下,孕妇体内各系统发生一系列适应性的解剖和生理变化。熟知妊娠母体的变化,有助于护理人员帮助孕妇了解妊娠期的解剖及生理方面的变化;减轻孕妇及其家属由于知识缺乏而引起的焦虑;教会孕妇及其家属应对症状和体征;帮助孕妇识别潜在的或现存的非生理性的变化。

【生殖系统的变化】

1.子宫

(1)子宫体:妊娠期子宫肌纤维肥大、变长,间质的血管和淋巴管增多,因此**子宫增大且变软**。妊娠 12 **周后增大的子宫超出盆腔**,一般略向右旋,与盆腔左侧有乙状结肠占据有关。子宫的大小由非孕时的 7 cm×5 cm×3 cm 至足月妊娠时的 35 cm×22 cm×25 cm。子宫的重量由非孕时的 50g 至足月妊娠时的 1 000 g。子宫腔的容量由非孕时的 5 mL 至足月妊娠时的 5 000 mL。

(2)子宫峡部:**子宫峡部在非孕期长约 1 cm**,妊娠 12 周后逐渐伸长变宽,在妊娠后期形成子宫下段,**至临产后时可伸展达 7～10 cm**,成为软产道的一部分。

(3)子宫颈:宫颈组织充血变软,黏膜呈紫蓝色。宫颈管内腺体肥大,宫颈黏液分泌量增多,形成较稠的"黏液栓",可防止细菌侵入宫腔。妊娠期末宫颈变短,宫口轻度扩张。

2.卵巢　妊娠后略增大,一侧卵巢可见妊娠黄体,于妊娠10周前产生雌激素和孕激素,以维持正常妊娠,妊娠10周后黄体功能由胎盘取代,黄体萎缩。卵巢在妊娠期不排卵。

3.输卵管　妊娠期伸长,充血明显,输卵管系膜血管增多,但肌层并不增厚。有时黏膜可呈蜕膜样变化。

4.阴道　黏膜充血水肿,呈紫蓝色,皱襞增多,结缔组织变软,伸展性增强。上皮细胞内糖原增加,阴道乳酸含量增多,酸度增高,不利于一般致病菌生长,有利于防止感染。

5.外阴　组织充血变软,伸展性增强,色素沉着增多,小阴唇皮脂腺分泌增多。

【乳房的变化】

1.妊娠早期　乳房内血管增加,充血明显,孕妇可自觉乳房发胀,有触痛和刺痛。乳头及乳晕变大并着色,乳头为勃起,乳晕的皮脂腺肥大形成散在的结节状突起,称蒙氏结节。

2.妊娠期　乳房受到激素的影响,胎盘分泌的雌激素刺激乳腺腺管发育,孕激素刺激乳腺腺泡发育,此外胎盘生乳素、垂体催乳素以及胰岛素、皮质醇、甲状腺素等均有促进乳房发育的作用。妊娠期由于大量雌激素和孕激素抑制催乳素的作用,并不发生泌乳,但产后胎盘激素停止分泌,在催乳素的作用下,乳汁分泌、排出。

3.妊娠末期　尤其在接近分娩期挤压乳房,可有数滴稀薄黄色液体溢出,称为初乳。初乳内含有丰富的营养及抗体,利于新生儿营养和免疫。

【血液循环系统的变化】

1.血液　母体的血容量**从妊娠6～8周开始增加,至32～34周达高峰**,以后维持此水平至分娩。整个孕期约增加30%～45%,其中血浆增加40%～50%,红细胞增加18%～30%,血液相对稀释,出现生理性贫血。

正常孕妇的红细胞计数约为$3.6×10^{12}/L$,血红蛋白值约为110 g/L。若血红蛋白值下降到100 g/L以下,应考虑为贫血。白细胞从妊娠7～8周开始增加,30周达高峰,约为(10～15)$×10^9/L$,以中性粒细胞增加为主,淋巴细胞改变不大。这些改变在分娩后6日左右恢复正常。妊娠期因纤维蛋白原和大部分凝血因子如凝血因子Ⅱ、Ⅴ、Ⅶ、Ⅷ、Ⅸ、Ⅹ增加,使血液黏稠度增加,**孕妇血液处于高凝状态**,有利于产后止血,血沉也增快。

2.心脏　由于血容量和新陈代谢的增加,以及胎盘血循环的建立,母体心脏负担明显增加,**心率每分钟增加10～15次**,心搏量增加3%。由于子宫增大,膈肌上升,心脏移位,使大血管轻度扭曲,在心尖部及肺动脉区可听到柔和的吹风样Ⅱ级及以下收缩期杂音,属于生理性杂音。

3.血流动力学　妊娠中期因外周血管扩张及胎盘动静脉短路形成,周围循环阻力降低,因此孕妇血压偏低,以舒张压下降为主,脉压稍有增大。随妊娠月份的增加,增大的子宫压迫下腔静脉,使下腔静脉压明显升高,有些孕妇可出现下肢和外阴静脉曲张或痔。**孕妇若长时间仰卧位,可引起回心血量和心搏出血量均减少,血压下降,称为仰卧位低血压综合征。**

【呼吸系统的变化】

妊娠期由于母体代谢作用增加,以及胎儿生长发育的需要,孕妇的耗氧量增加。孕妇有过度通气的现象;妊娠晚期增大的子宫影响膈肌活动的幅度,呼吸以胸式为主,呼吸次数变化不大,但呼吸较深。孕期上呼吸道黏膜充血水肿,使局部抵抗力减低,**容易发生上呼吸道感染。**

【消化系统的变化】

妊娠早期常出现恶心、呕吐、食欲不振等症状,约孕12周左右可自行消失,因大量雌激素的影响,孕妇牙龈充血、水肿、增生,易患牙龈炎以致牙龈出血;孕激素降低胃肠道平滑肌张力,胃部受压,贲门括约肌松弛,胃内酸性内容物可反流至食管下部产生"灼热感";胃肠蠕动减弱,胃排空时间延长,加之胃酸及胃蛋白酶减少,易出现上腹部饱胀感、便秘等;胆道平滑肌松弛,胆囊排空时间延长,胆汁淤积,易诱发胆囊炎及胆结石。

【泌尿系统的变化】

由于孕妇及胎儿代谢产物增多,肾负担加重,肾血流量和肾小球滤过率均增加。由于肾血流量和肾小球滤过率可受体位影响,孕妇仰卧位时尿量增加,故**夜尿量多于日尿量**。妊娠早期子宫增大及妊娠晚期胎先露的下降均可压迫膀胱而出现尿频。由于肾小球滤过率增加,而肾小管对葡萄糖再吸收能力不能相应增加,故孕妇饭后可出现糖尿。妊娠中后期,由于孕激素的作用,肾盂、输尿管都有扩张,输尿管的蠕动减弱,尿流变慢,而且右侧输尿管受右旋子宫压迫,**孕妇易发生肾盂肾炎,且以右侧多见**。

【内分泌的变化】

妊娠期腺垂体增生1~2倍,嗜酸细胞肥大增多称"妊娠细胞"。约产后10日左右恢复。由于妊娠黄体和胎盘分泌大量雌激素及孕激素,对下丘脑及腺垂体的负反馈作用,使促性腺激素分泌减少,故**妊娠期间卵巢内的卵泡不再发育成熟,也无排卵**。垂体催乳激素随妊娠进展逐渐增量,妊娠足月分娩前为非妊娠期的20倍。催乳激素有促进乳腺发育的作用,为产后泌乳作准备。促甲状腺激素(TSH)和促肾上腺皮质醇(ACTH)增多,但游离甲状腺激素及皮质醇并未增多,故孕妇通常无甲状腺功能亢进表现及肾上腺皮质功能亢进表现。睾酮略有增加,孕妇表现为阴毛及腋毛增多、增粗。

【其他方面的变化】

1.无机盐代谢 妊娠期供给胎儿生长发育及体内储存,需要大量的钙、磷、铁。孕妇如对钙的摄入不足或吸收不良,可引起低血钙、肌肉痉挛,严重缺钙时胎儿从母体骨骼中吸取钙,从而引起骨质疏松、骨软化症。妊娠期随着母体红细胞的增加、胎儿生长发育、体内铁的储存,孕妇对铁的需要量不断增加。孕妇如对铁的摄入量不足,易出现贫血。

2.皮肤 由于垂体前叶分泌的促黑素细胞激素增加,孕妇的面部、乳头、乳晕、腹白线、外阴等部位会出现色素沉着。随着妊娠子宫的增大,孕妇腹壁皮肤的弹性纤维断裂出现紫红色条纹,称妊娠纹,多见于初产妇,产后变为银白色。

3.体重增加 妊娠4个月后,由于胎儿发育较快,孕妇体重明显增加。**整个妊娠期平均增加12.5 kg**,妊娠晚期体重增加的速度减慢,**每周体重的增加不应超过0.5 kg**,如增加过多,应警惕隐性水肿。

(二)妊娠期母体的心理变化

妊娠虽然是一种自然的生理现象,但对于妇女而言,仍是一生中尤为重要的事情,是一种挑战,是家庭生活的转折点,因此会伴有不同的压力和焦虑。妊娠期良好的心理适应有助于产后亲子关系的建立及母亲角色的完善。了解孕妇妊娠期心理的变化,护理人员及家庭成员给予适当的照顾,使孕妇能妥当的调适,迎接新生命的来临。

1.惊讶和震惊 在怀孕初期,不管是否是计划妊娠,几乎所有的孕妇都会产生惊讶和震惊的反应。

2.矛盾心理 在惊讶和震惊的同时,孕妇可能会出现爱恨交加的矛盾心理,尤其是原先未计划怀孕的孕妇。此时既享受怀孕的欢愉又觉得怀孕不是时候,可能因工作、学习等原因暂时不想要孩子所致;或是确诊妊娠前后接触过放射线、服药、发热、感冒、不良孕产史或有较严重的疾病等情况,担心发生先天愚型儿或畸形儿所致;或是由于第一次妊娠,对疲劳、恶心、尿频等生理变化无所适从所致。但当孕妇自觉胎儿在腹中活动时,多数孕妇会改变当初对怀孕的态度。妊娠晚期,因子宫明显增大,给孕妇的生活带来了很大的不便,大多数孕妇都期盼分娩日期的到来,随着预产期的接近,孕妇常因婴儿将要出生而感到愉快,又因为可能产生的分娩痛苦而焦虑,甚至为能否顺利分娩、分娩过程中母儿安危而担心等。

3.接受 妊娠早期,孕妇对妊娠的感受仅仅是停经后的各种不适反映,并未感受到胎儿的存在。随着妊娠进展,尤其是胎动出现,孕妇真正感到了孩子的存在,出现了"筑巢反应",会想象孩子的外貌、憧憬未来的幸福,开始计划为孩子买衣服、床等,学习喂养和生活护理等知识,给孩子起名字、猜性别等。

4.情绪不定 孕妇的情绪波动起伏较大,可能是由于体内激素的作用。

5.内省 妊娠期孕妇表现出以自我为中心,变得专注于自己及身体,注重穿着、体重和一日三餐,同时也较关心自己的休息。这种专注使孕妇能计划、调节、适应,以迎接新生儿的来临。

(三)家庭成员的心理社会变化

妊娠是整个家庭的事件,准父亲也会经历不同的心理变化,如妊娠是夫妻双方共同期望或计划的,准父亲会表现出异常的兴奋。反之,则会感到震惊。无论妊娠是否在期望中,准父亲均有压力感。妊娠早期,准父亲多无法体会孕妇的心情,以至于不能真正参与妊娠过程。由于准父亲多存在心理距离而无法满足孕妇的需要,易出现婚姻压力与沟通不良现象。当孕妇腹部明显膨隆后,准父亲会因妻子的身心变化感到惊讶和迷惑,也会因妻子怀孕时多变的情绪而不知所措。

家庭成员特别是长辈,一般都会注意孕妇的身体及心理改变,主动学习与妊娠、分娩有关的保健知识;以孕妇为中心,调整睡眠和饮食习惯;创造良好的生活空间,改变抽烟习惯或不在孕妇旁边抽烟,避免或减少电磁及噪音污染;宽容孕妇情绪变化的反应和行为;参与孕妇的"筑巢反应",一起为孩子的到来做好相应的物质准备等。

三、妊娠期评估

案例导入

杨女士,26岁,未采取避孕措施。因"停经56日,有恶心、呕吐、尿频等不适"来医院就诊。妇科检查:子宫前位,如孕56天大小、质软、活动好,双侧附件区未触及异常。

请思考:

1.杨女士最可能的诊断是什么?

2.为确诊还应做哪些辅助检查?

3.该女士会出现什么样的情绪反应?

临床将妊娠全过程分为 3 个时期:妊娠 12 周末之前为早期妊娠,妊娠 13～27 周末为中期妊娠,妊娠 28 周及其以后称为晚期妊娠。

(一)早期妊娠评估

【临床表现】

1.症状

(1)停经:凡有性生活的育龄妇女,平时月经周期规律,一旦月经过期 10 日或以上,应疑为妊娠。若停经已达 8 周,妊娠的可能性更大。停经是妊娠最早的症状,但不是妊娠特有的症状。

(2)早孕反应:约有半数以上的妇女,自妊娠 6 周左右出现畏寒、头晕、乏力、嗜睡、流涎、食欲不振、恶心、晨起呕吐、喜酸辣或厌油腻等症状,称早孕反应,一般于妊娠 12 周左右自行消失。

(3)尿频:由于增大的子宫压迫膀胱,可发生尿频。妊娠 12 周后,宫体上升进入腹腔不再压迫膀胱时,尿频症状自然消失。

2.体征

(1)乳房的变化:受雌、孕激素影响,乳房逐渐增大,孕妇自觉乳房轻度胀痛及乳头疼痛,初孕妇尤为明显。哺乳期妇女一旦受孕,乳汁分泌明显减少。检查时可见乳头及乳晕色素沉着,乳晕周围有深褐色蒙氏结节出现。

(2)妇科检查:阴道窥器检查,可见阴道壁及子宫颈充血、呈紫蓝色。**双合诊检查子宫峡部极软,感觉子宫体与子宫颈似不相连,称黑加征**(Hegar's sign)。随妊娠进展子宫逐渐增大变软,于妊娠 6 周呈球形,孕 8 周宫体约为非孕时的 2 倍,**妊娠 12 周时约为非孕时的 3 倍**,并可**在耻骨联合稍上方触及子宫体**。

【辅助检查】

1.妊娠试验　孕妇血清及尿液中含有绒毛膜促性腺激素(HCG),测定受检查者体内的 HCG 水平,可协助诊断早期妊娠。

2.超声检查

(1)B 型超声显像法:是诊断早期妊娠快速、准确的方法。停经 5 周时,妊娠囊内可见到胚芽和原始心管搏动,可以确诊为宫内妊娠、活胎。

(2)超声多普勒:在腹部的子宫区内,用超声多普勒仪可听到胎心音,最早出现在妊娠 7 周时,胎心率多在 150～160 次/分。

3.基础体温测定　具有双相型体温的育龄妇女,如停经后高温相持续 18 日不见下降者,早期妊娠的可能性大。高温相持续 3 周以上,则妊娠的可能性更大。

(二)中、晚期妊娠评估

孕妇有早期妊娠经过,感觉腹部逐渐增大,并自觉有胎动。

【症状与体征】

1.子宫增大　子宫体随妊娠进展逐渐增大,子宫底逐渐升高,腹部检查时,可根据手测宫底高度或尺测耻骨联合至子宫底高度来判断妊娠周数及胎儿大小(表 1-1,图 1-4)。

表 1-1 妊娠各周子宫底高度及子宫长度

妊娠周数	手测子宫底高度	尺测耻上子宫长度/cm
12 周末	耻骨联合上 2～3 横指	
16 周末	脐耻之间	
20 周末	脐下 1 横指	18(15.3～21.4)
24 周末	脐上 1 横指	24(22.0～25.1)
28 周末	脐上 3 横指	26(22.4～29.0)
32 周末	脐与剑突之间	29(25.3～32.0)
36 周末	剑突下 2 横指	32(29.8～34.5)
40 周末	脐与剑突之间或略高	33(30.0～35.3)

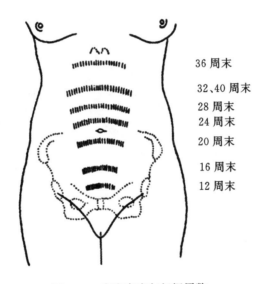

36 周末

32、40 周末
28 周末
24 周末
20 周末

16 周末
12 周末

图 1-4 宫底高度与妊娠周数

2.胎动　胎体在子宫内的活动,称胎动,是监测胎儿宫内安危的重要指标之一。**妊娠18～20周时,孕妇可自觉胎动**,平均每小时约 3～5 次。妊娠周数越多,胎动越活跃,但至妊娠末期胎动逐渐减少。

3.胎心音　妊娠 12 周以后用多普勒胎心听诊仪可听到胎心音,妊娠 18～20 周用木质听筒在孕妇腹壁可听到胎心音。**胎心音呈双音,似钟表的"滴答"声,速度较快,每分钟 120～160 次,且规律,在胎儿背侧听得最清楚**。应与子宫杂音、腹主动脉音、脐带杂音相鉴别。

4.胎体　妊娠 20 周后,经腹部可扪到子宫内的胎体。24 周后则可区分胎头、胎臀、胎背及胎儿肢体各部分。胎头圆而硬,有浮球感;胎背宽而平坦饱满;胎臀软而宽,形状多不规则;胎儿肢体小且有不规则的活动。

【辅助检查】

1.超声检查　B 超显像法可显示胎体、胎动、胎心搏动、胎头、胎产式、胎先露、胎方位及胎盘等完整图像,并可测量羊水量、胎头径线、头围、腹围、股骨长度等多条胎儿径线,观察胎儿有无明显体表畸形等。超声多普勒法能探出胎心音、胎动音、脐带血流音及胎盘杂音。

2.胎儿心电图　在胎儿心脏异常的诊断中有较重要的价值。多于妊娠 12 周以后能显示较规律的图形,孕 20 周后成功率更高。

(三)胎产式、胎先露、胎方位

胎儿在宫腔内的姿势称胎姿势,正常的胎儿姿势为胎头俯屈,颏部靠近胸壁,脊柱略屈曲,两臂交叉于胸前,两髋、膝关节屈曲,大腿交叉靠近腹壁,使整个胎体明显缩小呈椭圆形,以适应妊娠晚期椭圆形宫腔的形状。胎儿位置对分娩经过影响极大,故在妊娠晚期应明确胎儿在子宫内的位置。

1.胎产式　胎体纵轴与母体纵轴的关系称胎产式。两纵轴平行者称纵产式;两纵轴垂直者称横产式;两纵轴交叉呈角度者称斜产式,属暂时性的胎产式,在分娩过程中多数转为纵产式(图 1-5)。

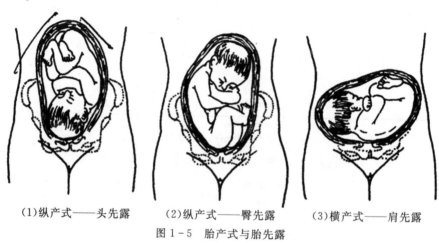

(1)纵产式——头先露　　(2)纵产式——臀先露　　(3)横产式——肩先露

图 1-5　胎产式与胎先露

2.胎先露　最先进入母体骨盆入口的胎儿部分称胎先露。纵产式有头先露及臀先露,横产式为肩先露。头先露因胎头屈伸程度不同而分为枕先露、前囟先露、额先露及面先露,以枕先露最多见(图 1-6)。臀先露因入盆的先露部分不同而分为混合臀先露、单臀先露、膝先露和足先露(图 1-7)。

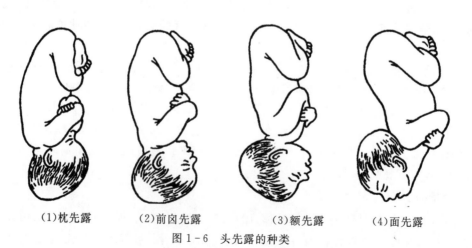

(1)枕先露　　　(2)前囟先露　　　(3)额先露　　　(4)面先露

图 1-6　头先露的种类

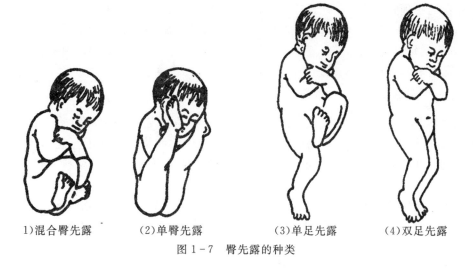

1)混合臀先露　　　(2)单臀先露　　　　(3)单足先露　　　(4)双足先露

图1-7　臀先露的种类

3.胎方位　胎儿先露部的指示点与母体骨盆的关系称胎方位(简称胎位)。枕先露以枕骨、臀先露以骶骨、面先露以颏骨、肩先露以肩胛骨为指示点。如枕先露时,胎头枕骨位于母体骨盆的左前方,胎方位为枕左前位,其余类推。分娩时除了枕前位为正常的胎位,其他都为异常胎位(图1-8)。

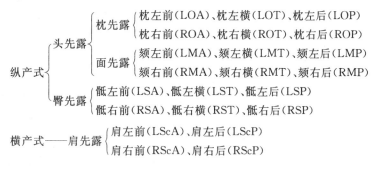

图1-8　胎产式、胎先露、胎方位的种类及关系

四、妊娠期妇女的管理

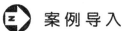 案例导入

张女士,27岁,初孕妇,孕25周,到医院产科进行产前检查。停经40多天时出现恶心、呕吐、厌油腻等反应,约1个多月自然消失。停经4个半月起自觉胎动,并感下腹部逐渐隆起。产科检查:宫底高度24 cm,腹围84 cm,胎背位于母体腹部右侧,胎心在脐右上听诊最清楚,宫底部触及浮球感,耻骨联合上方先露部较软,不规则,胎心148次/分。

请思考:

1.张女士目前的情况是否正常?该孕妇的胎方位是什么?

2.其末次月经是2月28日(阳历),怎样推算其预产期?

3.张女士在这一阶段会有哪些心理变化?需要如何进行指导?

4.下次何时来医院检查,复诊有哪些内容?

妊娠期的护理管理主要是通过产前检查来实现。**产前检查应从确诊早孕时开始**,经检查未发现异常者,应于妊娠 20 周起进行产前系列检查,于妊娠 20~36 周期间每 4 周检查 1 次,自妊娠 36 周起每周 1 次,即于妊娠 20、24、28、32、36、37、38、39、40 周,共产前检查 9 次。凡属高危孕妇或有异常情况,应酌情增加产前检查次数。

(一)围生期概念

围生医学是 20 世纪 70 年代发展起来的新兴医学,是研究胚胎的发育,胎儿的生理、病理以及新生儿和孕产妇疾病的诊断与防治的科学。围生医学涉及的范围很广,包括产科学、儿科学、妇幼保健、胚胎学、遗传学、生物化学、病理学以及社会学等,是一门多学科共同协作研究的科学。围生期是指产前、产时、产后的一段时期。

国际上对围生期的规定有四种。①围生期 Ⅰ:从妊娠满 28 周(即胎儿体重≥1 000 g 或身长 35 cm)至产后 1 周。②围生期 Ⅱ:从妊娠满 20 周(即胎儿体重≥500 g 或身长 25 cm)至产后 4 周。③围生期 Ⅲ:从妊娠满 28 周至产后 4 周。④围生期 Ⅳ:从胚胎形成至产后 1 周。我国采用围生期 Ⅰ,计算围生期死亡率。

(二)初次产前检查的护理评估

【健康史】

1.一般健康史

(1)一般资料:询问孕妇姓名、年龄、籍贯、职业、学历、民族和信仰、经济、药物接触、支持系统等。

(2)月经史:包括初潮年龄、月经周期、持续时间、月经量,有无痛经,痛经程度,以及末次月经第 1 日的日期,以便推算预产期。

(3)婚姻史:包括初婚年龄,是否近亲婚配,丈夫的健康情况。了解丈夫年龄、职业、教育程度;询问血型、有无遗传性疾病及烟酒嗜好;了解用药情况及其对妊娠的态度。

(4)既往史及手术史:着重了解孕妇有无高血压、心脏病、糖尿病、血液病、肝肾疾病、骨软化症等,注意其发病时间及治疗情况;有无肝炎、结核病史及接触史;有无腹部手术或外伤史。

(5)家族史:家族中有无双胎史、遗传性疾病及慢性病史等。若有遗传病家族史,应及时进行异常咨询及产前筛查。

2.产科健康史

(1)既往孕产史:了解既往的孕产史及分娩方式,有无流产、早产、难产、死胎死产等,有无合并症和治疗情况,有无存活子女及其健康情况。

(2)本次妊娠情况:了解妊娠早期有无早孕反应、放射线接触、病毒感染及用药史;有无烟酒嗜好、是否养宠物等。胎动开始时间,有无头晕、头痛、心慌、气短、呼吸困难、下肢水肿及阴道流血等症状。孕期饮食、睡眠、大小便和劳动情况等。

3.推算预产期　预产期(expected date of confinement,EDC)推算方法是:**末次月经第 1 日起,月份加 9 或减 3,日数加 7**。实际分娩日期与推算的预产期可以相差 1~2 周。若孕妇记不清末次月经日期或因哺乳期无月经来潮而受孕者,可根据早孕反应开始的时间、胎动开始时间、手测宫底高度及胎儿大小等情况加以估计。

【身体状况】

1.全身检查　了解孕妇发育营养状况、身高、体重、步态、精神状态。检查心、肺、肝、肾、脑等重要器官有无病变;检查乳房发育情况及有无乳头凹陷及皲裂;脊柱及四肢有无畸形。测量体重、脉搏、呼吸及血压。**若血压超过** 140/90 mmHg **或比基础压高** 30/15 mmHg,**需密切注意。整个妊娠期平均体重增加约** 12.5 kg,**妊娠中、晚期,每周体重增加大于** 0.5 kg **需警惕病理性水肿。**

2.产科检查 产科检查主要包括孕妇腹部检查和产道检查。

(1)腹部检查:孕妇排空膀胱后仰卧于检查床上,头部稍垫高,露出腹部,双腿略屈曲分开,放松腹肌,检查者站在孕妇右侧。借以了解胎儿大小、胎产式、胎先露和胎方位。

视诊:观察腹部大小、形状,腹壁有无妊娠纹、水肿及手术瘢痕。并注意有无悬垂腹。

触诊:检查腹部肌肉紧张程度,有无腹直肌分离。用软尺测量腹围(腹围指下腹部最膨隆处绕脐一周的周径)和宫底高度(宫底高度是指耻骨联合上缘到宫底的弧形长度)。运用四步触诊法(图 1-9)检查子宫的大小、胎产式、胎先露、胎方位、先露衔接情况,初步估计羊水量的多少等。方法是孕妇排尿后取仰卧位,双腿略屈曲稍分开,袒露腹部,检查者站在孕妇的右侧,前三步检查者面对孕妇,做第四步时,面向孕妇足端。

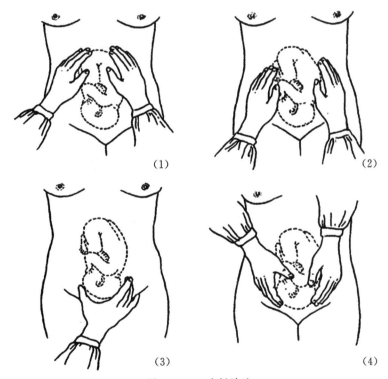

图 1-9 四步触诊法

第一步:检查者双手置于子宫底部,了解子宫外形并测得宫底高度,估计胎儿大小与妊娠周数是否相符。然后以两手指腹相对交替轻推,判断在宫底部的胎儿部分,如为胎头则圆而硬,有浮球感;如为胎臀则软而宽,形状不规则。

第二步:检查者将双手分别置于孕妇腹部的两侧,一手固定,另一手轻轻深按检查,两手交替进行,仔细分辨胎背与四肢的位置。平坦饱满者为胎背,高低不平、可变形者为胎儿四肢,有时可感觉到胎儿肢体活动。同时可感觉羊水量的多少。

第三步:检查者右手拇指与其余四指分开,置于耻骨联合上方,握住胎儿先露部,感觉先露部是胎头还是胎臀,左右推动先露部,确定是否衔接。若先露部不能被推动,表示已衔接;若仍浮动,表示尚未衔接。

第四步:检查者两手分别置于胎先露部的两侧,沿骨盆入口向下深按,进一步核实对先露部的诊断是否正确,并确定先露部的入盆程度。如先露部能活动或手能陷入先露部与耻骨联合之间,称先露部浮动;先露部部分入盆稍能活动,称先露部半固定;先露部不能活动者称固定。

听诊:**孕 20 周以后可在胎儿背部侧的母体腹壁上进行听诊。**孕 24 周前,无论何种产式、先露和方位,听胎心的部位均在脐下正中线附近;孕 24 周后,头先露时在脐下两侧,臀先露时在脐上两侧,横位时则在脐的周围听得最清楚,可借助听取胎心音的部位来判断胎方位。听胎心音时应注意速率,**正常胎心率为每分钟** 120~160 **次**。

(2)骨盆测量:骨盆的大小、形状直接关系到分娩能否顺利进行。故临床上常通过骨盆测量来了解骨产道情况,是产前检查中必不可少的项目。测量方法分为外测量和内测量,临床常用外测量。外测量虽然不能直接测出骨盆内径,但可间接判断骨盆的大小、形态,而且操作简便易行。

外测量主要径线有:①髂棘间径(IS),孕妇取伸腿仰卧位,测量两髂前上棘外缘间的距离(图 1-10),正常值为 23~26 cm。②髂嵴间径(IC),孕妇取伸腿仰卧位,测量两髂嵴外缘间最宽的距离(图 1-11),正常值为 25~28 cm。以上两径线可以间接推算骨盆入口横径的长度;③骶耻外径(EC),孕妇取左侧卧位,左腿屈曲,右腿伸直。测量第 5 腰椎棘突下至耻骨联合上缘中点的距离(图 1-12),正常值为 18~20 cm。第 5 腰椎棘突下,相当于米氏菱形窝的上角,或相当于髂嵴后连线中点下 1.5 cm。此径线可间接推测骨盆入口前后径的大小。④出口横径(TO),亦称坐骨结节间径。孕妇取仰卧位,两腿弯曲,双手抱双膝,测量两坐骨结节前端内侧缘的距离(图 1-13),正常值为 8.5~9.5 cm。也可用检查者的拳头测量,若其间能容纳成人的横手拳,则一般大于 8.5 cm。若此径线小于 8 cm,则应测量出口后矢状径。⑤耻骨弓角度,孕妇取膀胱截石位,用左、右手拇指指尖斜着对拢,放置在耻骨联合下缘,左、右两拇指平放在耻骨降支上面,测量两拇指间的角度即为耻骨弓角度。正常值为 90°,若小于 80°为异常。此角度反映骨盆出口横径的宽度。

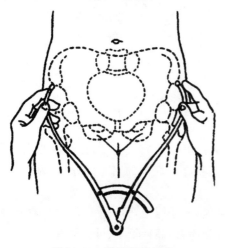

图 1-10　测量髂棘间径

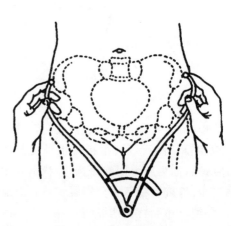

图 1-11　测量髂嵴间径

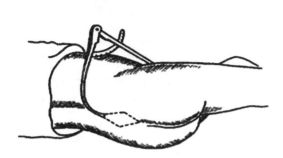

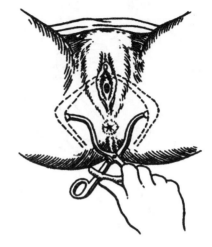

图 1-12 测量骶耻外径   图 1-13 测量坐骨结节间径

骨盆内测量：可较直接地测知骨盆大小，适用于骨盆外测量有狭窄者。孕妇取膀胱截石位，消毒外阴，检查者戴无菌手套并涂润滑油，将示、中二指轻轻伸入阴道。主要测量以下径线：①对角径(DC)，从耻骨联合下缘至骶岬上缘中点的距离(图 1-14)，正常为 12.5～13 cm。此值减去 1.5～2 cm，即为骨盆入口前后径的长度。测量时如中指尖触不到骶岬，表示此径值＞12 cm。②坐骨棘间径，示、中二指分别触及两侧坐骨棘，估计其间的距离(图 1-15)，正常约为 10 cm。③坐骨切迹宽度，代表中骨盆后矢状径，其宽度为坐骨棘与骶骨下部间的距离(图 1-16)，即骶棘韧带宽度。若能容纳 3 横指(约 5.5～6 cm)为正常，否则属中骨盆狭窄。

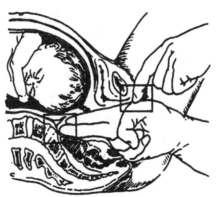

图 1-14 测量对角径

(3)阴道检查：孕妇在妊娠早期初诊时应进行阴道内双合诊检查，以了解产道、子宫及附件情况，及时发现异常。

(4)肛门检查：了解胎先露、宫口大小、骶骨弯曲度、坐骨棘间径、坐骨切迹宽度、骶尾关节活动度，并能结合肛诊测得后矢状径。

(5)绘制妊娠图：将各项检查结果，包括血压、体重、宫高、腹围、B 型超声测得的胎头双顶径值、尿蛋白、胎位、胎心率、水肿等分别记录于妊娠图上，绘制成曲线，观察动态变化，及早发现孕妇和胎儿的异常情况。

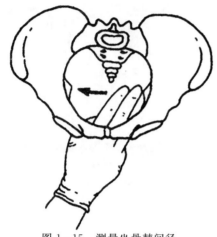

图 1-15　测量坐骨棘间径　　　　　　图 1-16　测量坐骨切迹宽度

【心理—社会支持状况】

1.早期妊娠　评估孕妇对妊娠的态度、看法、感受及接受程度。当诊断出妊娠后,孕妇是喜悦还是焦虑;当妊娠早期症状出现后,孕妇表现为能应对还是焦虑无所适从等。

2.中、晚期妊娠　评估孕妇有无不良的情绪反应,对将为人母和分娩有无焦虑和恐惧心理。评估社会支持系统特别是丈夫对此次妊娠的态度,其次家庭功能、家庭经济状况及生活环境的评估也是必不可少的。

【辅助检查】

妊娠期除检查血常规、血型、血糖和尿常规外,还应根据具体情况选做下列检查。

(1)肝肾功能、乙肝、丙肝和艾滋病标志物的检查以及心电图检查,以了解有无妊娠合并症存在。

(2)B 型超声显像法可了解胎儿发育情况、脐带情况、羊水量等。

(3)对有死胎、死产、胎儿畸形史或患遗传性疾病病史,应注意检查孕妇的血甲胎蛋白值、羊水细胞培养性染色体核型分析、唐氏综合征筛查等。

(三)产前复诊

产前复诊是为了了解前次检查后各方面有无变化,以便及早发现异常情况。其内容主要有以下几项。

(1)询问上次检查之后,有无特殊情况出现,如水肿、头晕、头痛、眼花、阴道流血、胎动异常等,并给予相应的治疗。

(2)测量体重及血压,检查有无水肿或其他异常情况;复查有无蛋白尿。

(3)复查胎位,听胎心音,测量宫底高度、腹围,估计胎儿大小,判断是否与妊娠周数相符,必要时做 B 超检查。

(4)孕 32 周后每次复诊需行胎心监护,必要时做胎盘功能及羊水检查。

(5)记录检查结果,绘制妊娠曲线,进行孕期卫生宣传,并预约下次复诊时间。

考点链接

产检项目中能够反映胎儿生长发育状况最重要的指标是(　　　)

A.孕妇体重　B.胎方位　　C.宫高与腹围　　　D.胎动　　　E.胎心率

解析:A项是孕妇体重,不是胎儿体重。B项胎方位简称胎位,是指胎儿先露部的指示点与母体骨盆的关系,与生长发育无关。C项测量宫高和腹围可以估算胎儿的身长和体重。DE项是反映胎儿活动状态的,而生长发育主要跟大小有关,故应选C。

五、妊娠期营养

妊娠期间,母体的营养状况直接关系自身健康及胎儿生长发育。孕妇为适应妊娠期间增大的子宫、乳房、胎盘和胎儿生长发育需要,孕期所需的营养必定要高于非孕期。要为孕妇讲解妊娠期营养需求的特点,增加营养的意义、作用,帮助其选择合理的膳食。不同妊娠阶段的孕妇,其膳食指导原则各有不同的特点。

(一)妊娠早期膳食

妊娠早期膳食原则上注意以下四点:①饮食清淡,易于消化。②少量多餐。③摄入足量富含碳水化合物的食物。④进食富含叶酸的食物。在计划妊娠前3个月时和妊娠早期3个月补充叶酸每天0.4 mg,可避免胎儿神经管畸形。

此外,还需要戒烟、禁酒,远离吸烟环境,以保障母婴健康。妊娠早期孕妇膳食宝塔见图1-17。

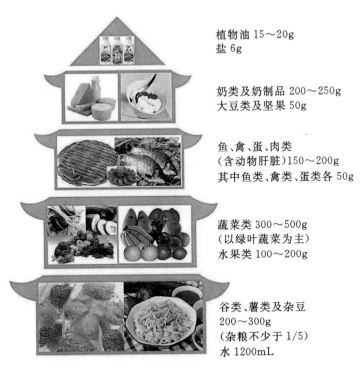

植物油 15～20g
盐 6g

奶类及奶制品 200～250g
大豆类及坚果 50g

鱼、禽、蛋、肉类
(含动物肝脏)150～200g
其中鱼类、禽类、蛋类各 50g

蔬菜类 300～500g
(以绿叶蔬菜为主)
水果类 100～200g

谷类、薯类及杂豆
200～300g
(杂粮不少于1/5)
水 1200mL

图 1-17　妊娠早期孕妇膳食宝塔

课堂互动

孕妇可以通过饮食来补充叶酸,为什么还需要额外补充?

(二)妊娠中晚期膳食

妊娠中晚期孕妇的膳食原则上注意以下三点。①**适当增加鱼、禽、蛋、瘦肉、海产品摄入**。我国营养学会建议妊娠中期每天需要增加蛋白质 15 g,妊娠末期每天增加 25 g。若在孕期摄取蛋白质不足,会造成胎儿脑细胞分化缓慢,导致脑细胞总数减少,影响智力。优质蛋白主要来源于鱼、禽、蛋、瘦肉、奶酪等,鱼类富含不饱和脂肪酸,蛋黄富含卵磷脂、维生素 A 和维生素 B,对胎儿大脑、视网膜均有利。此外,适当增加维生素 A 和 B 族维生素的供给。每周进食一次海产品可满足碘的需要。②**适当增加奶类的摄入**。钙的缺乏轻者可感到腰腿肌肉痉挛,重者可致骨软化症及牙齿松动。我国营养学会建议自孕 16 周起每日摄入钙 1000 mg,于孕晚期增至 1500 mg。牛奶及奶制品中含有较多的钙且容易被吸收,建议孕妇多饮用牛奶和奶制品,还应多吃谷类、虾皮、绿叶蔬菜等。③**摄入含铁丰富的食物**。妊娠中期,孕妇易发生缺铁性贫血,故应多进食含铁丰富食物,如动物血、肝脏、瘦肉、木耳、蘑菇等。我国营养学会建议孕期铁的膳食供给量应由成年非孕妇女的 18 mg 增至 28 mg,但仅靠膳食很难满足该要求,故主张自孕 4~5 个月开始服硫酸亚铁。同时摄入足量的维生素 C,不仅有助于铁的吸收,对胎儿骨骼、牙齿、造血系统以及胎膜的发育健全均有利。新鲜蔬菜、水果是维生素 C 的良好来源。

此外,还需注意通过适当的户外活动保持合理体重增长。妊娠中晚期仍要戒烟并远离吸烟环境,禁酒,避免浓茶、咖啡、辛辣等刺激性食物和饮料。中国营养学会推荐的妊娠中晚期孕妇膳食宝塔见图 1-18。

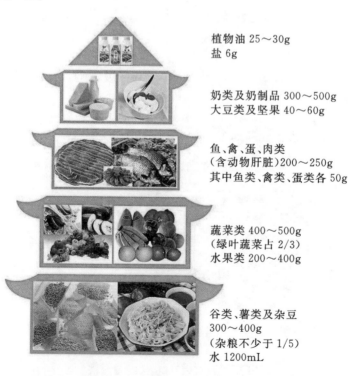

植物油 25~30g
盐 6g

奶类及奶制品 300~500g
大豆类及坚果 40~60g

鱼、禽、蛋、肉类
(含动物肝脏)200~250g
其中鱼类、禽类、蛋类各 50g

蔬菜类 400~500g
(绿叶蔬菜占 2/3)
水果类 200~400g

谷类、薯类及杂豆
300~400g
(杂粮不少于 1/5)
水 1200mL

图 1-18 妊娠中晚期孕妇膳食宝塔

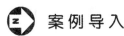 **考 点 链 接**

妊娠期孕妇膳食宝塔最底层的组成部分是(　　)

A.鱼、禽、蛋、肉　　　B.蔬菜、水果　　　C.奶类及豆类　　　D.五谷类　　　E.油脂类

解析:孕妇膳食宝塔与中国居民平衡膳食宝塔一样,共分五层,只是具体的摄入量不同而已:包含我们每天应吃的主要食物种类。谷类食物位于底层,蔬菜、水果居第二层,鱼、禽、蛋、肉等动物性食物位于第三层,奶类及豆类食物合居第四层,第五层塔顶是烹调油和食盐。故该题应选 D。

六、妊娠期健康指导及护理

案例导入

赵女士,28 岁,停经 32 周,初孕妇,是超市的收银员。自述有尿频、白带增多,双下肢水肿但休息后消退,夜间经常出现下肢痉挛。查血压 110/70 mmHg,宫底在脐与剑突之间,胎心 148 次/分,胎位 ROA。

请思考:

1.赵女士目前的情况是否正常?

2.预约下次产前检查的时间是几周后? 需要检查的内容有哪些?

3.针对患者如何进行健康教育?

(一)健康指导及自我监护

1.环境安全　妊娠期的安全性在于避免接触有害物质,如有毒的化学物质、放射性物质、吸烟(包括被动吸烟)、饮酒可造成流产、早产、死胎、胎儿生长受限、智力低下、胎儿畸形等,避免噪声刺激,避免到人员密集的公共场所,避免接触传染病患者,以防交叉感染。

2.活动和休息　孕妇可坚持工作到 28 周,28 周后可适当减轻工作量,避免长时间站立或重体力劳动。妊娠期孕妇需充足的休息和睡眠。每日应有 8 小时的睡眠,午休 1~2 小时,卧床休息时应采取左侧卧位。指导孕妇在妊娠期应采取积极的活动和锻炼,适当的户外活动(散步、晒太阳)有益于妊娠。

3.衣着与卫生　孕妇衣服应宽松、柔软、舒适,冷暖适宜,避免穿紧身衣,选用透气性、吸水性好的棉质内裤。孕期宜穿轻便舒适的平跟鞋,避免穿高跟鞋,防腰背痛及身体失衡。妊娠期间由于机体代谢率增高,孕妇易出汗,而且阴道分泌物也增加,所以应勤洗澡,以淋浴为宜,每日清洗外阴。保持良好的刷牙习惯,进食后均应刷牙或漱口。由于激素水平的改变,易造成牙龈肿胀及出血,可使用软毛刷以减少出血。

4.乳房的护理　妊娠后乳头及乳晕周围皮脂腺常有分泌物溢出,在妊娠中晚期应每日清洗,并用软毛巾或用手按摩乳房以增强乳头的韧性,如有乳头内陷或过于平坦,可做乳头伸展和牵拉进行纠正,保证产后顺利哺乳。如乳房过大和悬垂,可用孕妇专用胸罩托起,以利血液循环。向孕妇及家属宣传母乳喂养的重要性,鼓励孕妇在没有禁忌情况下选择母乳喂养。

5.胎教　经研究发现,胎儿在母体内有进行交流的能力,可以通过胎教方式促进胎儿宫内智力发育。胎教有很多种方式和途径,包括音乐胎教、呼唤胎教、光照胎教和抚摸胎教等。

6.孕期自我监护　妊娠期妇女自我监护是早期发现妊娠期合并症的重要手段之一。自我监护的内容包括胎儿和母体两个方面。

(1)胎动计数:计数胎动是自我监护胎儿情况变化的一种方法。通过胎动计数可以了解胎儿在宫内的情况,胎动是胎儿情况良好的一种表现。孕18～20周即可开始监护。正常情况下每小时约3～5次,每日早、中、晚固定的时间各测1小时胎动,将3次胎动数相加乘4即得12小时的胎动数,正常胎动持续在30次/12小时,如下降至10次/12小时以下,提示胎儿有宫内缺氧。

(2)胎心音计数:正常胎心率120～160次/分,如持续<120次/分,或不规则,或>160次/分,都是胎儿缺氧的表现。

(3)体重监测:整个妊娠期平均体重增加约12.5 kg。妊娠中、晚期,每周体重不少于0.3 kg,不大于0.5 kg。孕妇应注意监测体重,如体重增加过快,应考虑有无水肿和羊水过多;如增加过慢,应考虑有无胎儿生长受限(FGR)。

考点链接

孕妇32岁,妊娠30周。为了胎儿的健康安全,产前检查时护士教会孕妇做胎动计数,并嘱咐12小时胎动计数少于多少次应及时就诊(　　)

A.10次　　B.20次　　C.30次　　D.40次　　E.50次

解析:胎动计数方法:于每天早、中、晚固定时间各数1小时,每小时胎动数应不少于3次,12小时内胎动累计数不得少于10次。凡12小时内胎动累计数小于10次,或逐日下降大于50%而不能恢复者,均应视为子宫胎盘功能不足,胎儿有宫内缺氧的危险,应及时就诊。故该题应选A。

7.用药的指导　近年来研究发现,很多药物均可通过胎盘对胎儿造成危害,重则导致胎儿畸形或流产。但有明确的用药指征和适应证,既不能滥用,也不能有病不用。美国食品和药物管理局根据药物对胎儿的致畸情况,将药物对胎儿的危害等级分为A、B、C、D、X五级,在妊娠前3个月,以不用C、D、X级药物为好;中医用药方面,凡有峻下、滑利、祛瘀、破血、耗气、散气的中药都应禁用或慎用;有疾病的孕妇,告知要进行积极的治疗,医生会考虑孕妇及胎儿两方面,根据病情需要选用有效且对胎儿比较安全的药物;告知孕妇在使用非处方药时,应注意药品包装盒或药品说明书,已肯定的致畸药物禁止使用,忌用或慎用的药,则应持谨慎态度。

知识拓展

药物的妊娠危险分级

美国FDA根据药物对胚胎、胎儿的致畸情况,将药物分为A、B、C、D、X五个级别,并要求制药企业应在药品说明书上标明等级。A～X致畸系数递增。有些药物有两个不同的危险度等级,一个是常用剂量的等级,另一个是超常剂量等级。

X禁用:药物对孕妇的应用危险明显大于其益处。禁用于已妊娠或将妊娠的妇女。如降脂药辛伐他汀、洛伐他汀、阿托伐他汀、氟伐他汀、瑞舒伐他汀;抗病毒药利巴韦林;激素类药物米非司酮、炔诺酮、己烯雌酚、非那雄胺、戈舍瑞林以及沙利度胺、华法林、甲氨蝶呤、米索前列醇、前列腺素E1、碘甘油等均属此类。

D仅对孕妇有利:对人类胎儿的危险有肯定的证据,仅在对孕妇肯定有利时,方可应用(如生命垂危或疾病严重而无法应用较安全的药物或其他药物虽然安全但无效）。如伏立康唑、妥布霉素、链霉素、四环素类、卡马西平等属于 D 级,降压药卡托普利、依那普利、比索洛尔、美托洛尔在妊娠中晚期使用时亦属此类。

C 权衡利大于弊后给予:动物实验证明对胎儿有一定的致畸作用,但缺乏人类实验证据。如阿米卡星、氯霉素、庆大霉素、新霉素、螺旋霉素、异烟肼、利福平、咪康唑、万古霉素、去甲万古霉素、氧氟沙星、环丙沙星、莫西沙星、利奈唑胺等抗菌药物;更昔洛韦、奥司他韦等抗病毒药;格列吡嗪、罗格列酮、吡格列酮、瑞格列奈等降糖药;奥美拉唑、多潘立酮等消化系统用药;氨氯地平、比索洛尔、美托洛尔等降压药均属于此类。

B 相对安全:在动物生殖实验中并未显示对胎儿的危险,但无孕妇的对照组,或对动物生殖实验显示有副反应,但在早孕妇女的对照组中并不能肯定其不良反应(并在中、晚期妊娠亦无危险的证据)。如青霉素、阿莫西林、阿昔洛韦、苄星青霉素、头孢呋辛、头孢克洛、头孢拉定、头孢曲松钠、红霉素、克林霉素、美洛西林、美罗培南、乙胺丁醇等抗菌药物;阿卡波糖、二甲双胍、门冬胰岛素、对乙酰氨基酚、法莫替丁、雷尼替丁、泮托拉唑。

A 最安全:在有对照组的早期妊娠妇女中未显示对胎儿有危险(在中、晚期妊娠中亦无危险的证据),可能对胎儿的伤害极小。如各种水溶性维生素、正常剂量的脂溶性维生素 A、维生素 D 等。

8.性生活指导　妊娠早期行性生活易引起流产,妊娠晚期行性生活易引起早产、胎盘早剥、胎膜早破或感染,故妊娠 13 周前和 32 周后应避免性生活。对于有习惯性流产或早产史的孕妇要禁止性生活。

(二)妊娠期常见症状的护理

1.恶心、呕吐　常见的早孕反应症状,多在 6 周左右出现,12 周前后消失。除生理因素之外,亦可能由心理因素引起,轻者不需特殊处理可自行缓解,症状明显者应指导其摄取清淡饮食,采取少量多餐方式,多吃蔬菜、水果,避免空腹,避免油炸甜腻食物。医务人员多指导家属给予孕妇精神上鼓励和安慰,也有助于缓解症状。

2.尿频、尿急　向孕妇解释症状出现的原因,使其理解此症状并非病理性,可待其自然恢复。指导提醒切勿以减少液体入量来解除尿频,以免影响机体代谢,但可在白天增加水分入量、临睡前减少入量以减少夜尿频繁的现象。

3.白带增多　怀孕时的阴道分泌物增加是常见的生理现象,通常这种分泌物为白色,含有黏液及脱落的阴道上皮细胞。对阴道分泌物过多的孕妇,应全面检查排除滴虫、真菌及其他感染,并针对原因给予处理。如系分泌物增加,应指导孕妇每日清洁外阴并更换内裤,保持外阴部清洁干燥。

4.乳房胀痛　早孕乳房的敏感度增加,乳房的触痛感及乳头敏感度增加,应指导孕妇穿着合身的而且具有支托作用的胸罩,避免摩擦或过度刺激。

5.水肿及下肢、外阴和直肠静脉曲张　**妊娠后期因日渐增大的子宫对下肢静脉的压迫,下肢静脉回流不畅、静脉压升高,易发生下肢水肿,下肢、外阴和直肠静脉曲张**。应指导孕妇:①避免久站或久坐,常变换体位。②适当行走以收缩小腿肌肉或抬高下肢,也可穿弹力裤或袜,促进静脉回流。③指导孕妇休息时取左侧卧位。会阴部有静脉曲张者,可臀下垫枕,抬高髋部,另需保持局部卫生,避免感染。需注意,妊娠期生理性水肿,经休息后多可消退,若发生下肢明显凹陷性水肿或经休息后不消退,应警惕病理情况。

6.便秘 **便秘是孕妇常见症状,与孕期胃肠蠕动减弱、缺乏户外运动有关。**预防便秘的发生至为重要,应指导孕妇:①养成每日定时排便的习惯,建立适当的胃结肠反射。②增加饮水,进食富含纤维素的蔬菜、水果。③适当的户外运动有助排便。④必要时按医嘱给缓泻剂(如开塞露),但注意切勿养成依赖药物的习惯。

7.腰背痛 **孕妇常感腰背痛。**妊娠时激素使骨盆关节的韧带变软、松弛,妊娠子宫增大、腹部肌肉牵拉使腰骶曲度加大,孕妇为保持身体平衡而重心后移,肩部过度后倾,脊柱过度前屈,背肌紧张,容易产生腰背痛,应指导孕妇:①保持正确的坐、站、走路和提重物姿势,并矫正孕妇错误的姿势。②避免穿高跟鞋,穿低跟软底舒适的鞋。③适当增加钙入量,腰骶部热敷也有助于缓解症状。疼痛严重者,须卧床休息时宜睡硬板床。

8.下肢痉挛 妊娠后期孕妇常发生腿部肌肉痉挛,夜间发作较重。可能因血液钙离子浓度降低,或钙与磷比例失调或腿部的神经传导受增大子宫压迫的影响,也可能因维生素D的缺乏。应指导孕妇:①在痉挛部位按摩数分钟肌肉痉挛消失。②请家属将痉挛的腿膝盖伸直下压,并将足背屈曲以伸展腓肠肌,则痉挛现象可缓解。③做腓肠肌热敷,也可使症状缓解。④注意增加饮食中的钙、维生素D的摄入,可以预防腿部痉挛的发生。

9.生理性贫血 孕妇应适当增加含铁食物的摄入,如动物肝脏、瘦肉、蛋黄、豆类等。因病情需要补充铁剂时,宜饭后服用,饮用富含维生素C的水果汁,避免饮茶,以促进铁的吸收,服用铁剂后大便可能变黑,或可能导致便秘或轻度腹泻,向孕妇解释,不必担心。

10.仰卧位低血压综合征 妊娠末期孕妇若较长时间取仰卧位时,由于增大的子宫压迫下腔静脉,使回心血量减少、心搏出量减少,出现血压降低、心率加快、面色苍白等症状。应指导孕妇立即取左侧卧位,以解除对下腔静脉的压迫,使回心血量增加,症状可自然消失,不必紧张。

(三)心理护理

护理人员应了解孕妇的心理反应,并给予适当的支持与协助。告诉孕妇,母体是胎儿的小环境,孕妇的生理和心理活动都会波及胎儿,要保持心情愉快、轻松。孕妇的情绪变化可以通过血液和内分泌调节的改变对胎儿产生影响,如孕妇经常心境不佳、焦虑、恐惧、紧张或悲伤等,会使胎儿脑血管收缩,减少脑部的供血量,影响脑部发育。大量研究证明,过度的紧张、恐惧甚至可以造成胎儿大脑发育畸形。情绪困扰的孕妇易发生妊娠期、分娩期并发症。

考点链接

孕妇,27岁,停经2周就诊。化验结果:尿HCG(+)。B超检查:宫内孕6周。护士对其行孕期健康保健,正确的是( )

A.妊娠初期8周内谨慎用药　　B.正常胎动次数每小时应不少于1次

C.妊娠12周后避免性生活　　D.胎心率在160~180次/分

E.妊娠30周后进行乳房护理

解析:妊娠初期8周内,为胎儿发育的重要阶段,该期易受外界因素影响,应严防病毒感染,谨慎用药;正常胎动次数每小时应不少于3次;胎心率正常在120~160次/分;妊娠13周前和32周后应避免性生活;妊娠中期就应该进行乳房的护理。故该题应选择A。

（四）分娩前的准备

【识别先兆临产】

分娩发动前，出现预示孕妇不久将临产的症状称先兆临产。

1. 假临产　孕妇在分娩发动前，常出现假临产。其特点是宫缩持续时间短且不恒定，间歇时间长且不规律。宫缩强度不增加，常在夜间出现、清晨消失，宫缩引起下腹部轻微胀痛，宫颈管不短缩，宫口扩张不明显，给予镇静剂能抑制假临产。

2. 胎儿下降感　多数初孕妇感到上腹部较前舒适、进食量增多，呼吸较轻快，系胎先露部下降进入骨盆入口使宫底下降的缘故。因压迫膀胱常有尿频症状。

3. 见红　在分娩发动前 24～48 小时内，因宫颈内口附近的胎膜与该处的子宫壁分离，毛细血管破裂经阴道排出少量血液，与宫颈管内的黏液相混排出，称见红，是分娩即将开始的比较可靠征象。若阴道流血量超过平时月经量，则不应认为是先兆临产，而可能为妊娠晚期出血疾病，如前置胎盘等。

【分娩的准备】

1. 精神准备　产妇应该要有信心，用愉快的心情来迎接宝宝的诞生，丈夫应该给孕妇充分的关怀和爱护，周围的亲戚朋友及医务人员也必须给产妇一定的支持和帮助。

2. 身体准备　分娩时体力消耗较大，因此分娩前必须充分休息。接近预产期的孕妇应尽量不要外出和旅行，但也不要整天卧床休息，可选择轻微的、力所能及的运动。临产前绝对禁止性生活，以免引起胎膜早破和产时感染。住院前应洗澡，保持身体清洁，如到浴室须有人陪伴，防止昏厥。在妻子临产期间，丈夫尽量不要外出或安排其他人陪伴。

3. 物品准备　包括产妇用物和新生儿用品。

（1）产妇的用物：包括产妇的身份证、医保卡或公费医疗证、孕妇保健手册及住院费用等；生活用品，如洗漱用品，消毒卫生巾、卫生纸、内衣、内裤、吸奶器等。

（2）新生儿的用品：包括衣服、包被、尿不湿、奶瓶、奶嘴、小毛巾、护臀霜、沐浴露、润肤油、婴儿爽身粉等，均应准备齐全。

【分娩时不适的应对技巧】

面对即将来临的分娩，多数孕妇特别是初产妇由于缺乏分娩相关知识，再加上从各个渠道听到的关于分娩的负面描述，往往会产生焦虑、恐惧，这些问题的产生势必会影响到产程的进展和母婴的安全。如果通过产前一系列的教育和指导，使孕妇掌握分娩时必要的呼吸技术和身体放松技术，帮助孕妇做好分娩的准备，对于产程的顺利进展是极其有利的。

1. 拉梅兹分娩法　这是由法国医师拉梅兹提出的，是目前使用较广的预习分娩法，也叫做"精神预防法"。它根据条件反射的原理，在孕期训练产妇把注意力集中在自己的呼吸上，并专注于某一特定事物，排斥其他现象，通过占据大脑中用以识别疼痛的神经细胞，使疼痛冲动无法识别，从而达到减轻疼痛的目的。经过产前的训练，使产妇在分娩过程中感觉宫缩开始时使自己自动放松。具体实施方法如下。

（1）廓清式呼吸：即在所有呼吸运动开始前均深呼吸一次，目的在于减少快速呼吸时造成的过度换气现象。

（2）意志控制的呼吸：平卧，头下、膝下各放一小枕，轻吸气，稍强呼气，注意控制呼吸的节奏。在产程的早期宫缩不紧时采用缓慢而有节奏的胸式呼吸，频率是正常呼吸的一半。随着产程的进展,宫缩逐渐增强,这时应采用浅式呼吸,频率为正常呼吸的 2 倍,当宫口开大到 7~8 cm 时,应采用喘—吹式呼吸,即先快速呼吸 4 次后用力地呼气 1 次,并维持此节奏。产妇可根据自己的情况把比率调整为 6∶1 或 8∶1,注意不要造成过度换气。

（3）放松技巧:先通过有意识地放松某些肌肉开始练习,逐渐达到放松全身肌肉,目的是减少产妇在分娩过程中的肌肉紧张现象。可通过触摸紧张部位,想象某些美好事物或听轻松愉快的音乐来达到放松全身肌肉的目的,以减少分娩过程中因不自觉的紧张而造成的肌肉用力和疲倦。

（4）划线按摩法:用双手指尖在腹部做环形运动,力量要用到不致引起酥痒的感觉,也可以单手在腹部用指尖做横"8"字形按摩。如腹部有监护仪,则可按摩大腿两侧(图 1-19)。

2.瑞德法　这是由英国医师迪克·瑞德(Dick Read)提出的,其原理为恐惧会导致紧张,从而加重疼痛,若能打破恐惧—疼痛的链环,便能减轻分娩时因宫缩而引起的疼痛。此方法包括放松技巧和腹式呼吸技巧。具体做法如下。

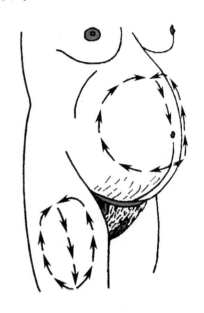

图 1-19　划线按摩法

（1）放松技巧:孕妇侧卧,头下垫一小枕,让腹部的重量位于床垫上,身体的任一部位均不交叠。练习方法类似于拉梅兹的放松技巧。

（2）腹式呼吸:孕妇平卧,集中注意力使腹肌提升,缓慢地呼吸。在分娩末期,当腹式呼吸不足以应付时,可改用快速的胸式呼吸。目的在于转移注意力,以减轻全身肌肉的紧张性,同时迫使腹肌升起,使子宫在收缩时轻松而不受约束,以维持子宫良好的血液供应。

3.布莱德雷法　罗伯特·布莱德雷(Robert Bradley)医师提出的布莱德雷法又称"丈夫教练法"。其放松和控制呼吸的技巧同前,主要强调在妊娠,分娩和新生儿出生后最初几日内丈夫的重要性。在分娩过程中,丈夫可以鼓励产妇适当活动来促进产程,也可以指导产妇用转移注意力的方法来减轻疼痛。

课后练习

【A1 型题】(以下每一道题下面有 A、B、C、D、E 五个备选答案,请从中选出一个最佳答案)

1.胎盘由下列哪些组织构成（　　　）

A.平滑绒毛膜、包蜕膜、羊膜　　　　B.平滑绒毛膜、底蜕膜、真蜕膜

C.叶状绒毛膜、包蜕膜、真蜕膜　　　D.叶状绒毛膜、底蜕膜、羊膜

E.叶状绒毛膜、底蜕膜、真蜕膜

2.有关脐带的叙述,正确的是（　　　）

A.为连接胎儿与胎盘的组带　　　　　B.脐带平均长约 30 cm

C.脐带有一条动脉,两条静脉　　　　D.脐带表面无羊膜覆盖

E.脐带超过 50 cm 称脐带过长

3.能经孕妇腹壁听到胎心音的时间一般为（　　）

A.孕 12 周　　　　　　　　　　　　　B.孕 16 周

C.孕 18～20 周　　　　　　　　　　　D.孕 21～28 周

E.孕 30～32 周

4.关于胎先露的定义,正确的是（　　）

A.最先进入骨盆入口平面的胎儿部分

B.最先进入骨盆出口平面的胎儿部分

C.胎儿最先娩出的部分

D.肛查能触及的胎儿部分

E.指胎体纵轴与母体纵轴之间的关系

5.受精卵开始着床是在受精后（　　）

A.3～4 日　　　　B.4～5 日　　　　C.5～6 日　　　　D.6～7 日　　　　E.8～9 日

6.某女,妊娠 8 周,不应该出现（　　）

A.早孕反应　　　　　　　　　　　　　B.尿频现象

C.乳房增大,乳晕着色　　　　　　　　D.白带增多

E.在耻骨联合上扪及子宫底

7.“黑加征”的表现是（　　）

A.子宫呈球形

B.子宫增大、变软

C.阴道黏膜呈紫蓝色

D.子宫软,子宫峡部更软,宫颈和宫体似不相连

E.乳头、乳晕着色

8.下列哪项骨盆外测量数值正常（　　）

A.髂棘间径 21 cm　　　　　　　　　　B.髂嵴间径 23 cm

C.骶耻外径 19 cm　　　　　　　　　　D.坐骨结节间径 7 cm

E.耻骨弓角度 80 度

9.下列针对妊娠期妇女便秘的护理措施,不恰当的是（　　）

A.养成定时排便的习惯　　　　　　　　B.自行服用缓泻药

C.适当运动　　　　　　　　　　　　　D.每天多饮水

E.多食高纤维素食物

10.关于 HCG 的描述,正确的是（　　）

A.不是由合体滋养细胞产生的　　　　　B.是一种甾体激素

C.妊娠 8～10 周时达到高峰　　　　　　D.葡萄胎妊娠在孕 14 周 HCG 不会继续

E.不可作为判断早孕的指标

11.子宫峡部妊娠期的变化,不包括（　　）

A.非孕期长约 1 cm　　　　　　　　　　B.妊娠后期形成子宫下段

C.妊娠后伸长变宽、变软　　　　　　　D.临产时可达 15～20 cm

E.分娩时与子宫颈、阴道及盆底软组织组成软产道

12.正常胎心音的速率是(　　　)

A.60～80 次/分

B.80～100 次/分

C.100～120 次/分

D.120～160 次/分

E.160～180 次/分

13.妊娠期泌尿系统的生理变化,正确的是(　　　)

A.妊娠期肾小球滤过率增加

B.无尿糖出现

C.对葡萄糖及钠盐重吸收能力增加

D.输尿管张力增加

E.易发生肾盂肾炎,以左侧多见

【A2型题】(每一道题是以一个小案例出现的,其下面都有 A、B、C、D、E 五个备选答案,请从中选择一个最佳答案)

14.初孕妇,30岁。孕20周行产前检查,检查时腹部触及多个小肢体考虑双胎妊娠。以下检查方法中最有助于明确诊断的是(　　　)

A.腹部 B 超

B.胎心监护

C.腹部 X 线检查

D.腹部 MRI 检查

E.腹部 CT 检查

15.女性,30岁,有停经史,末次月经记不清,腹部增大,怀疑妊娠就诊。以下确诊妊娠最不可靠的依据是(　　　)

A.平脐触及子宫底

B.自觉胎动

C.扣诊可触及四肢及胎背

D.于脐下左侧听到规律胎心音

E.B 超显示胎心搏动

16.25岁孕妇,孕6周。医生建议其口服叶酸,孕妇向护士询问服用该药的目的时,正确的回答是(　　　)

A.促进胎盘的形成

B.预防缺铁性贫血

C.防止胎儿宫内发育迟缓

D.防止发生胎盘早剥

E.预防脑神经管畸形

17.某孕妇,月经周期约30天。有停经史,末次月经及胎动时间记不清,无明显早孕反应。宫高测量:耻骨联合上子宫长度为26 cm。听诊:胎心音良好。估计现妊娠周数为(　　　)

A.12 周末　　　　B.16 周末　　　　C.20 周末　　　　D.28 周末　　　　E.32 周末

18.患者,女性,25岁,孕18周。末次月经为2010年12月4日,已建立围生期保健卡,护士向患者交代产前检查的频率,正确的是(　　　)

A.自 20 周起每 4 周 1 次

B.自 20 周起每 2 周 1 次

C.20～36 周期间每 4 周 1 次,自 36 周起每周 1 次

D.28～36 周期间每 2 周 1 次,自 36 周起每周 1 次

E.20～36 周期间每 2 周 1 次,自 36 周起每周 1 次

(李晓红)

任务二　妊娠期并发症妇女的护理

 学习目标

1.掌握流产、异位妊娠、前置胎盘、胎盘早剥、妊娠期高血压疾病、羊水过多、早产、过期妊娠、妊娠期肝内胆汁淤积症的概念和身心状况。

2.熟悉早产儿、双胎妊娠的护理;妊娠期高血压疾病的分类。

3.了解妊娠期并发症的病因、病理。

4.学会运用护理程序对各种常见妊娠并发症患者实施整体护理。

5.具有为妊娠期合并症妇女提供健康指导及耐心细致体贴患者的能力。

一、流产患者的护理

案例导入

某女,26岁,结婚2年,平素月经正常。自述怀孕50天,2天前失足从楼梯跌落,晚上感腹部隐痛,家人及本人没有特别在意。今晨突然下腹疼痛加剧伴阴道有少量出血。患者比较紧张,来院就诊。体格检查:T、P、Bp正常,妇检子宫孕50天大小,质地柔软。阴道内有少量血液,无组织物,宫口未开。

请思考:

1.该患者发生了什么情况? 应协助医师做何种辅助检查?

2.针对该患者目前情况,应给予哪些护理措施?

3.如何区分各种类型的流产?

(一)概述

妊娠不足28周、胎儿体重不足1000g而终止者称为流产(abortion)。流产发生于妊娠12周前以内者称为早期流产,发生于妊娠12周至28足周之间者称为晚期流产。流产可分为自然流产和人工流产,自然流产占妊娠总数的10%～15%,其中早期流产约占80%以上,本部分仅介绍自然流产。

【病因】

病因包括胚胎因素、母体因素、免疫因素和环境因素。

1.胚胎因素　**染色体异常是自然流产的主要原因,尤其是早期流产**,50%～60%与胚胎染色体异常有关。染色体异常多为数目异常,如多倍体、三倍体、X单体等;其次为结构异常,如染色体易位、断裂、倒置、缺失等。染色体异常的胚胎多数发生流产,妊娠产物为空孕囊或已退化的胚胎;少数发育至足月者,可能娩出畸形儿或合并某些功能缺陷。

2.母体因素

(1)全身性疾病:妊娠期高热、感染等可引起子宫收缩而发生流产;合并严重贫血或心力衰竭时可导致胎儿缺氧而发生流产;细菌毒素或某些病毒可通过胎盘进入胎儿血液循环,导致胎儿死亡而发生流产;合并慢性肾炎或高血压者可发生胎盘梗死而导致流产。

（2）生殖器官异常：子宫发育不良、子宫畸形、子宫黏膜下肌瘤等均可影响胚胎的着床、发育而导致流产；宫颈内口松弛、宫颈重度裂伤则可引起胎膜早破而发生晚期流产。

（3）内分泌功能失调：甲状腺功能低下者，细胞氧化过程障碍，影响胚胎发育而流产；黄体功能不足者，可因蜕膜、胎盘发育不良而导致流产。

（4）其他因素：手术、腹部撞击等躯体刺激、妊娠中期外伤或过度紧张、焦虑、恐惧、忧伤等心理应激均可导致流产；过量吸烟、酗酒，饮用咖啡、吗啡等也可引起流产。母儿血型不合也可能引起晚期流产。

3.免疫因素　对于母体来讲，胚胎及胎儿属于同种异体移植物，母体对胚胎及胎儿的免疫耐受是妊娠继续的基础，若妊娠期间母体对胎儿的免疫耐受降低，可引起母体对胚胎排斥而发生流产。

4.环境因素　外界不良因素可以直接或间接对胚胎或胎儿造成损害。妊娠期过多接触放射线、高温、噪音等物理因素和砷、铅、苯、甲醛、氯丁二烯、氧化乙烯等化学物质，均可能引起流产。

【病理】

妊娠8周前的早期流产，胚胎多先死亡，随后底蜕膜出血，造成胚胎绒毛与底蜕膜层分离、出血，已分离的胚胎组织如异物，引起子宫收缩而被排出。由于此时胎盘绒毛发育尚不成熟，与子宫蜕膜联系不牢固，胚胎绒毛易完全从子宫壁剥离，故出血不多。在妊娠8～12周时，胎盘尚未形成，但胎盘绒毛发育茂盛，与子宫蜕膜紧密连接，流产的妊娠产物不易完整排出，影响子宫收缩，故出血较多。妊娠12周后，胎盘已完全形成，流产时先出现腹痛，继之排出胎儿及胎盘，过程与足月分娩相似。其他还可见血样胎块、肉样胎块、纸样胎儿、石胎等病理表现。

（二）护理评估

【健康史】

详细询问患者的停经史、早孕反应等；了解患者有无腹痛及其部位、性质和程度；阴道流血量及持续时间；有无阴道排液，有无妊娠产物排出。此外，还应了解既往有无流产史、畸胎史，妊娠期间有无全身性疾病、生殖器官疾病、内分泌功能失调及是否接触有害物质等，以协助判断发生流产的原因。

【身体状况】

流产的主要临床表现为停经、阴道流血和腹痛。不同类型流产，其症状和体征也不同。

1.先兆流产　停经后出现少量阴道流血，常为暗红色或血性白带，无或伴有轻微下腹痛、腰坠痛。妇科检查：子宫大小与停经周数相符，宫颈口未开，胎膜未破，妊娠物未排出。尿妊娠试验阳性。经休息与治疗后症状消失，可继续妊娠；若阴道流血量增多或腹痛加剧，则可能发展为难免流产。

2.难免流产　由先兆流产发展而来，流产已不可避免。阴道流血量增多，阵发性下腹痛加剧或出现阴道流液。妇科检查：子宫与停经周数相符或略小，宫颈口已扩张，有时可见胚胎组织或胎囊堵塞在宫颈口。

3.不全流产　由难免流产继续发展而来，妊娠产物部分排出宫腔，尚有部分残留在宫腔内或嵌顿于宫颈口处，影响子宫收缩，导致大量出血，可引起失血性休克。妇科检查：子宫小于停经周数，宫颈口扩张，妊娠产物堵塞于宫颈口及持续性血液流出。

4.完全流产　妊娠产物已全部排出,阴道流血逐渐停止,腹痛随之消失。妇科检查:子宫接近正常大小,宫颈口已关闭。

5.特殊流产

(1)稽留流产　又称过期流产,指胚胎或胎儿已经死亡,但滞留于宫腔内尚未自然排出者。其表现为子宫不再增大反而缩小,早孕反应消失,妊娠中期者孕妇腹部不见增大,胎动消失。妇科检查宫颈口关闭,子宫小于停经周数,未闻及胎心音。

(2)习惯性流产　指自然流产连续发生 3 次或 3 次以上者,每次流产多发生在同一妊娠月份,其临床经过与一般流产相同。近年国际上常用复发性流产取代习惯性流产,改为连续 2 次及 2 次以上的自然流产。早期流产常见原因为胚胎染色体异常、黄体功能不足、甲状腺功能低下、免疫因素等;晚期流产常见原因为子宫畸形、宫颈内口松弛、子宫肌瘤等。

6.流产合并感染　流产过程中,若阴道流血时间过长或有组织残留于宫腔内等,可能引起宫腔内感染,尤以不全流产多见。严重者可扩展至盆腔、腹腔甚至全身,并发盆腔炎、腹膜炎、败血症或感染性休克。

考点链接

患者女,27 岁。停经 52 天,阴道点滴流血 2 天,伴轻微下腹阵发性疼痛,尿妊娠试验(＋)。查体:宫口闭,子宫如孕 7 周大小。最可能的诊断是(　　　)

　A.先兆流产　B.难免流产　C.不全流产　D.习惯性流产　E.稽留流产

解析:各种流产之间可通过宫口的状态鉴别,先兆流产——闭,难免流产和不全流产——开,根据题干所述,排除 B、C 项。E 项习惯性流产是指自然流产连续发生 3 次及以上,该题未提及以前的病史,不选。D 项稽留流产是指胚胎死亡且未排出,妊娠试验多(－)。由于该患者出血时间短,轻微腹痛,宫口闭,妊娠试验(＋),子宫 7 周大小,与停经月份基本相符,符合先兆流产的临床表现,故应选 A。

【心理—社会支持状况】

出现阴道流血时,孕妇及家属常惊慌失措;因担心出血威胁胚胎或胎儿的安全以及自身的健康,孕妇多表现为强烈的情绪反应,如焦虑、烦恼、恐惧等。

【辅助检查】

1.实验室检查　采用放射免疫法测量绒毛膜促性激素(HCG)等,结果低于正常值提示有流产的可能,还有助于判断流产类型;血孕酮水平的测定可协助判断流产的预后;做血常规,可了解有无贫血及感染。

2.B 型超声检查　可显示有无胎囊及其形态、胎动、胎心等,以确定胚胎或胎儿是否存活,指导正确的处理方法。

(三)护理诊断及医护合作性问题

1.组织灌注量不足　与阴道出血过多有关。

2.有感染的危险　与阴道流血时间过长或宫腔内有残留及宫腔手术操作有关。

3.焦虑　与担心胎儿安全和自身健康有关。

(四)护理目标

(1)孕妇阴道流血得到控制,生命体征正常并能积极配合治疗。

（2）孕妇无感染或感染得到控制。

（3）孕妇及家属情绪稳定,对未来充满希望。

（五）护理措施

根据自然流产发展的不同阶段及程度,处理原则亦不同。**先兆流产以保胎为主;难免流产一经确诊,应尽早促使胚胎及胎盘组织完全排出;不全流产应立即清除宫腔内残留组织;完全流产一般不需特殊处理;稽留流产应尽早促使胎儿及胎盘排出,以免稽留过久诱发凝血功能障碍;流产合并感染应先抗感染治疗,待感染控制后再行刮宫。**

1.一般护理　建议合理饮食,加强营养,防止发生贫血,增强机体抵抗力;严格执行无菌操作规程,加强会阴护理,每日行会阴擦洗 2 次,并嘱患者于每次大小便后及时清洗,保持会阴部清洁。

2.病情观察　观察阴道流血量及腹痛情况;注意阴道分泌物有无异味,有无组织物排出;监测患者的生命体征,观察其面色和神志,如发现有休克征象,应及时通知医师,并做好抢救准备;注意体温变化,及早发现感染。

3.治疗护理

（1）先兆流产的护理:嘱卧床休息,禁止性生活,减少不必要的刺激,提供生活护理。遵医嘱给予镇静剂、孕激素等。经治疗 2 周,若阴道流血停止,B 型超声检查提示胚胎存活者可继续妊娠。随时评估病情变化,如阴道流血增多、腹痛加重应随时报告医师给予及时处理。

（2）难免流产、不全流产的护理:**应及时做好终止妊娠的准备**,如器械准备,输液、输血准备,协助医师进行吸宫术或钳刮术;术中、术后严密监测患者的生命体征、腹痛、阴道流血等情况;刮出物送病理检查,术后给予抗生素预防感染;如出血伴有休克者,应输血输液,积极纠正休克。

（3）完全流产的护理:如无感染征象,一般不需特殊处理。

（4）稽留流产的护理:因胚胎或胎儿死亡时间过长,可能引起母体凝血功能障碍,造成严重出血。因此**处理前应做凝血功能检查,并做好输血准备**。若凝血功能正常,可先口服雌激素以提高子宫肌肉对缩宫素的敏感性,再促使胎儿和胎盘排出。

（5）习惯性流产的护理:**以预防为主**,考虑染色体异常的夫妇应于孕前进行遗传咨询,夫妇双方进行必要的检查,查明原因,进行针对性治疗。

（6）流产合并感染的护理:**如出血不多,应首先控制感染,待感染控制后再行刮宫;如出血多,应在输血和抗感染同时,钳夹残留组织,待感染控制后,再行彻底刮宫。**

4.心理护理　患者的情绪状态是影响保胎效果的重要因素。先兆流产患者因担心妊娠是否能继续,常有焦虑的心理,因此护士应注意观察孕妇的情绪变化,和患者建立良好关系,使孕妇情绪安定,增强保胎的信心。应向孕妇说明目前病情进展情况,护理经过及可能的预后,使孕妇能主动配合治疗和护理。妊娠不能继续的患者因失去胎儿往往出现伤心、愤怒、否认等情绪变化,护士应给予同情和理解,鼓励孕妇表达内心的感受,应减轻患者的不良情绪,协助其度过悲伤期。

5.健康指导

（1）嘱患者出院后注意休息和营养,禁止盆浴和性生活 1 个月。保持外阴清洁,注意阴道流血,如阴道流血超过 10 日以上,或阴道分泌物有异味,或出现腹痛、发热,需及时就诊。

（2）为患者讲解流产相关知识，与患者及家属共同探讨本次流产的原因，对流产应有正确认识，预防再次妊娠发生流产。早期妊娠应卧床休息，加强营养，禁止性生活，并补充维生素E、维生素C等，防止接触有害物质。习惯性流产者应于孕前查明病因，确定能否妊娠，一旦妊娠注意保胎。对宫颈口松弛者应在妊娠前行宫颈内口修补术，或于妊娠14～18周行宫颈内口环扎术，于分娩发动前拆除缝线。

（六）护理评价

经过治疗和护理，孕妇是否达到：①生命体征正常，出血量少，无感染征象。②能面对现实，情绪稳定，积极配合治疗。

二、异位妊娠患者的护理

案例导入

女，32岁，孕1产1，现停经49天，5日前出现轻度右下腹痛，2日前出现少量阴道流血。今日下午突然腹痛加剧，呈撕裂样疼痛，伴直肠坠胀感。妇科检查：子宫口闭，宫颈举痛（＋），子宫前倾前屈，较正常稍大、软，子宫右侧可触及拇指大小较软之块状物，后穹隆较饱满、有触痛；尿HCG可疑阳性，Hb 75 g/L，血压75/45 mmHg。

请思考：

1.患者为什么会出现血压下降？为了尽快明确诊断，此时应配合医师进行哪项辅助检查？

2.此患者的临床诊断是什么？存在哪些主要的护理问题？

3.针对该患者目前情况，主要的护理措施有哪些？

（一）概述

正常妊娠时，受精卵着床于子宫体腔内膜。**受精卵在子宫腔以外的部位着床并发育称为异位妊娠**（ectopic pregnancy），习称宫外孕，是妇产科常见的急腹症之一。异位妊娠包括输卵管妊娠、卵巢妊娠、腹腔妊娠、宫颈妊娠及阔韧带妊娠等，其中以输卵管妊娠最常见，约占95％。本节主要介绍输卵管妊娠，输卵管妊娠以壶腹部妊娠最多见，其次为峡部和伞部，间质部妊娠最少见。

【病因】

1.输卵管炎症　是引起输卵管妊娠的最常见病因，包括慢性输卵管黏膜炎和输卵管周围炎。输卵管黏膜炎可使输卵管黏膜粘连、管腔狭窄，或使纤毛功能受损；输卵管周围炎可导致输卵管周围粘连，输卵管扭曲，管腔狭窄，蠕动减慢，二者均可影响受精卵运行而发生输卵管妊娠。

2.输卵管发育不良或功能异常　输卵管过长、肌层发育差、黏膜纤毛缺乏、双输卵管、输卵管憩室或有输卵管副伞等，均可造成输卵管妊娠。雌、孕激素对输卵管蠕动及纤毛摆动的调节失败，精神因素等均可影响受精卵的正常运行。

3.输卵管手术史　输卵管绝育术后复通者，曾因不孕接受输卵管粘连分离术、输卵管成形术者，再次妊娠时输卵管妊娠的几率增加。

4.其他　内分泌失调、受精卵游走、辅助生殖技术、输卵管子宫内膜异位症、宫内节育器避孕失败等都增加输卵管妊娠发生率。

【病理】

1.输卵管妊娠的结局 由于输卵管管腔狭小,管壁薄,缺乏黏膜下肌层,受精卵植入后不能形成完好的蜕膜,不利于胚胎的生长发育,当输卵管妊娠发展到一定程度时,可出现以下结局。

(1)输卵管妊娠流产:**多见于输卵管壶腹部的妊娠,常发生于妊娠8~12周。**由于蜕膜形成不完整,发育中的囊胚多向管腔膨出,最终突破包膜而出血。若整个囊胚与管壁分离落入管腔,刺激输卵管逆蠕动经伞端排出到腹腔,即形成输卵管完全流产,出血一般不多(图2-1)。若囊胚剥离不完整,形成输卵管妊娠不全流产,此时,管壁肌层收缩力差,导致反复出血,形成输卵管血肿或输卵管周围血肿,血液聚集于子宫直肠陷凹,形成盆腔血肿。

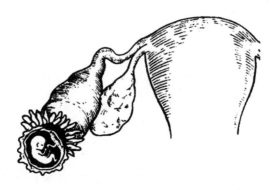

图2-1 输卵管妊娠流产

(2)输卵管妊娠破裂:**多见于输卵管峡部的妊娠,一般发生在妊娠6周左右。**囊胚生长发育过程中,绒毛侵蚀管壁的肌层及浆膜,最终穿破浆膜而形成输卵管妊娠破裂(图2-2)。由于输卵管肌层血管丰富,短时间内可发生大量腹腔内出血,导致患者出现休克,出血量远较输卵管妊娠流产多。输卵管间质部妊娠少见,但后果极严重,其结局几乎均为输卵管妊娠破裂,破裂常发生于孕12~16周。

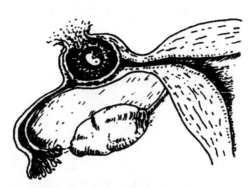

图2-2 输卵管妊娠破裂

(3)陈旧性宫外孕:若输卵管妊娠流产或破裂未及时治疗,长期反复内出血形成的盆腔血肿可机化变硬并与周围组织粘连,临床上称为陈旧性宫外孕。

(4)继发性腹腔妊娠:输卵管妊娠流产或破裂后,胚胎被排入腹腔,大多数会死亡,偶尔也有存活者,如存活胚胎的绒毛组织仍附着于原位或排至腹腔后重新种植而获得血供,可继续生长发育,形成继发性腹腔妊娠。

2.子宫的变化　输卵管妊娠时,滋养细胞产生 HCG 维持黄体生长,使甾体激素分泌增加,致使月经停止来潮。子宫增大变软,子宫内膜出现蜕膜反应。若胚胎受损或死亡,激素分泌减少或消失,蜕膜即坏死脱落,自宫壁剥离而发生阴道流血。有时蜕膜可完整剥离,随阴道流血排出三角形蜕膜管型,有时呈碎片排出,排出组织见不到绒毛,组织学检查无滋养细胞。

(二)护理评估

【健康史】

详细询问患者的月经史,注意不规则流血与月经的区别,以准确判断停经时间;了解患者有无腹痛及疼痛的部位、性质、程度;有无肛门坠胀感;有无阴道流血及流血量多少;了解患者有无盆腔炎、输卵管手术、放置宫内节育器等相关病史。

【身体状况】

1.症状　典型症状为停经后出现腹痛及阴道流血。

(1)停经:除输卵管间质部妊娠停经时间较长外,多有 6～8 周停经史。20%～30%患者将不规则的阴道流血误认为月经,可无停经史。

(2)腹痛:是输卵管妊娠患者最常见的症状。在输卵管妊娠发生流产或破裂之前,由于胚胎在输卵管内生长发育,常表现为一侧下腹部隐痛或酸胀感。当输卵管妊娠流产或破裂时,突感一侧下腹部撕裂样疼痛,常伴有恶心、呕吐,当血液积聚于直肠子宫陷凹时,可出现肛门坠胀感。血液增多时,疼痛可向全腹部扩散,血液刺激膈肌,可引起肩胛部放射性疼痛及胸部疼痛。

(3)阴道流血:胚胎死亡后,常有不规则阴道流血,色暗红或深褐,量少呈点滴状,一般不超过月经量,常伴有蜕膜管型或蜕膜碎片排出,系子宫蜕膜剥离所致。

(4)晕厥与休克:腹腔内出血及剧烈腹痛可导致患者晕厥,严重者出现失血性休克。症状严重程度与腹腔内出血速度和出血量有关,内出血越多,症状出现越迅速、越严重,但与阴道流血量不成正比。

2.体征

(1)一般情况:内出血较多时,患者呈贫血貌,可出现面色苍白、脉快而细弱、血压下降等休克表现。

(2)腹部检查:下腹部有明显压痛及反跳痛,尤以患侧为著。下腹部可触及包块,出血较多时,叩诊有移动性浊音。出血时间较久,可因血液凝固、机化变硬并与周围组织粘连而形成包块,在腹部可打及。

(3)盆腔检查:未发生流产或破裂者,可触及肿大的输卵管并有轻度压痛。输卵管妊娠流产或破裂者,阴道后穹窿饱满有触痛,宫颈举痛或摇摆痛明显,子宫稍大而软,内出血多时,子宫有漂浮感。

▇ 考点链接

输卵管妊娠患者前来就诊时,最常见的主诉是(　　　)

A.腹痛　　B.胸痛　　　C.阴道流血　　D.呼吸急促　　E.停经

解析:腹痛是输卵管妊娠最常见的症状,也是患者就诊的主要原因。输卵管妊娠流产或破裂前,表现为一侧下腹部隐痛或酸胀感,流产或破裂后会出现剧烈的腹痛,故应选 A。

【心理—社会支持状况】

输卵管妊娠流产或破裂后,剧烈腹痛及面对妊娠终止的现实可能使患者出现较为激烈的情绪反应,如伤心、无助、抑郁和恐惧等。孕妇家属也会因难以接受妊娠终止或担心患者的安危而出现过激的情绪反应。

【辅助检查】

1.妊娠试验 放射免疫法测定血 β - HCG 水平是早期诊断异位妊娠的重要方法,也是评价异位妊娠治疗效果的重要指标。异位妊娠时,血 β - HCG 多为阳性,但其量较宫内妊娠低。

2.超声诊断 B 型超声检查有助于诊断异位妊娠,阴道 B 超对异位妊娠的诊断准确性更高。结合临床表现及血 β - HCG 测定,更有助于早期诊断异位妊娠。

3.阴道后穹窿穿刺 **是一种较简单可靠的辅助诊断方法,多用于疑有腹腔内出血的患者。**由于腹腔内出血易积聚于子宫直肠陷凹,即使出血量不多,也常可经阴道后穹窿穿刺(图 2 - 3)抽出。若抽出暗红色不凝血为阳性,说明腹腔内有活动性出血。若未抽出液体,可能为内出血,量少,血肿位置较高或子宫直肠陷凹有粘连,并不能排除异位妊娠的可能。

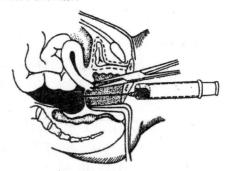

图 2 - 3 阴道后穹窿穿刺

4.腹腔镜检查 **适用于输卵管妊娠尚未发生流产或破裂的早期患者和诊断有困难的患者,是诊断异位妊娠的金标准,还可起到治疗作用。**腹腔镜下可见一侧输卵管肿大,表面紫蓝色,腹腔内无出血或有少量出血。**若腹腔内有大量出血或伴有休克者,禁做腹腔镜检查。**

5.子宫内膜病理检查 诊断性刮宫仅适用于阴道流血量较多者,目的在于排除宫内妊娠流产。如病理检查见到绒毛,可诊断为宫内妊娠,见到蜕膜未见绒毛者有助于诊断异位妊娠。

(三)护理诊断及医护合作性问题

1.疼痛 与输卵管妊娠破裂有关。

2.恐惧 与担心生命安危和不能再次妊娠有关。

3.潜在并发症 出血性休克。

(四)护理目标

(1)患者疼痛消失。

(2)患者及家属能面对现实,积极配合治疗和护理。

(3)患者生命体征平稳,未发生失血性休克。

(五)护理措施

异位妊娠的治疗原则是以手术治疗为主。

1.病情观察 密切观察患者的生命体征及面色、神志、尿量等,重视患者的主诉;注意腹痛的性质、部位及伴随症状,及早发现内出血及休克征象。

2.治疗配合

(1)手术治疗患者的护理:**手术治疗是输卵管妊娠破裂的主要处理方法**。对于马上接受紧急手术治疗的患者需提供以下护理措施。①保持平卧位或头低脚高位;给予吸氧。②严密监测患者生命体征并记录。③查血常规,记录尿量,判断失血情况及组织灌注情况。④对于严重内出血并发休克者,护士应立即建立静脉通道,交叉配血,做好输血、输液的准备,补充血容量,配合医师积极纠正休克。⑤按急诊手术要求迅速做好备皮、皮试等相关术前准备。

(2)保守治疗患者的护理:①密切观察患者的一般情况、生命体征、腹痛和阴道流血情况,若病情加重,应及时做好手术准备。②患者应绝对卧位休息,保持大便通畅,避免腹压增加,尽量减少输卵管妊娠破裂的机会。患者卧床休息期间,应提供相应的生活护理。③合理饮食,给予高营养、高蛋白、富含铁的半流质饮食,以促进血红蛋白的增加,增强患者的抵抗力。④遵医嘱按时用药或督促患者服药。化学药物治疗常用甲氨蝶呤进行全身或局部治疗,中药治疗则以活血化瘀、消癥为治疗原则。用药过程中需严格掌握药物剂量及给药方法,注意观察药物毒副作用及治疗效果,如有异常及时通知医师进行处理。

3.心理护理　配合医师做好患者及其家属的思想工作,简明地向患者及家属讲明手术的必要性或药物治疗需注意的事项,缓解其紧张、恐惧心理;术后协助患者面对现实,促进康复,增强对下次妊娠的信心。

4.健康指导

(1)指导患者保持良好的卫生习惯,尤其是外阴部清洁,禁止性生活1个月,防止发生盆腔感染,增加下次异位妊娠的概率。

(2)输卵管妊娠治疗后约有10%的再发生率和50%～60%的不孕症发生率。因此,应指导患者下次妊娠时要及时就医。

(六)护理评价

经过治疗和护理,孕妇是否达到:①疼痛减轻并逐渐消失。②休克症状得以及时发现并纠正。③情绪稳定,能说出对应措施,积极配合治疗和护理。

三、妊娠期高血压疾病患者的护理

案例导入

28岁,初孕妇,妊娠35周,下肢浮肿1月,近1周自觉头痛、眼花、视力模糊,要求住院。入院查:T、P、R正常,血压165/110 mmHg,尿蛋白(＋＋＋),水肿(＋),胎心136次/分。医疗诊断为:子痫前期重度。

请思考:

1.患者为什么会出现血压升高?

2.目前主要护理问题有哪些?首选的处理措施是什么?

3.用药过程中的注意事项有哪些?

4.如果病情进展发生子痫,该怎样护理?

(一)概述

妊娠期高血压疾病(hypertensive disorders in pregnancy)是妊娠期特有的疾病,我国发病率为

9.4%～10.4%,国外报道为7%～12%,是孕产妇和围生儿病率及死亡率的主要原因之一。

【病因】

1.高危因素 初孕妇、孕妇年龄小于18岁或大于35岁、有妊娠期高血压疾病史及家族史、慢性高血压、慢性肾炎、糖尿病、体型矮胖、营养不良、多胎妊娠、巨大儿、社会经济状况差等均可增加妊娠期高血压疾病的发病风险。

2.病因 至今尚未阐明,当前认为较合理的原因有异常滋养细胞侵入子宫肌层、血管内皮细胞损伤、免疫平衡失调、遗传因素、营养缺乏及胰岛素抵抗等。

【病理】

妊娠期高血压疾病的基本病理变化是**全身小动脉痉挛**。小动脉痉挛管腔狭窄,周围阻力增大,内皮细胞损伤,通透性增加,体液和蛋白渗漏,**临床表现为血压升高、水肿、蛋白尿、血液浓缩等**。由于缺血、缺氧,全身各组织器官受到不同程度损害,严重时脑、心、肝、肾及胎盘等的病理生理变化可导致抽搐、昏迷、脑出血、心功能衰竭、肾衰竭、肺水肿、肝细胞坏死、胎盘绒毛退行性变、出血和梗死、胎盘早期剥离以及凝血功能障碍等。

知识拓展

HELLP综合征(hemolysis,elevated liver enzymes,and low platelets syndrome,HELLP syndrome)是妊娠期高血压疾病的严重并发症,以溶血、肝酶升高及血小板减少为特征,常危及母儿生命。其高危因素有经产妇、年龄大于25岁、既往不良妊娠史等。主要病理改变与妊娠期高血压疾病相同,但发展为HELLP综合征的启动机制尚不清楚。本病多发生于妊娠中后期,产前发病者占69%,产后发病者占31%,主要临床表现为右上腹或上腹部疼痛、恶心、呕吐、全身不适等非特异性症状,少数可有黄疸。凝血功能障碍严重时可出现血尿、消化道出血。本病通过实验室检查确诊,需注意与血小板减少性紫癜、溶血性尿毒症性综合征、妊娠期急性脂肪肝等相鉴别。一旦确诊,应积极治疗妊娠期高血压疾病,使用肾上腺皮质激素,输注血小板,根据产科因素选择恰当的分娩方式,适时终止妊娠。

(二)护理评估

【健康史】

详细询问患者有无妊娠期高血压疾病或高血压的家族史;既往有无原发性高血压、肾炎、糖尿病、严重贫血等疾病史;妊娠前及妊娠20周前有无水肿、蛋白尿、高血压等征象;有无头痛、视力改变、上腹部不适等自觉症状。

【身体状况】

妊娠期高血压疾病分类与症状、体征见表2-1。

表2-1 妊娠期高血压疾病分类与症状、体征

分类		症状与体征
妊娠期高血压		妊娠期首次出现高血压,BP≥140/90 mmHg,产后12周恢复正常;尿蛋白(一);可伴有上腹部不适或血小板减少,产后方可确诊
子痫前期	轻度	妊娠20周后出现BP≥140/90 mmHg;尿蛋白≥300 mg/24小时或尿蛋白(十);可伴有上腹不适、头痛等症状

续表

分类	症状与体征
重度	BP≥160/110 mmHg；尿蛋白≥2.0g/24 小时或尿蛋白(＋＋)～(＋＋＋＋)；血清肌酐＞106 μmol/L；血小板＜100×10⁹/L；血 LDH 升高；血清 ALT 或 AST 升高；持续性头痛或视觉障碍；持续性上腹不适
子痫	子痫前期患者出现抽搐而不能用其他原因解释
慢性高血压并发子痫前期	高血压孕妇妊娠 20 周前无尿蛋白，而 20 周后出现蛋白尿≥300 mg/24 小时；高血压孕妇妊娠 20 周后尿蛋白突然增多或血压进一步升高或血小板＜100×10⁹/L
妊娠合并慢性高血压	妊娠前或妊娠 20 周前舒张压≥90 mmHg，妊娠期无明显加重；妊娠期首次诊断高血压并持续到产后 12 周后

典型的子痫发作过程为：突然意识丧失，眼球固定，瞳孔放大，瞬即头扭向一侧，牙关紧闭，继而口角及面部肌肉颤动，数秒后全身及四肢肌肉强直，双手紧握，双臂屈曲，迅速发生强烈抽动，抽搐时呼吸暂停，面色青紫。持续 1～1.5 分钟后抽搐强度减弱，全身肌肉松弛，随后深长吸气，发出鼾声而恢复呼吸。抽搐过程中易发生唇舌咬伤、摔伤甚至骨折等，舌后坠或昏迷时吸入呕吐物可导致窒息或吸入性肺炎。子痫多发生在妊娠晚期和临产前，称产前子痫；少数发生在分娩过程中，称产时子痫；还可能发生在产后 48 小时内，称产后子痫。

【心理—社会支持状况】

妊娠期高血压疾病的心理状况与病变的严重程度密切相关。病变较轻、无明显不适者一般不会出现明显心理反应。随着病情的进展，血压明显升高，自觉症状明显时，孕妇由于担心腹中胎儿的安危及治疗是否对胎儿有影响等，出现紧张、焦虑的心理；若发生子痫，则会感到恐惧。

【辅助检查】

1.血液检查 包括全血细胞计数、血红蛋白、血细胞比容、全血及血浆黏度、凝血功能检查等，可了解有无血液浓缩、凝血功能障碍。

2.尿液检查 当尿比重≥1.020 时说明尿液浓缩；尿蛋白(＋)时尿蛋白含量 300mg/24 小时，当尿蛋白(＋＋＋)时尿蛋白含量≥5g/24 小时。

3.肝肾功能测定 肝功能受损者血清 ALT、AST 升高，白/球蛋白比例倒置；肾功能受损者血清肌酐、尿素氮及尿酸升高，且肌酐升高与病情严重程度相平行。

4.眼底检查 视网膜小动脉的痉挛程度可直接反映本病的严重程度。眼底检查可见视网膜小动脉痉挛，动静脉比例可由正常的 2：3 变为 1：2 甚至 1：4，或出现视网膜水肿，渗出或出血，严重时可发生视网膜脱离。患者表现为视力模糊或失明。

5.其他检查 按照病情变化，可进行心电图、超声心动图、胎盘功能、胎儿成熟度检查、脑血流图检查等，以便了解孕妇病情进展和胎儿安危。

(三)护理诊断及医护合作性问题

1.组织灌流量改变 与全身小动脉痉挛有关。

2.体液过多 与水钠潴留有关。

3.有受伤的危险　与发生抽搐及意识丧失有关。

4.焦虑　与担心自身及胎儿安危有关。

5.潜在并发症　肾衰竭、胎盘早期剥离、DIC 等。

(四)护理目标

(1)孕妇病情稳定,未发生抽搐及相关并发症。

(2)孕妇及家属情绪稳定,积极配合治疗。

(3)母婴顺利度过妊娠期、分娩期、产褥期。

(五)护理措施

妊娠期高血压主要为门诊治疗,治疗原则为休息、镇静、间断吸氧、监护母儿情况、加强营养等。**子痫前期应住院治疗,治疗原则为休息、解痉、镇静、降压、合理扩容及利尿、密切监测母儿状况、适时终止妊娠。子痫的治疗原则为控制抽搐、纠正缺氧和酸中毒、抽搐控制后终止妊娠。**

【一般护理】

妊娠期高血压应增加门诊检查次数,子痫前期患者应住院治疗,保持病室安静、整洁;采取左侧卧位,减轻增大的右旋子宫对腹主动脉、下腔静脉的压迫,增加回心血量,有利于改善肾和胎盘的血液循环;间断吸氧,每日 2~3 次,以提高血氧含量,改善全身主要脏器和胎盘的氧供;指导孕妇摄入高蛋白、高维生素、铁、钙及含锌等微量元素的食物,全身水肿者应限制食盐;若为重度子痫前期患者,还应准备床档,床旁准备开口器、吸氧装置、吸引器、产包等抢救物品以及硫酸镁、葡萄糖酸钙等药物。

【心理护理】

指导孕妇保持心情愉快,有助于抑制妊娠期高血压疾病的发展。消除孕妇焦虑的情绪,对于所出现的心理状况予以相应的理解和支持。并协助患者合理安排工作与生活,使其既不感到紧张劳累,又不单调乏味,鼓励家属陪伴,为孕妇提供倾诉的环境和机会,稳定孕妇情绪,使其保持身心平静,精神放松,积极配合治疗及护理过程。

【病情观察】

观察血压变化尤其是舒张压的变化,舒张压上升,提示病情加重。**每 4 小时测 1 次血压,及时判断病情的变化;定时送检尿常规及 24 小时尿蛋白定量检查;每日或隔日测体重并记录;定时检查眼底,了解小动脉痉挛程度;注意胎动、胎心以及子宫敏感性有无改变。**告知孕妇关注有无自觉症状如头痛、眼花、胸闷、恶心、呕吐等,一旦出现表示病情进入子痫前期阶段,需要及时处理。注意有无胎盘早剥、脑出血、心衰、DIC 等并发症,并将病情报告给医师,同时积极参与治疗和抢救,加强胎儿宫内监护。

【用药护理】

在给予患者解痉、降压、扩容、镇静、利尿等药物时,应注意药物的作用、剂量、用法及副作用,在实施护理措施的过程中应做到准时给药,观察用药的效果,要熟悉药物的毒性反应的表现及急救措施。

1.镇静　适当镇静可消除患者的焦虑和精神紧张,达到降低血压、缓解症状及预防子痫发作的作用。主要有地西泮、冬眠药物等。同时嘱孕妇绝对卧床休息,以防跌倒意外。

2. 解痉 首选药物为硫酸镁。

(1)作用机制:镁离子能抑制运动神经末梢释放乙酰胆碱,阻断神经和肌肉间的信息传导,使骨骼肌松弛;此外,镁离子可降低机体对血管紧张素Ⅱ的反应,缓解血管痉挛状态,减少血管内皮细胞损伤;镁离子可提高孕妇和胎儿血红蛋白的亲和力,改善氧代谢。

(2)用药方法:硫酸镁可采用肌肉注射或静脉用药。①深部肌肉注射:用药2小时后血液浓度达高峰,作用时间长,但局部刺激性强。注射部位疼痛明显。注射时应注意使用长针头行深部肌肉注射,也可加2%利多卡因2 mL以缓解疼痛。②静脉给药:可行静脉滴注或推注,速度每小时1~2 g,每日总量为25~30 g。静脉用药后约1小时血浓度可达高峰,停药后血浓度下降较快。

(3)毒性反应:正常孕妇血清镁离子浓度为0.75~1mmol/L,治疗有效浓度为2~3.5mmol/L,若血清镁离子浓度超过5mmol/L即可发生硫酸镁中毒。**首先表现为膝反射消失**,随之出现全身肌张力减退、呼吸困难、复视、语言不清,严重者可出现呼吸肌麻痹,甚至呼吸停止、心脏停搏,危及生命。

(4)注意事项:治疗过程中应注意以下事项,①膝腱反射必须存在。②**呼吸不少于16次/分**。③**尿量不少于600 mL/24小时,或不少于25 mL/小时。同时需备好钙剂,一旦出现中毒反应,立即停止硫酸镁滴注,静脉推注10%的葡萄糖酸钙10 mL**注射液。

3. 降压 当血压≥160/110 mmHg,或舒张压≥110 mmHg,或平均动脉压≥140mmHg时应给予降压药,以预防脑出血和子痫的发生。用药原则为对胎儿无毒副作用,不影响心搏出量、肾血流量及子宫胎盘灌注量,不致血压急剧下降或下降过低。常用药物有肼屈嗪、硝普钠、硝苯地平等。使用时应注意血压变化,根据其变化调整用量和速度。

4. 扩容 合理扩容可以改善重要脏器的血液供应,纠正组织缺氧,改善症状。扩容治疗的指征是血液浓缩。具体指标为:血细胞比容>0.35,全血黏度比值>3.6,血浆黏度比值>1.6及尿比重>1.020等。**常用扩容剂有人血白蛋白、血浆、全血、右旋糖酐等**。

5. 利尿 **一般不主张应用**。仅用于全身性水肿、急性心力衰竭、肺水肿、血容量过多且伴有潜在性肺水肿者。常用利尿剂有呋塞米、甘露醇等。必要时检查电解质和心电图。

考点链接

某孕妇,妊娠38周,因子痫前期重度入院。目前患者轻微头痛,血压为140/90 mmHg,尿蛋白(++),呼吸、脉搏正常。在应用硫酸镁治疗过程中,护士应报告医师停药的情况是(　　)

A. 呼吸18次/分　　　　B. 膝反射消失　　　　C. 头痛缓解

D. 尿量800 mL/24h　　E. 血压130/90 mmHg

解析:硫酸镁在用药前及用药过程中应注意监测以下指标:膝反射必须存在;呼吸不少于16次/分;尿量不少于600 mL/24h或25 mL/h。尿少提示排泄功能受抑制,镁离子易蓄积而发生中毒。一旦出现中毒反应,应立即停止使用硫酸镁,开始给氧,抽血检查镁离子浓度,静脉缓慢注射10%葡萄糖酸钙10 mL。故该题应选择B。

【产时及产后护理】

终止妊娠是治疗妊娠期高血压疾病的有效措施。妊娠期高血压孕妇应适时终止妊娠,分娩方式应根据母儿的具体情况而定。

终止妊娠的指征:①重症患者经积极治疗24～48小时仍无明显好转,孕周已超过36周。②孕周不足36周,胎盘功能减退,胎儿已成熟者。③药物治疗6～12小时病情继续恶化者。

若决定经阴道分娩,在第一产程中,密切观察产程进展,保持安静和充分休息;监测胎心变化,避免产妇用力,尽量缩短第二产程;第三产程须预防产后出血,在胎儿前肩娩出后立即注射缩宫素,及时娩出胎盘并按摩子宫底,观察血压变化。剖宫产者做好术前和术后护理。

重症患者产后24小时至10日内仍有发生子痫的可能,故产后48小时内应至少每4小时测量一次血压,仍应继续硫酸镁的治疗和护理。使用大剂量硫酸镁的孕妇,产后易发生子宫收缩乏力,因此应严密观察子宫复旧情况,必要时按医嘱使用宫缩剂。

【子痫患者的护理】

子痫为妊娠期高血压疾病最严重的阶段,直接关系到母儿安危,因此**子痫患者的护理极为重要**。

1. 控制抽搐　应协助医师尽快控制抽搐。首选硫酸镁,必要时可使用强有力的镇静药物。

2. 专人护理,防止受伤　首先应保持患者的呼吸道通畅,并立即给氧,用开口器置于上、下磨牙间,放置一缠好纱布的压舌板,用舌钳固定舌头以防咬伤唇舌或发生舌后坠。使患者取头低侧卧位,防止黏液吸入呼吸道或舌头阻塞呼吸道,用吸引器吸出喉部黏液或呕吐物,以免窒息。在患者昏迷或未完全清醒时,禁止给予一切饮食和口服药,防止误入呼吸道而致吸入性肺炎。

3. 减少刺激　保持绝对安静,患者应安置于单人暗室以避免声、光刺激;一切治疗活动和护理操作尽量轻柔且相对集中,避免干扰患者。

4. 严密监护　密切监测血压、脉搏、呼吸、体温,并留置导尿管监测尿量。进行必要的血、尿化验和特殊检查,及早发现脑出血、肺水肿、急性肾衰竭等并发症。

5. 做好终止妊娠的准备　子痫发作者常在抽搐时自然临产,应严密观察及时发现产兆,并做好母子抢救准备。如经治疗病情得以控制仍未临产者,应在子痫控制后2小时,考虑终止妊娠。

【健康指导】

(1)使孕妇及家属了解疾病相关知识并进行产前自我监测,自觉接受定期产前检查,以便早期发现异常并及时处理。

(2)指导孕妇合理饮食,增加蛋白质、维生素,以及富含铁、钙、锌的食物摄入,减少脂肪和过量盐的摄入。保持足够的休息和愉快心情,坚持左侧卧位。

(六)护理评价

经过治疗和护理,患者是否达到:①病情缓解,未发生子痫及并发症,顺利分娩。②孕妇及新生儿各项生理指标维持在正常范围内。③情绪稳定,焦虑减轻,积极配合治疗和护理。

四、前置胎盘患者的护理

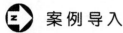 案例导入

女,28岁,G_3P_1,妊娠36周,2日前出现阴道流血,量如月经量,无腹痛。产科检查:枕左前位,胎头高浮,胎心144次/分。诊断为前置胎盘。患者入院后不停地询问胎儿是否安全。

请思考:

1. 能为该患者做肛查吗? 为明确诊断,比较准确、安全的辅助检查是什么?

2.该患者存在的护理问题有哪些?

3.针对该患者目前情况,具体护理措施什么?

(一)概述

正常胎盘附着于子宫体部的后壁、前壁或侧壁。**妊娠 28 周后若胎盘附着于子宫下段,甚至胎盘下缘达到或覆盖宫颈内口,其位置低于胎儿先露部,称为前置胎盘**(placenta previa)。前置胎盘是妊娠晚期出血的主要原因之一,也是危及母儿生命的严重并发症。

【病因】

目前尚不明确,可能与下列因素有关。

1.子宫内膜病变或损伤　如感染、多次流产或刮宫、剖宫产、子宫手术史等可损伤子宫内膜,引起子宫内膜炎或萎缩性病变,子宫内膜血液供应不足,受孕时子宫蜕膜血管形成不良,致使胎盘为了摄取足够营养代偿性扩大面积,伸展到子宫下段。

2.胎盘异常　多胎妊娠胎盘面积过大或有副胎盘延伸至子宫下段。

3.受精卵发育迟缓　受精卵到达宫腔时,滋养层尚未发育到可以着床的阶段,继续下移到达子宫下段,并在该处着床发育,形成前置胎盘。

【分类】

根据胎盘边缘与宫颈内口的关系,将前置胎盘分为三种类型(图 2-4)。胎盘边缘与宫颈内口的关系可随宫颈管消失和宫口扩张而改变,前置胎盘类型可随妊娠不同时期而改变,目前临床上均依据处理前最后一次检查结果来确定其分类。

1.完全性前置胎盘　又称中央性前置胎盘,宫颈内口全部为胎盘组织所覆盖。

2.部分性前置胎盘　胎盘组织部分覆盖宫颈内口。

3.边缘性前置胎盘　胎盘附着于子宫下段,边缘达到宫颈内口,但未覆盖宫颈内口。

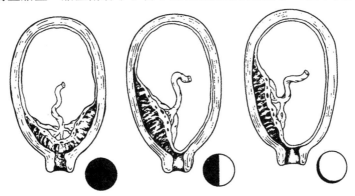

完全性前置胎盘　　　部分性前置胎盘　　　边缘性前置胎盘

图 2-4　前置胎盘类型

(二)护理评估

【健康史】

询问孕妇既往有无剖宫产史、人工流产术史,子宫内膜炎等病史;此次妊娠经过,特别是孕 28 周后是否出现无痛性、无诱因、反复阴道流血症状,并详细记录具体经过及医疗处理情况。

【身体状况】

1.症状　前置胎盘的**典型症状是妊娠晚期或临产时,发生无诱因、无痛性反复阴道流血**。引起出血的原因是妊娠晚期或临产后子宫下段逐渐伸展,牵拉宫颈内口,使宫颈管缩短或消失,附着于子宫下段或宫颈内口的胎盘不能相应地伸展而与其附着处分离,血窦破裂引起出血。阴道流血时间的早晚、反复发作的次数、流血量的多少与前置胎盘的类型有关。

(1)完全性前置胎盘:初次出血时间早,多在妊娠28周左右,反复出血的次数频繁,出血量较多,有时一次大量出血即可使孕妇陷入休克状态。

(2)边缘性前置胎盘:初次出血时间较晚,多发生在妊娠37～40周或临产后,出血量较少。

(3)部分性前置胎盘:初次出血时间、出血量介于两者之间。

2.体征　**患者的体征与出血量多少有关,由于反复阴道流血,患者可出现贫血,贫血程度与出血量成正比**。短时大量出血可出现面色苍白、脉搏微弱、四肢厥冷、血压下降等休克体征。胎儿易发生缺氧甚至死胎。

(1)腹部检查:子宫软、无压痛,子宫大小与妊娠周数相符,胎位异常多见,先露高浮,胎心可正常或异常或消失。有时可在耻骨联合上方听到胎盘杂音。

(2)阴道检查:阴道检查必须在输液、输血及手术条件下进行。诊断明确或出血不多时,不应做阴道检查,**禁止做肛门检查**。

考点链接

患者,女,29岁。孕33周。晨起醒来发现阴道流血,量较多。入院后查体:宫高26 cm,腹围83 cm,胎心154次/分,未入盆。最可能的临床诊断是(　　)

A.早产　　B.流产　　C.前置胎盘　　D.胎盘早剥　　E.子宫破裂

解析:前置胎盘的主要症状是无诱因、无痛性反复阴道流血,子宫软,无压痛,大小与孕周相符,根据该患者的临床表现,最可能的诊断是前置胎盘,故应选C。

【心理—社会支持状况】

孕妇及家属可因突然阴道流血,尤其是反复多次阴道流血而感到紧张、焦虑、恐惧、手足无措,既担心自身安危,又担心胎儿的健康状况和生命安全。

【辅助检查】

1.B型超声　妊娠35周后B超检查可确定胎盘位置,根据胎盘边缘与宫颈内口的关系确定前置胎盘的类型,**是目前最安全、有效的首选检查方法**。

2.产后检查胎盘和胎膜　产后检查胎盘,若胎膜破口距胎盘边缘小于7 cm,则为前置胎盘。

考点链接

孕妇,29岁,孕37周,G2P0,前置胎盘入院。现少量阴道出血,孕妇担心胎儿安危会产生的心理问题是(　　)

A.无助感　　B.悲哀　　C.恐惧　　D.自尊低下　　E.倦怠

解析:前置胎盘为妊娠晚期严重并发症之一,对母儿的影响较大,可导致产后出血、产褥感染、胎儿窘迫甚至缺氧死亡。所以,对于孕妇来说非常恐惧可能给胎儿造成不可挽回的结果。故本题选C。

(三)护理诊断及医护合作性问题

1.组织灌注量不足　与阴道出血有关。

2.有感染的危险　与长期反复出血致机体抵抗力下降,病原体易经阴道上行感染有关。

3.有受伤的危险(胎儿)　与出血导致胎盘供血不足有关。

4.焦虑　与反复阴道出血,担心自身及胎儿安危有关。

5.潜在并发症　失血性休克、产后出血等。

(四)护理目标

(1)孕妇焦虑程度减轻,积极配合治疗。

(2)孕妇组织灌注量恢复,胎儿健康。

(3)孕妇未发生感染、失血性休克等并发症。

(五)护理措施

前置胎盘的治疗原则为止血、抑制宫缩、纠正贫血和预防感染。

1.一般护理　保证休息,减少刺激;绝对卧床休息,尤以左侧卧位为佳;加强营养,建议进食高蛋白及含铁丰富的食物,如动物肝脏、绿叶蔬菜;间断吸氧,以提高胎儿血氧供应。避免各种刺激,减少出血机会,进行腹部检查时动作要轻柔,禁做阴道检查及肛查。

2.心理护理　向孕妇及家属讲解相关知识,提供心理安慰;允许家属陪伴,鼓励家庭成员给予孕妇心理支持。消除患者的紧张、恐惧心理,以亲切的态度赢得患者及家属的信任;将病情及处理方案及时通知患者和家属并予以必要解释,使之能配合治疗及护理。

3.病情观察　①密切观察阴道出血、流血情况,特别是出血量、次数及流血时间,发现异常情况应及时报告医师并配合处理。②监测孕妇生命体征,注意有无休克的早期症状。③注意孕妇的主诉,注意有无宫缩。④监测胎儿宫内情况,指导患者自数胎动。每日 4 次监测胎心音,必要时行胎心监护。⑤遵医嘱及时完成实验室检查项目。

4.治疗配合

(1)期待疗法期间的护理:在保证孕妇生命安全的前提下,尽量让胎儿达到或接近足月。**期待疗法适用于孕妇失血不多、一般情况良好、孕周不足 37 周或估计胎儿体重低于 2300g 者。**①出血期间绝对卧床休息,应左侧卧位;指导孕妇加强营养。②密切观察阴道流血量及颜色,监测孕妇生命体征;定时测血压并记录,随时做好抢救准备及手术准备;若出现休克及时抗休克治疗。③间断吸氧,每日 3 次,每次 30 分钟。④保持会阴部清洁、干燥。每日会阴擦洗 2～3 次,及时更换会阴垫。严密观察与感染有关的征象,发现异常及时通知医师,必要时遵医嘱给予抗生素治疗。⑤监测胎心、胎动,了解胎儿在宫内成熟度。⑥遵医嘱使用宫缩抑制剂、补血药、镇静剂。

(2)终止妊娠的护理:①阴道分娩仅适用于边缘性前置胎盘、枕先露、估计能在短时间内结束分娩者。应严密观察宫缩、胎心、阴道流血和产程进展情况,协助人工破膜;用腹带包扎腹部,迫使胎头下降;同时静脉滴注缩宫素以加强宫缩,或采用阴道助产手术缩短产程,并做好新生儿抢救准备工作。②剖宫产可在短时间内娩出胎儿,**迅速结束分娩,是处理前置胎盘的主要手段。**如患者反复发生多量出血甚至休克者,应迅速协助孕妇去枕侧卧位,开放静脉通道,配血,做好输血准备。在抢救休克的同时,应积极做好术前准备,协助医师采取剖宫产结束分娩,并做好母儿生命体征监护及抢救准备工作。

5.产后护理　分娩后,应检查胎膜破口距离胎盘边缘的位置,以明确诊断。注意观察宫缩及阴道出血情况,胎儿娩出后,及早使用宫缩剂以防止或减少产后出血,做好输液、输血准备;指导产妇加强营养;观察恶露情况,加强会阴护理,及时更换会阴垫,以保持会阴部清洁、干燥;给予抗生素预防感染。

6.健康指导

(1)出院后注意加强营养,纠正贫血。保持会阴部清洁、干燥,防止感染。

(2)指导妇女做好计划生育,宣传避孕知识,避免多产、多次刮宫或引产,预防宫内感染,减少子宫内膜损伤或子宫内膜炎症。加强孕期管理,对妊娠期出血,无论量多少均应及时就诊,做到早期诊断,正确处理。

【护理评价】

经过治疗和护理,患者是否达到:①阴道出血逐渐减少或停止,生命体征平稳。②无感染及失血性休克。③情绪平稳,能积极配合治疗和护理。④胎儿无宫内窘迫。

五、胎盘早剥患者的护理

案例导入

31岁,初产妇,孕38周,自觉腹痛伴阴道少量出血4小时。查体:BP 160/100 mmHg,尿蛋白(＋＋),子宫硬如板状,胎位不清,胎心音未闻及。入院诊断:Ⅲ度胎盘早剥。

请思考:

1.该患者病情是否严重? 如果不及时处理可能发生哪些并发症?

2.该患者目前存在的主要护理问题有哪些? 具体的护理措施有哪些?

(一)概述

妊娠20周后或分娩期,**正常位置的胎盘在胎儿娩出前,部分或全部从子宫壁剥离,称为胎盘早期剥离**(placental abruption),简称胎盘早剥。胎盘早剥是妊娠晚期一种严重并发症,往往发病急、进展快,如不及时处理,可危及母儿生命。国内报道胎盘早剥发病率为0.46%～2.1%。

【病因】

胎盘早剥的发病机理尚不清楚,可能与以下因素有关。

1.孕妇血管病变　妊娠期高血压疾病、慢性高血压和慢性肾病的孕妇易发生胎盘早剥。原因是底蜕膜螺旋小动脉痉挛或硬化、梗死,导致远端毛细血管缺血、变性坏死,甚至破裂出血,血液流至底蜕膜层与胎盘之间形成胎盘后血肿,致使胎盘与子宫壁分离。

2.机械性因素　孕妇腹部受到撞击或挤压、脐带过短、行外倒转术纠正胎位等均可导致胎盘早剥。

3.宫腔内压力骤降　双胎妊娠分娩时第一个胎儿娩出过快、羊水过多,破膜后羊水流出过快使宫腔内压力骤降,子宫收缩而导致胎盘早剥。

4.子宫静脉压突然升高　妊娠晚期或临产后,孕产妇长时间仰卧位,增大的子宫压迫下腔静脉,造成静脉回流受阻,盆腔静脉和子宫静脉淤血,静脉压持续升高,蜕膜静脉破裂出血导致胎盘早剥。

5.其他　高龄、吸烟、吸毒、营养不良、胎盘附着部位子宫肌瘤等也与胎盘早剥的发生有关。

【病理】

胎盘早剥的主要病理变化是底蜕膜出血并形成血肿,使胎盘自附着处剥离。按出血的病理类型,胎盘早剥可以分为显性、隐形及混合性 3 种(图 2－5)。若剥离面小,出血量少,血液很快凝固,临床多无症状,只是在胎盘母体面上遗留凝血块压迹;若底蜕膜继续出血形成胎盘后血肿,使胎盘剥离部分不断扩大,当血液冲破胎盘边缘,经宫颈管向外流出,即为显性剥离,又称外出血;若胎盘边缘仍附着于子宫壁上,或胎膜与子宫壁未分离,或胎头固定于骨盆入口,均使胎盘后血液不能外流,而积聚于胎盘与子宫壁之间,即为隐性剥离,又称内出血;当内出血积聚过多时,血液也可冲开胎盘边缘与胎膜而外流,形成混合性出血。偶有出血穿破胎膜进入羊水中成为血性羊水。

胎盘早剥发生内出血时,血液积聚于胎盘与子宫壁之间,随着胎盘后血肿压力的增加,**血液可浸入子宫肌层,引起肌纤维分离、断裂甚至变性,此时子宫表面呈现紫蓝色淤斑,尤以胎盘附着处最明显,称为子宫胎盘卒中,又称库弗莱尔子宫。**

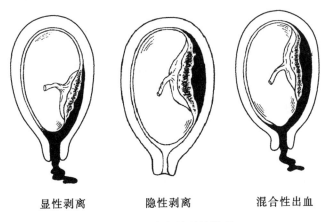

显性剥离　　　　　　隐性剥离　　　　　混合性出血

图 2－5　胎盘早剥的类型

(二)护理评估

【健康史】

了解孕妇有无如妊娠期高血压疾病、慢性高血压病、慢性肾炎史或血管性疾病、外伤史等,对孕妇本次妊娠进行全面评估。

【身体状况】

胎盘早剥主要表现为妊娠晚期突然发生腹部持续性疼痛,伴或不伴有阴道流血。根据病情的严重程度,将胎盘早剥分为三度。

Ⅰ度:多见于分娩期,胎盘剥离面积小,患者无腹痛或者腹痛轻微,贫血体征不明显。腹部检查见子宫软,大小与妊娠周数相符,宫缩有间歇,胎位清楚,胎心率正常。产后检查见胎盘母体面有凝血块及压迹即可诊断。

Ⅱ度:胎盘剥离面占胎盘面积的1/3左右。主要症状为突然发生持续性腹痛,腰酸或腰背痛,疼痛程度与胎盘后积血量成正比。无阴道流血或流血量不多,贫血程度与阴道流血量不相符。腹部检查见子宫大于妊娠周数,宫底升高。胎盘附着处压痛明显(胎盘位于后壁则不明显),宫缩有间歇,胎位可扪及,胎儿存活。

Ⅲ度:胎盘剥离面超过胎盘面积的1/2。患者可出现恶心、呕吐、面色苍白、四肢湿冷、脉搏细数、血压下降等休克症状。腹部检查见子宫板状硬,子宫缩间歇时不能松弛,胎位扪不清,胎心消失。若患者无凝血功能障碍属Ⅲa,有凝血功能障碍属Ⅲb。

胎盘早剥可导致贫血,使剖宫产率、产后出血率、DIC发生率均升高,还可能导致急性肾衰竭、羊水栓塞;胎盘早剥出血可引起胎儿急性缺氧、新生儿窒息率、早产率、围生儿死亡率明显升高。

【心理—社会支持状况】

胎盘早剥的发生往往比较突然,而且病情变化快,使孕妇担心自身及胎儿的安危,表现出高度的紧张和恐惧;孕妇和家属常常无心理准备,有措手不及感,应对能力明显下降。

【辅助检查】

1.B超检查 在胎盘与子宫壁之间可见边缘不清楚的液性低回声区,胎盘异常增厚或胎盘边缘"圆形"裂开。重度胎盘早剥时可见胎心、胎动消失。

2.实验室检查 包括血常规和凝血功能检查。Ⅱ、Ⅲ度胎盘早剥者应检查肾功能和二氧化碳结合力,并进行DIC筛选实验、纤溶确诊试验等,以了解凝血功能。

(三)护理诊断及医护合作性问题

1.焦虑、恐惧 与胎盘早剥起病急、进展快、危及母儿生命有关。

2.组织灌注量不足 与胎盘早剥引起的大出血有关。

3.潜在并发症 产后出血、凝血功能障碍、急性肾衰竭、胎儿窘迫。

(四)护理目标

(1)患者未出现失血性休克及其他并发症。

(2)患者平安度过妊娠期和分娩期,新生儿有良好结局。

(3)患者及家属能维持正常心态,自觉恐惧、焦虑减轻,积极配合治疗。

(五)护理措施

胎盘早剥如果不及时处理,可严重威胁母儿生命,母儿的预后取决于处理是否及时恰当。治疗原则为**纠正休克、及时终止妊娠、防止并发症的发生**。

1.一般护理 绝对卧床休息,取左侧卧位,提供生活护理;间断吸氧,改善胎儿缺氧状态;禁止肛查,慎做阴道检查;加强会阴护理。

2.心理护理 耐心细致地与家属做好沟通,讲解有关胎盘早剥的知识,鼓励提问并给予解释,紧张抢救的同时注意保持环境安静、有序、操作熟练,缓解患者及家属的恐惧感,积极配合治疗。

3.病情观察 密切观察血压、脉搏、阴道流血、腹痛情况,及时发现并发症并报告医师配合处理。凝血功能障碍表现为皮下、黏膜或注射部位出血,子宫出血不凝,有时有血尿、咯血及呕血等;急性肾衰竭可表现为少尿或无尿。

4.治疗配合 根据孕妇病情轻重、胎儿宫内状况、产程进展、胎产式等决定终止妊娠的方式。①对以外出血为主,Ⅰ度胎盘早剥,产妇一般状况良好者,考虑经阴道分娩。②Ⅱ度胎盘早剥,不能在短时间内结束分娩者;Ⅲ度胎盘早剥,胎儿已死,产妇病情恶化,短时间内不能结束分娩者,应立即选择剖宫产术终止妊娠。**护士需做好阴道分娩或即刻手术的准备工作。**同时密切监测胎儿状态,做好抢救新生儿的准备。对处于休克状态的患者,应积极抗休克治疗。护士应迅速开放静脉通道,遵医嘱补充血容量,及时输入新鲜血液,既能补充血容量,又可补充凝血因子。此外,对并发症如凝血功能障碍、产后出血及急性肾衰竭等进行相应处理。

5.产后护理　胎盘早剥产妇分娩后易发生产后出血,因此,应在胎儿娩出后立即给予子宫收缩剂,并配合按摩子宫,必要时做好切除子宫的术前准备。产褥期应注意加强营养,纠正贫血。勤换会阴垫,保持会阴清洁,防止感染。根据产妇自身情况给予母乳喂养指导;死胎者及时给予退乳措施。**指导避孕,剖宫产术后需避孕 2 年方能再次受孕。**

6.健康指导

(1)加强对孕妇的宣教,为预防胎盘早剥,应告知孕妇定期接受产前检查,及时治疗妊娠期高血压疾病、慢性肾病等。妊娠晚期避免长时间仰卧位及腹部外伤。

(2)产褥期应注意加强营养,纠正贫血。勤更换会阴垫,保持会阴部清洁,防止感染。

(六)护理评价

经过治疗和护理,患者是否达到:①内出血得到有效控制,未发生休克、DIC、肾衰竭、产后出血等并发症。②胎儿宫内情况稳定,无缺氧征象。③焦虑、恐惧感减轻,情绪平稳,能面对现实,积极配合治疗。

考点链接

患者,女,G_2P_1,妊娠 36 周,出现腹痛、阴道流血来院就诊,诊断为胎盘早剥。此时首要的护理措施是(　　)

A.做好阴道检查的准备　　B.立即建立静脉通道　　C.做超声检查的准备
D.做阴道分娩的准备　　　E.细致全面地了解病史

解析:该患者妊娠 36 周,出现腹痛和阴道流血,诊断为胎盘早剥。为了防止休克及进一步治疗,应立即建立静脉通道,同时做好剖宫产的手术准备。故选 B。

六、双胎妊娠患者的护理

(一)概述

一次妊娠同时有两个以上胎儿者称为多胎妊娠,其中以双胎妊娠最多见。近年来,由于促排卵药物应用和辅助生殖技术的开展,多胎妊娠的发生率有上升趋势。多胎妊娠为高危妊娠,孕产妇并发症较多,围产儿死亡率高,应重视孕期及分娩期的处理。下面讨论最常见的双胎妊娠。

【影响因素】

1.遗传因素　孕妇或其丈夫家族中有多胎妊娠史者。

2.年龄和胎次　双胎发生率随着孕妇的年龄增大而增加,单卵双胎发生率在 20 岁以下妇女为 3‰,>40 岁者为 4.5‰。双卵双胎发生率随年龄的增长显著升高,在 15~19 岁年龄组仅 2.5‰,而 30~34 岁组上升至 11.5‰,孕妇胎次越多,发生多胎的机会越多。

3.药物　使用促排卵药物如氯米芬,可导致双胎发生率增加。

【分类】

1.双卵双胎　由两卵子分别受精形成的双胎称为双卵双胎。约占双胎妊娠的 2/3。由于两个胎儿的基因不同,故胎儿性别、血型、容貌可相同或不同。两个受精卵各自种植在宫腔不同部位,形成两个独立的胎盘和胎囊,两者血液循环互不相通。

2.单卵双胎　由单一受精卵分裂而成的双胎称为单卵双胎,约占双胎妊娠的1/3。由于基因完全相同,故其性别、血型一致,外貌相似。胎盘和胎囊根据受精卵复制时间的不同而不相同。在桑葚胚期复制者与双卵双胎相同;在囊胚期复制者,两个胎儿有共同胎盘及绒毛膜,但有各自的羊膜囊,两个胎囊间为两层羊膜,此种约占2/3;如在羊膜形成后胚胎才复制者,两个胎儿共有一个胎盘,共存于一个胎囊内,此种极少,仅占1%;如在原始胚盘形成后又复制者,则将形成联体双胎。

(二)护理评估

【健康史】

仔细询问家族中有无多胎妊娠史,了解孕妇的年龄、胎次,孕前是否使用过促排卵药或接受过辅助生殖技术。

【身体状况】

1.症状　妊娠期早孕反应较严重;妊娠中晚期子宫增大明显,体重增加迅速;增大的子宫使横膈抬高,导致呼吸困难、胃部胀满等,孕妇感觉疲劳、腰背部疼痛且活动不便等。

2.体征　子宫底高度大于正常孕周,妊娠中晚期腹部可触及多个小肢体、两个胎头、胎动频繁;在腹部不同部位可听到两个胎心音,且两者速率不一,相差>10次/分。过度增大的子宫压迫下腔静脉,常引起下肢水肿、静脉曲张等。双胎妊娠时胎位多为纵产式,以两个头位或一头一臀常见。

【心理—社会支持状况】

双胎妊娠的孕妇及家属情绪比较复杂,既感到兴奋又常常担心母儿的安危。另外,由于双胎妊娠属于高危妊娠,胎儿并发症较多,围产儿死亡率较高,因此,对胎儿是否健康、是否存在畸形而担心焦虑,尤其担心胎儿能否存活,甚至担心以后的教育问题。

【辅助检查】

双胎妊娠主要通过B型超声检查。B超可以早期诊断双胎并能提高双胎妊娠的孕期监护质量。在孕7～8周时可见到两个妊娠囊,孕9周时可见两个原始心管搏动,可筛查胎儿结构畸形,如联体双胎、开放性神经管畸形等。孕13周后清楚显示两个胎头光环及各自拥有的脊柱、躯干、四肢等,B型超声对中晚期的双胎诊断率几乎达100%。

(三)护理诊断及医护合作性问题

1.有受伤的危险(胎儿)　与双胎妊娠引起早产有关。

2.潜在并发症　早产、脐带脱垂、胎盘早剥、双胎输血综合征、产后出血等。

3.焦虑　与担心母儿安危及护理两个新生儿有关。

(四)护理目标

(1)胎儿宫内健康,平安出生。

(2)孕妇情绪稳定、焦虑减轻,有信心护理两个新生儿。

(3)孕妇的并发症被及时发现,母婴安全。

（五）护理措施

处理原则为及早确诊,加强孕期监护,防止早产和妊娠期并发症,选择合适的分娩方式,改善妊娠结局。

1.一般护理

（1）保障休息:嘱孕妇多卧床休息,最好取左侧卧位,增加子宫、胎盘的血供,尤其是妊娠最后2～3个月,减少外出活动,减少早产的机会。

（2）加强营养:高热量、高蛋白饮食,尤其要补充铁、钙、叶酸等,防止贫血,以满足两个胎儿生长发育需要。鼓励孕妇少食多餐以缓解胃部受压产生的不适感。一般双胎妊娠孕期体重以增加16～18kg为宜。

（3）缓解水肿与压迫症状:嘱孕妇避免长时间站立。坐或卧位时抬高下肢,增加静脉回流,可减轻下肢水肿或下肢静脉曲张。指导孕妇穿弹力袜以减轻水肿和下肢静脉曲张。指导孕妇穿戴托腹带,或侧卧位时腹部下方垫软垫,以减轻子宫引起的压迫症状。

2.病情观察　双胎妊娠孕妇易伴发妊娠期高血压疾病、羊水过多、胎膜早破、脐带脱垂、前置胎盘、贫血等并发症,因此,应加强病情观察,增加产前检查的次数,每次监测宫高、腹围和体重。及时发现异常并处理。

3.产科护理　经过处理,多数双胎妊娠能经阴道分娩。

（1）分娩期:严密观察产程进展和胎心变化,协助做好接产和抢救新生儿窒息的准备。如发现宫缩乏力、胎儿窘迫应及时报告医师给予处理。

（2）产程中注意事项:①产妇应有良好体力;指导产妇配合,宫缩时行呼吸运动以减轻疼痛。②第一个胎儿娩出后,应立即断脐,助手应在腹部固定第二胎儿为纵产式,等待15～20分钟后,第二个胎儿可自然娩出。③如等待15分钟仍无宫缩,可协助人工破膜或静脉滴注缩宫素促进宫缩。④如发现有脐带脱垂或疑有胎盘早剥时,立即用产钳助产或臀牵引,迅速娩出胎儿。⑤如第一个胎儿为臀位,第二个胎儿为头位,应注意防止胎头交锁导致难产。

（3）预防产后出血:**第二胎儿前肩娩出后立即使用缩宫素,腹部放置沙袋,防止腹压骤降引起休克。**

（4）新生儿护理:如系早产儿,产后应加强对早产儿的观察和护理。

4.心理护理　向孕妇及其家属介绍双胎妊娠的有关知识,帮助孕妇完成角色转变,接受妊娠和即将成为两个孩子母亲的现实,并协助孕产妇及其家属做好照顾双胞胎的心理及环境的准备。告诉孕妇保持愉快心情,积极配合治疗对保证母婴健康的重要性。双胎妊娠虽属于高危妊娠,但孕妇不必过分担心母儿的安危,解除其思想顾虑,积极配合治疗和护理。

5.健康指导　加强孕期保健,及早发现双胎妊娠;指导产妇加强营养、正确进行母乳喂养;注意观察阴道流血量和子宫复旧情况,防止产后出血;提供产褥期保健指导,选择有效的避孕措施。

（六）护理评价

经过治疗和护理,是否达到:①胎儿平安出生,未发生并发症。②孕妇并发症被及时发现,并得到了妥善处理,保证了母婴健康。③孕妇情绪稳定,能主动与他人讨论两个孩子的将来并做好各种准备。

七、羊水过多患者的护理

(一)概述

正常妊娠羊水量随孕周的增加而增多,至 32～35 周时约 1000 mL,以后逐渐减少,妊娠足月时,羊水量约 800 mL。**凡妊娠期任何时期羊水量超 2000 mL 者,称羊水过多(polyhydramnios)。妊娠晚期羊水量少于 300 mL 者,称羊水过少。**羊水过多发生率约为 0.5%～1%。羊水量在数日内急剧增多称为急性羊水过多。羊水量在较长时间内缓慢增多,称为慢性羊水过多。

【病因】

羊水在母体和胎儿之间不断进行交换,维持着动态平衡,交换量约 400 mL/小时。胎儿通过吞咽、呼吸、排尿以及角化前皮肤、脐带等进行交换,此种交换一旦失去平衡,可发生羊水量异常。羊水过多可能与以下因素有关。

1.胎儿畸形　**为最常见的原因,约占 25%。多见于中枢神经系统和上消化道畸形**,如无脑儿、脊柱裂、脑膜膨出,胎儿有食管闭锁或幽门梗阻等。

2.多胎妊娠　**多胎妊娠并发羊水过多是单胎妊娠的 10 倍**,多发生于单卵双胎中占优势的胎儿,由于胎盘有血管吻合,占优势的胎儿循环血容量增多,尿量增加,致羊水增多。

3.胎盘脐带病变　如巨大胎盘及胎盘血管瘤等也可引起羊水过多。

4.孕妇疾病　孕妇患糖尿病、贫血、妊娠期高血压疾病等常伴有羊水过多。

5.母儿血型不合　因胎儿免疫性水肿、胎盘绒毛水肿影响液体交换导致羊水过多。

6.特发性羊水过多　约占 30%,未发现孕妇、胎儿或胎盘有任何异常,原因不明。

考点链接

羊水过多常见于(　　　)

A.多胎妊娠　　B.过期妊娠　　C.胎膜早破　　D.孕妇脱水　　E.胎儿先天性肾缺如

解析:羊水过多常见于胎儿畸形,染色体异常,多胎妊娠及巨大儿,胎盘、脐带病变和特发性羊水过多等情况。过期妊娠常伴羊水过少;胎儿先天性肾缺如会影响胎儿的泌尿功能,导致羊水减少;羊水过多可引起胎膜早破。故该题应选 A。

(二)护理评估

【健康史】

详细询问病史,了解孕妇年龄、生育史,有无妊娠合并症、并发症,有无先天畸形家族史等;询问本次妊娠过程中有无呼吸困难、腹痛、食欲下降等。

【身体状况】

1.急性羊水过多　较少见,多发生在妊娠 20～24 周。由于羊水急剧增加,子宫于数日内明显增大,孕妇自觉腹部胀痛,行动不便,因膈肌上升引起气促、心悸、发绀、平卧困难;因胃肠道受压迫而出现消化不良、呕吐、便秘等。检查见腹壁紧张、皮肤发亮,因静脉回流受阻而出现下肢、外阴或腹壁浮肿;子宫大于妊娠月份,触之有液体波动感,胎位不清,胎体有漂浮感,胎心音遥远或听不清。

2.慢性羊水过多　多发生于妊娠 28～32 周,病程进展缓慢,孕妇多能适应,表现较轻。往往因羊水过多,易并发胎位不正;或因宫腔内压力增高,易发生早产。腹部检查:子宫较正常妊娠月份大,腹壁紧张有明显的液体波动感,胎体常扪不清或胎儿有浮沉胎动感,胎心音遥远微弱或听不清。

【心理—社会支持状况】

羊水过多引起明显的压迫症状时,孕妇及其家属常常会感到焦虑,既担心孕妇自身的健康,也担心胎儿的发育。担心胎儿可能有某种畸形而感到紧张、焦虑,甚至恐惧不安。

【辅助检查】

1.B型超声检查　**是羊水过多的主要辅助检查方法**,同时可以发现有无胎儿畸形。单一最大羊水暗区垂直深度>7cm,或羊水指数>18cm,即可诊断为羊水过多。若合并胎儿异常如无脑儿、脊柱裂、胎儿水肿及双胎等可同时被发现。

2.甲胎蛋白(AFP)测定　行羊膜腔穿刺,若羊水 AFP 值超过同期正常妊娠平均值 3 个标准差以上,或母血清 AFP 值超过同期正常妊娠平均值 2 个标准差以上,提示胎儿有严重神经管缺陷、上消化道闭锁等畸形。

3.其他　必要时可做其他检查以排除引起羊水过多的原因,如葡萄糖耐量试验以排除妊娠期糖尿病;测孕妇 Rh 血型及 ABO 血型以排除母儿血型不合;胎儿染色体检查以了解有无染色体异常。

(三)护理诊断及医护合作性问题

1.有胎儿受伤的危险　与羊水过多易致胎膜早破、脐带脱垂等有关。

2.舒适改变　与羊水过多引起呼吸困难、不能平卧等压迫症状有关。

3.焦虑　与担心胎膜早破致早产、胎儿存在畸形有关。

(四)护理目标

(1)孕妇身体不适感减轻。

(2)母婴健康平安,可顺利完成分娩。

(3)孕(产)妇焦虑程度减轻。

(五)护理措施

羊水过多的处理**主要取决于胎儿有无畸形及孕妇症状的严重程度**。胎儿有畸形,应及时终止妊娠;如胎儿无畸形、症状较轻者可继续妊娠。对可继续妊娠的孕妇采取以下护理措施。

1.一般护理　注意休息,建议左侧卧位,改善胎盘血液供应。有呼吸困难、心悸、腹胀等压迫症状的孕妇应协助取半卧位;抬高水肿的下肢,增加静脉回流,减轻压迫;指导孕妇摄取低盐饮食,多食蔬菜、水果,保持大便通畅,减少增加腹压的活动以防胎膜早破;如发生自然破膜,应立即平卧,抬高臀部,防止脐带脱垂。每日吸氧 1~2 次,每次 30 分钟,以改善缺氧症状。

2.病情观察　观察孕妇的生命体征,定期检测宫高、腹围和体重,以判断病情进展;分娩过程中严密观察胎心、胎动及宫缩情况并发症,以及早发现胎儿窘迫、早产等;产后密切观察子宫收缩及阴道流血情况,防止出现产后出血;仔细检查胎儿有无畸形并详细记录。

3.治疗护理　**羊水过多合并胎儿畸形者应及时终止妊娠**。如胎儿无异常则应根据羊水过多的程度与胎龄而决定处理方法。对孕周<37 周,胎肺不成熟,压迫症状明显者可采用下列方法尽量延长孕周。

（1）经腹羊膜腔穿刺放羊水：①向孕妇讲解穿刺过程，取得同意。②术前测生命体征，经 B 超确定穿刺部位并清洁局部皮肤，做好输液、输血准备。③嘱孕妇排空膀胱，取平卧位或半卧位。④注意控制羊水流出速度，**每小时不超过** 500 mL，**一次放羊水量不超过** 1500 mL。术中严密观察孕妇生命体征，询问其自觉症状，破膜后应密切观察胎心和宫缩，及时发现脐带脱垂及胎盘早剥征象，术中注意无菌操作防止感染。⑤**放羊水后腹部放置砂袋，以防腹压骤降发生休克**。产后应密切观察子宫收缩及阴道流血情况，及时给予缩宫素，按摩子宫防止产后出血。

（2）阴道高位破膜：①孕妇取膀胱截石位，清洁、消毒外阴部。②严格无菌操作下行人工破膜，使羊水缓慢流出。③放羊水同时用腹带束紧腹部或在腹部放置砂袋，以防腹压骤降。术中注意阴道流血及宫高变化，及时发现胎盘早剥。

（3）用药护理：前列腺合成酶抑制剂吲哚美辛有抗利尿作用，妊娠晚期可抑制胎儿排尿，使羊水减少。用药期间注意每周做一次 B 超监测羊水量。

4.心理护理　向孕妇及家属介绍羊水过多的原因及注意事项，提供精神上的支持。保持积极良好的心态配合治疗和护理。当孕妇由于诊断畸形胎儿引产后，往往极度悲哀、伤心，可能对下次妊娠产生恐惧，担心再次出现胎儿畸形。护士应耐心向孕妇及家属讲解胎儿畸形出现的相关高危因素及预防措施，帮助他们正确看待此次妊娠失败，减轻他们对下次妊娠的恐惧。

5.健康指导　强调产前检查的重要性，做好产前筛查工作，及时发现羊水过多；为孕妇及家属讲解羊水过多的常见原因；指导其摄取低钠饮食，多食蔬菜、水果，以防便秘增加腹压，同时尽量减少咳嗽、负重等增加腹压的活动，以防胎膜早破。

【护理评价】

经过治疗和护理，是否达到：①母婴安全，未发生并发症。②焦虑感减轻，孕妇能面对现实，积极配合治疗和护理。

八、早产患者的护理

（一）概述

早产（preterm delivery，PTD）是指妊娠满 28 周至不满 37 足周间分娩者，出生体重低于 2500 g，此时娩出的新生儿称早产儿。早产儿各器官发育尚不成熟，出生孕周越小，体重越轻，预后越差。据统计，早产儿中约 15% 在新生儿期死亡，防止早产是降低围生儿死亡率的重要环节之一。

【病因】

1.母体因素　孕妇合并急、慢性内外科疾病，如病毒性肝炎、急性肾盂肾炎、严重贫血、重度营养不良等；妊娠子宫畸形、宫颈内口松弛、子宫肌瘤等；妊娠并发症如妊娠期高血压疾病、妊娠期肝内胆汁淤积症等；吸烟、酗酒、吸毒、创伤、手术或精神受到刺激等均可诱发早产。

2.胎儿、胎盘因素　双胎，羊水过多，胎膜早破，宫内感染，母儿血型不合，胎盘功能不全，前置胎盘，胎盘早剥等均可致早产。

此外，约 30% 的早产无明显诱因。

（二）护理评估

【健康史】

详细询问了解可致早产的高危因素，如孕妇既往有无流产、早产史，本次妊娠有无阴道流血史,有无感染性疾病史。

【身体状况】

　　早产的主要临床表现是子宫收缩,最初为不规律子宫收缩常伴少许阴道流血,逐渐发展为规律有效宫缩,其过程与足月产相似。宫颈管先逐渐消失,后宫口进行性扩张。若37周前出现规律性子宫收缩(宫缩≥4次/20分钟,持续≥30秒)伴有宫颈管消退≥75%及宫颈口进行性扩张,已达2 cm以上时,为早产者临产。

【心理—社会支持状况】

　　孕妇和家属因妊娠可能无法继续及胎儿安危的不可预知,出现担心、焦虑、紧张、悲哀的情绪反应;尤其是早产已不可避免时,孕妇会不自觉地把早产的责任归咎于自身,产生愧疚、自责等心理反应。护士应耐心的为患者及家属讲解早产的原因,消除孕妇产生的自责感;帮助缓解孕妇及家属因为担心新生儿的安危而产生的焦虑、紧张的情绪反应,积极配合治疗和护理。

【辅助检查】

　　1.B超检查　根据B超测量值可估计孕周与胎儿大小、胎盘成熟度及羊水量等。

　　2.胎心监护仪　监测胎心、宫缩、胎盘功能、胎儿安危等。

(三)护理诊断及医护合作性问题

　　1.有新生儿受伤的危险　与早产儿各器官发育不成熟有关。

　　2.焦虑　与担心早产儿预后不良有关。

(四)护理目标

　　(1)新生儿健康。

　　(2)孕(产)妇及家属能面对现实,焦虑程度降低或消失。

(五)护理措施

　　早产的治疗原则:①如胎儿情况良好、胎膜未破者,应抑制宫缩,尽量延长孕周。②如胎膜已破,早产已不可避免时,则应尽可能地预防新生儿并发症,促进胎肺成熟,提高早产儿的存活率。

　　1.心理护理　帮助孕妇和家属了解早产的发生原因,详细讲解病情经过,消除其产生的不良情绪;为患者提供精神和物质方面的支持和心理支持,缓解其紧张、焦虑的情绪;鼓励家属陪护提供心理支持,减轻孕妇的孤独感、无助感。

　　2.预防早产　做好孕期保健工作,指导孕妇定期产前检查;避免诱发宫缩的活动如举重物、性生活等;避免突然的精神创伤;高危孕妇应多卧床休息,取左侧卧位;慎做肛门检查和阴道检查;积极治疗合并症,宫颈内口松弛者应于孕14~18周做子宫颈内口环扎术,防止早产的发生。

　　3.用药护理　**先兆早产的治疗主要为抑制宫缩**,护士应明确具体用药的作用和用法,能识别药物的毒副作用。常用的抑制宫缩药物有β-肾上腺受体阻滞剂、硫酸镁、钙拮抗剂、前列腺素合成酶抑制剂。感染是早产的重要诱因,应及时给予抗生素控制感染。

　　4.预防新生儿呼吸窘迫综合征的发生　保胎过程中应每日行胎心监护,并教会孕妇自我监测胎动,及时发现异常;对妊娠34周前的早产,应争取时间遵医嘱给予孕妇肾上腺糖皮质激素如地塞米松,促胎肺成熟,以防发生新生儿呼吸窘迫综合征。

　　5.终止妊娠的护理　**如早产已不可避免,护士应配合医师做好终止妊娠的准备,根据孕妇和胎儿情况选择合适的分娩方式。**产程中注意给产妇吸氧;初产妇应做会阴切开术缩短产程,减少分娩过程中对胎头的压迫,预防新生儿颅内出血。临产后慎用抑制新生儿呼吸中枢的药物,同时做好早产儿保暖和复苏的准备;新生儿出生后,迅速清理呼吸道,积极实施复苏术,尽快结扎脐带,防止过多母血进入新生儿循环,造成循环系统负荷过重的状况。

6.健康指导　向产妇传授有关早产儿的喂养及其他护理知识;指导产妇采取合适的避孕措施,无子女者,至少半年后方可再孕;再孕时加强产前检查和卫生保健,保证充足的休息,加强营养,保持心情愉快;指导孕妇进行孕期自我检测,及时发现诱发早产的因素并积极配合治疗。

【护理评价】

经过治疗和护理,是否达到:①新生儿各项生理指标正常。②孕(产)妇及家属能面对现实,积极配合治疗和护理。

九、妊娠期肝内胆汁淤积症患者的护理

(一)概述

妊娠期肝内胆汁淤积症(intrahepatic cholestasis of pregnancy,ICP)是妊娠中晚期特有的一种并发症,**临床上以皮肤瘙痒和黄疸为特征,主要危及胎儿**,使围生儿发病率和死亡率升高。ICP 的发病率为 0.8%～12.0%。

【病因】

病因目前尚不清楚,根据其流行病学特征可能与雌激素水平、遗传和环境等因素有关。

1.雌激素　妊娠期孕妇体内雌激素水平大幅增加,下列因素综合作用可能导致 ICP 的发生:①雌激素可降低 Na^+-K^+-ATP 酶活性,使能量提供减少,导致胆酸代谢障碍。②雌激素可使肝细胞膜中的胆固醇与磷脂比例上升,流动性下降,胆盐通透性发生障碍,胆汁流出受阻。③雌激素作用于肝细胞表面的雌激素受体,影响肝细胞蛋白合成,使胆汁回流增加。临床流行病学资料显示:ICP 多发生于妊娠晚期,多胎妊娠 ICP 发生率较单胎妊娠高 6 倍;ICP 仅在孕妇发生,在产后迅速消失。认为 ICP 的发生可能与雌激素代谢异常及肝脏对妊娠期生理性增加的雌激素高敏感性引起的。

2.遗传与环境因素　流行病学资料表明,在母亲或姐妹中有 ICP 病史的女性 ICP 发病率明显升高;ICP 发病与季节有关,冬季高于夏季。

【对母儿的影响】

1.对孕妇的影响　ICP 孕妇脂溶性维生素 K 的吸收减少,肝脏合成凝血因子减少,致使凝血功能可能异常,导致产后出血率发生增加,也易发生糖、脂代谢紊乱。

2.对围生儿的影响　由于胆汁酸的毒性作用使围生儿发病率和死亡率明显升高;胎盘功能低下导致胎儿宫内窘迫、生长受限、自发性早产或孕期羊水胎粪污染、不能预测的胎儿突然死亡;还可引起新生儿颅内出血、新生儿神经系统后遗症等。

(二)护理评估

【健康史】

详细了解患者有无 ICP 家族史或既往史;此次妊娠过程中有无瘙痒和黄疸,其发生时间、程度及治疗经过。

【身体状况】

1.症状 几乎所有患者**以皮肤瘙痒为首发症状**,多发生在孕晚期,约80%的患者在孕30周后出现。瘙痒程度不一,常呈持续性,**夜间加剧,一般先从手掌和脚掌开始,逐渐向肢体近端延伸**。瘙痒严重者可导致失眠、疲劳、恶心、呕吐、食欲减退等。瘙痒症状于分娩后数小时到数日消失。

2.体征 **可见皮肤抓痕**;20%~50%的患者在瘙痒发生数日或数周内出现轻度黄疸,一般较轻,有时仅有巩膜黄疸,同时伴有尿色加深等高胆红素血症表现。ICP孕妇有无黄疸与胎儿预后密切相关,有黄疸者新生儿窒息发生率及围生儿死亡率显著增加。

【心理—社会支持状况】

ICP患者及家属常因疾病危及胎儿宫内安全和健康而感到焦虑、紧张等;部分患者因持续瘙痒而感到烦躁不安。

【辅助检查】

1.血清胆酸测定 **ICP患者血清胆酸显著**,可达正常水平的100倍左右,是ICP最主要的特异性实验室依据。一般持续至产后下降,产后5~8周恢复正常。胆酸的水平越高,病情越重,出血瘙痒时间越早。

2.肝功能测定 多数ICP孕妇门冬氨酸转氨酶(AST)、丙氨酸转氨酶(ALT)轻至中度升高,高于正常2~10倍。合并黄疸者,血清胆红素轻、中度升高,其中直接胆红素占50%左右。

(三)护理诊断及医护合作性问题

1.有皮肤完整性受损的危险 与瘙痒挠抓有关。

2.焦虑 与担心胎儿安危以及瘙痒引起的失眠、烦躁有关。

3.舒适的改变 瘙痒,与胆盐刺激皮肤感觉神经末梢有关。

4.有受伤的危险(胎儿) 与疾病导致胎儿窘迫、早产有关。

(四)护理措施

ICP的治疗原则:积极对症治疗,加强母儿监护,适时终止妊娠,改善妊娠结局。

1.一般护理 保持病室安静舒适、空气新鲜、通风良好、床铺整洁;保证充分的休息,避免疲劳和情绪激动;指导患者选择宽松、舒适、透气性和吸水性良好的纯棉衣裤;指导孕妇通过压、拍瘙痒局部以缓解瘙痒感,避免挠抓使皮肤破溃而致合并细菌感染;如瘙痒严重,应遵医嘱给予抗组胺类或镇静药物,并观察药物疗效。洗浴用水不宜过热,勿使用肥皂擦洗。

2.保障胎儿安全

(1)增加产前检查次数:定期测定孕妇血中的胆酸、转氨酶及胆红素水平,及时了解病情变化。妊娠34周后每周行NST检查,必要时行胎儿生物物理评分,以早期发现隐性胎儿窘迫。

(2)适当卧床休息:以左侧卧位为宜,以增加胎盘血流量;间断吸氧;遵医嘱给予高渗葡萄糖液、维生素类及能量合剂等,既保肝又可提高胎儿对缺氧的耐受性。

(3)出现下列情况应及时终止妊娠:①孕妇出现黄疸,胎龄已达36周。②无黄疸,胎龄已足月或胎肺已成熟。③胎盘功能明显减退或胎儿窘迫。分娩方式以剖宫产为宜。产前遵医嘱补充维生素K_1,以防产后出血。

3.用药护理 药物可缓解患者的瘙痒症状,同时可改善胆汁淤积的生化指标和围生儿预后。常用的药物有灭活雌激素代谢物的腺苷蛋氨酸(首选),抑制胆酸重吸收的熊去氧胆酸;其他如地塞米松、苯巴比妥等。遵医嘱用药的同时,应注意观察瘙痒症状有无缓解。

4. 心理护理　孕妇因瘙痒影响睡眠而心情烦躁、因担心胎儿安危而焦虑。护士应提供孕妇倾诉和休息环境,鼓励其诉说不适,用亲切、轻松的语言做好护患沟通;指导正确的应对方式,鼓励家人的参与和支持,转移孕妇的注意力;向孕妇提供相关治疗成功的病例信息,同时通过药物治疗和物理疗法减轻瘙痒症状等逐渐消除和减轻患者的焦虑、紧张和担忧心理。

5. 健康指导　指导孕妇规律接受产前检查,做好孕期保健工作;指导孕妇饮食清淡,多食蔬菜、水果,禁食辛辣刺激性食物及高蛋白食物;出现瘙痒症状应及时就诊,及时治疗;产后定期检查肝功能;指导正确的避孕方法,不服用避孕药,避免诱发肝内胆汁淤积症。

十、过期妊娠患者的护理

(一)概述

凡平时月经周期规则,妊娠达到或超过 42 周尚未分娩者,称为过期妊娠(postterm pregnancy)。其发生率占妊娠总数的 5%～12%。过期妊娠是胎儿窘迫、胎粪吸入综合征、过熟综合征、新生儿窒息、围生儿死亡及巨大儿、难产等发生的重要原因。过期妊娠的围产儿患病率和死亡率均增高,并随妊娠延长而加剧,妊娠 43 周时围产儿死亡率为正常的 3 倍,44 周时为正常的 5 倍。

【病因】

过期妊娠的病因尚不明确。可能与妊娠末期雌、孕激素比例失调,如雌二醇分泌不足而孕酮水平增高;胎儿肾上腺皮质功能低下;内源性前列腺素分泌不足;头盆不称以及遗传等因素有关。

【病理】

1. 胎盘　过期妊娠胎盘有两种表现:其一为胎盘功能减退,胎盘大体检查,母体面呈片状或多灶性梗死及钙化,胎儿面及胎膜被胎粪污染呈黄绿色;镜检发现绒毛内血管床减少、间质内纤维化增加等胎盘老化现象,使胎盘的物质交换与转运能力下降。其二为胎盘功能正常,胎盘外观与镜检同正常足月妊娠胎盘相似,仅体积、重量略有增加。

2. 羊水　妊娠 38 周后,羊水量开始减少,妊娠 42 周后羊水量减少迅速,可减少至 300 mL左右。羊水胎粪污染率明显增高,是足月妊娠的 2～3 倍。

3. 胎儿　亦有两种生长类型:**其一为正常生长**,过期妊娠胎盘形态与功能基本正常者,能维持胎儿在宫内继续生长,使出生体重增加。**其二为成熟障碍**,10%～20%过期妊娠并发胎儿成熟障碍综合征,与慢性胎盘功能不良引起胎儿缺氧、营养缺乏有关。临床可分为 3 期:Ⅰ期胎儿为过度成熟,表现为胎脂明显减少,皮肤干燥松弛有皱褶,形似"小老人"。Ⅱ期胎儿缺氧,肛门括约肌松弛,胎粪排出,羊水及胎儿皮肤黄染,羊水呈现绿色、黄绿色等。此期围生儿病率及死亡率最高。Ⅲ期胎儿全身因粪染历时较长而着色,指(趾)甲和皮肤均呈黄色,脐带和胎膜呈黄绿色。此期胎儿已渡过Ⅱ期危险阶段,其预后反较Ⅱ期好。

(二)护理评估

【健康史】

详细了解月经史,特别是月经周期的时间长短,判断妊娠是否过期。可根据早孕反应的时间、首次听到胎心的时间、孕妇感觉到胎动的时间、羊水量的情况协助判断妊娠是否过期。

【身体状况】

测量身高、体重、宫高、腹围，评估子宫大小与孕周是否相符；注意有无胎位异常、头盆不称；了解胎心是否正常；评估胎盘功能，通过胎动计数、尿雌三醇测定、尿雌三醇与肌酐（E/C）比值测定、胎心监护仪检测，以了解胎盘老化情况。

【心理—社会支持状况】

孕妇及家属会因担心胎儿的安危而焦虑、担心。评估孕妇及家属对过期妊娠危害性了解的程度及目前的心理感受。

【辅助检查】

（1）胎动计数　对妊娠40周后未分娩的孕妇，通过计数胎动进行自我监护，12小时胎动应在30次以上，如胎动<10次/12小时或逐日下降超过50%，提示胎儿缺氧。

（2）胎儿电子监护仪检测　包括无应激试验（NST）、缩宫素激惹试验（OCT）。NST有反应型，配合B型超声检查可估计胎儿宫内安危，一般每周1~2次；或进行OCT，如在良好宫缩下，无频繁晚期减速，提示胎儿储备能力好。

（3）B型超声检查　观察羊水量、胎盘成熟度、胎动、胎儿呼吸运动、胎儿肌张力，测定胎儿双顶径、股骨长度、腹围值以推断胎龄。

（三）护理诊断及医护合作性问题

1. 知识缺乏　缺乏对过期妊娠危害性的正确认识。
2. 焦虑　与担心能否顺产、围产儿的安危有关。
3. 潜在并发症　难产、产后出血、胎儿窘迫、新生儿窒息等。

（四）护理措施

一旦确定为过期妊娠，应尽快终止妊娠，降低围产儿病死率。 可根据胎儿胎盘功能及宫颈成熟度决定处理方案。①引产：宫颈已经成熟，胎盘功能及胎儿情况良好、无产科指征者可采用人工破膜，在严密监护下经阴道分娩；宫颈未成熟者可先静脉滴注缩宫素促宫颈成熟。②剖宫产：如胎盘功能不良或有产科指征者，则不论宫颈是否成熟均应直接行剖宫产术。

1. 一般护理　指导孕妇积极休息，取左侧卧位，给予氧气吸入；调整饮食，加强营养摄入，必要时可用5%葡萄糖液40 mL加维生素C 500 mg静脉推注，每日1次，以改善胎儿的缺氧状态。

2. 病情观察　加强产前检查，协助孕妇核实预产期。若已超过预产期，嘱孕妇加强自我监测，准备随时住院治疗；嘱孕妇每日自数胎动，必要时行胎儿电子监护，听胎心时注意节律和强度，发现异常及时报告给医师。

3. 治疗配合　应协助医师积极做好各种手术操作准备、新生儿抢救准备。加强终止妊娠过程中的护理，确保母儿平安度过分娩期。

4. 心理护理　帮助孕妇和家属了解过期妊娠的有关知识，减轻焦虑和不安；告知目前胎儿的情况，解释终止妊娠的必要性，争取得到孕妇及家属的理解和支持，鼓励其以良好的心态配合治疗和护理。

5. 健康指导

（1）出院指导：加强产后休息、营养，促进康复；加强新生儿护理，指导母乳喂养。对失去胎儿的产妇指导退奶及再孕的宣教指导,避免再次发生过期妊娠。

(2)疾病相关知识宣教:加强宣教,使孕妇及家属认识过期妊娠的危害性;定期进行产前检查,尽早识别过期妊娠,适时结束分娩。

课后练习

【A1 型题】(以下每一道题下面有 A、B、C、D、E 五个备选答案,请从中选出一个最佳答案)

1.胎盘早剥的处理原则是( )

A.缓解疼痛   B.减少出血   C.抑制宫缩

D.等待自然分娩   E.纠正休克,及时终止妊娠

2.异位妊娠非手术治疗的患者,护理措施不正确的是( )

A.指导卧床休息,避免增加腹压的动作

B.当患者腹痛加剧时应告知饮食清淡,容易消化

C.严密监测病情变化

D.当腹痛加重,血压下降时提示腹腔内出血增多,需要立即手术

E.禁止性生活

3.行羊膜腔穿刺术时,放羊水的量一次不超过( )

A.400 mL   B.800 mL   C.1200 mL

D.1500 mL   E.2000 mL

4.先兆流产与难免流产的鉴别是( )

A.阴道流血时间长短   B.下腹疼痛程度   C.宫口开大与否

D.子宫大小是否与孕周相符   E.妊娠反应轻重

【A2 型题】(每一道题是以一个小案例出现的,其下面都有 A、B、C、D、E 五个备选答案,请从中选择一个最佳答案)

5.某孕妇,孕 1 产 0,孕 37 周,诊断"轻度子痫前期"住院治疗,自诉因担心药物影响胎儿发育,不愿接受药物治疗,但害怕不服药物会使病情加重,威胁胎儿的安全,心情矛盾,在护理中,应首先( )

A.测量血压 2~4 次/天   B.安静地休息   C.心理护理

D.观察症状   E.观察并发症

6.已婚女性,27 岁。停经 50 日,阴道少量流血 1 日。早晨 4 时无原因出现下腹部剧痛,伴恶心呕吐及一过性晕厥。查面色苍白。血压 60/40 mmHg,脉搏 120 次/分。妇科检查:宫颈举痛,后穹窿饱满触痛,此时最适宜的处理是( )

A.住院观察病情   B.给予止痛药物   C.行腹腔镜检查

D.指导进食以增加热量摄入   E.行阴道后穹隆穿刺,并做急诊手术准备

7.某孕妇,停经 50 余日,阴道有少量出血,下腹部轻微疼痛,尿妊娠试验阳性,子宫约 9 周大小,属于( )

A.先兆流产   B.难免流产   C.完全流产

D.不完全流产   E.稽留流产

8.某孕妇,妊娠 38 周,不慎摔倒后感腹部剧烈疼痛,并伴有少量阴道流血。检查:子宫似足月大小,腹部硬如板状,胎心、胎位不清,最可能的诊断是( )

A.临产　　　　　　　　　B.早产　　　　　　　　　C.前置胎盘

D.胎盘早剥　　　　　　　E.见红

9.已婚妇女,停经 50 天,少量阴道流血 7 天,伴轻微下腹部疼痛,入院前一天,下腹部疼痛加剧,伴流血过多,宫口可通过一指,最可能的诊断是(　　)

A.痛经　　　　　　　　　B.输卵管妊娠　　　　　　C.先兆流产

D.稽留流产　　　　　　　E.难免流产

10.26 岁女性,停经 2 个月,下腹部疼痛伴阴道大量出血,面色苍白,脉搏细弱,120 次/分,血压 65/45 mmHg,宫口开大,有肉样组织堵住宫口,子宫如 50 天妊娠大,双附件正常,最恰当的处理(　　)

A.立即刮宫　　　　　　　B.静脉滴注宫缩剂　　　　C.肌注宫缩剂后刮宫

D.纠正休克同时行刮宫术　E.纠正休克

11.女性,27 岁,妊娠 37 周,来诊前 2 小时阴道多量出血,无腹痛,血压 90/60 mmHg,子宫软,胎心率 128 次/分,下列哪项处理是错误的(　　)

A.肛诊检查　　　　　　　B.血常规,凝血功能检查　　C.做好输血准备

D.绝对卧床休息　　　　　E.B 型超声检查

12.孕妇,孕 34 周,因妊娠期高血压疾病入院。该病最基本的病理变化是(　　)

A.蛋白尿　　　　　　　　B.水、钠潴留　　　　　　　C.全身小动脉痉挛

D.弥散性血管内凝血　　　E.胎盘供血不足

13.孕 38 周孕妇,因头痛、眼花、恶心、呕吐就诊。测血压 180/115 mmHg,尿蛋白(＋＋＋),呼吸、脉搏正常,以"先兆子痫"收入院。遵医嘱予硫酸镁治疗,医师停药的指征是(　　)

A.呼吸 20 次/分　　　　　B.心率 72 次/分　　　　　C.血压 120/75mmHg

D.膝反射消失　　　　　　E.尿量 1500 mL/24 小时

14.某孕妇,32 岁,G1P0,孕 37 周。羊水过多行羊膜腔穿刺术后为该孕妇腹部放置沙袋的目的是(　　)

A.减轻疼痛　　　　　　　B.减少出血　　　　　　　C.预防休克

D.预防血栓形成　　　　　E.预防感染

15.某孕妇 27 岁,孕 35 周。因"头晕、头痛"就诊。查体:血压 165/115 mmHg。实验室检查,水肿(＋),尿蛋白定量 5.5g/24h,临床诊断为重度子痫前期。首选的解痉药物是(　　)

A.安定　　　　　　　　　B.硫酸镁　　　　　　　　C.冬眠合剂

D.阿托品　　　　　　　　E.卡托普利

【A3 型题】(以下提供若干个案例,每个案例有若干个题。请根据案例所提供的信息,在每道题下面的 A、B、C、D、E 五个备选答案中选择一个最佳答案)

(16~18 题共用题干)

某患者,18 岁,未婚,有性生活史,停经 50 余日,在私人诊所进行人工流产,术后阴道持续流血 3 日。突然高热,腹痛。体温 39℃。妇科检查:阴道有脓血样物流出,子宫压痛明显。

16.此患者最有可能是(　　)

A.不全流产　　　　　　　B.难免流产　　　　　　　C.稽留流产

D.流产合并感染　　　　　E.完全流产

17.此患者的护理措施不恰当的是(　　)

A. 保持外阴清洁 B. 遵医嘱使用抗生素

C. 立即配合医师行清宫手术 D. 行床边隔离

E. 进行物理降温

18. 此患者的卧位应当采取（　　）

A. 平卧位 B. 半卧位 C. 侧卧位

D. 胸膝卧位 E. 头低足高位

（19～20题共用题干）

孕妇，32岁，妊娠33周，早孕反应重，有呼吸困难。检查：子宫体积明显大于正常孕周，下肢水肿，阴道静脉曲张。在子宫不同部位闻及频率相差10次/分以上的胎心音。

19. 确定诊断的最佳方法为（　　）

A. 胎心监测 B. 血HCG C. B超

D. 羊水检查 E. 胎动计数

20. 符合该孕妇的诊断为（　　）

A. 巨大胎儿 B. 双胎妊娠 C. 羊水过多

D. 胎盘早剥 E. 肝腹水

（21～22题共用题干）

孕妇，妊娠30周，因意外碰撞出现腹部持续性腹痛。查体：子宫硬如板状，有压痛，子宫比妊娠周数大，阴道无流血，胎心、胎动消失。诊断为重型胎盘早剥。

21. 正确的处理措施是（　　）

A. 缩宫素引产 B. 纠正休克剖宫产终止妊娠

C. 胎心胎动消失，等待自然分娩 D. 产钳助产

E. 水囊引产

22. 该孕妇最易出现的并发症是（　　）

A. 心力衰竭 B. 呼吸窘迫综合征

C. 羊水过多 D. 弥漫性血管内凝血

E. 胎膜早破

（23～25题共用题干）

女性，26岁，已婚，停经70天，少量阴道流血三天。检查：宫颈口未开，子宫增大如孕70天大小，妊娠试验阳性。

23. 最可能的医疗诊断为（　　）

A. 不全流产 B. 完全流产 C. 先兆流产

D. 难免流产 E. 稽留流产

24. 患者在保胎过程中，突然阴道大量出血，腹痛加重。妇检：宫颈口已开，子宫约50天大小，可见胚胎组织堵塞在宫颈口，应属流产的哪一阶段（　　）

A. 不全流产 B. 完全流产 C. 先兆流产

D. 难免流产 E. 感染性流产

25. 该患者主要的护理措施是（　　）

A. 给患者耐心解释病情 B. 等待医师的医嘱 C. 问清病史

D. 输液，配血或输血同时做好刮宫术的准备 E. 继续观察

（26～29 题共用题干）

22 岁,婚后 3 年未育,停经 48 天,阴道少量流血一天,今晨 5 时无诱因出现下腹部剧痛伴恶心、呕吐及一过性晕厥。检查:面色苍白,血压 80/50 mmHg,脉搏 110 次/分,下腹部压痛,反跳痛。妇科检查:子宫颈口闭,有举痛,后穹窿饱满并触痛,子宫稍大、软,子宫左侧扪及到触痛明显的包块。

26. 此患者最可能的诊断是(　　)

A. 不全流产　　　　　　　　B. 异位妊娠　　　　　　　　C. 先兆流产

D. 难免流产　　　　　　　　E. 稽留流产

27. 在对此患者的护理措施中,错误的是(　　)

A. 保暖,给氧气吸入

B. 密切监测生命体征

C. 给患者取半卧位,便于腹腔液局限

D. 迅速建立静脉通道,同时准备血液

E. 做好腹部手术常规准备

28. 根据患者情况,对该患者进一步确诊最适宜的方法是(　　)

A. 妊娠试验　　　　　　　　B. 超声波检查　　　　　　　C. 血常规检查

D. 阴道镜检查　　　　　　　E. 阴道后穹隆穿刺术

29. 最主要的护理诊断是(　　)

A. 疼痛　　　　　　　　　　B. 焦虑　　　　　　　　　　C. 活动无耐力

D. 有感染的危险　　　　　　E. 潜在并发症:失血性休克

（30～33 题共题干）

某初孕妇,20 岁,妊娠 32 周,一周来自感头痛、头晕,在医院门诊检查时发现血压 160/110mmHg(21.3/14.6kPa),尿蛋白(＋),水肿(＋＋＋),医师劝其住院,因家庭经济困难不愿入院。医师给予降压、利尿等药物治疗,并告知有异常及时来院就诊。

30. 患者回家的第二天晨起,突然头痛加重,眼花、恶心、呕吐,急送医院,你认为该患者是什么疾病(　　)

A. 脑出血　　　　　　　　　B. 肾衰竭　　　　　　　　　C. 子痫前期

D. DIC　　　　　　　　　　E. 高血压

31. 入院后 5 小时,患者子痫发作,为防止舌咬伤,你应该采取哪项急救措施(　　)

A. 去枕平卧

B. 在上、下齿之间放置开口器械或缠以纱布的压舌板

C. 放置床档

D. 放置于单人暗室

E. 立即用解痉药物

32. 要了解该孕妇的胎儿情况,较好的方法是(　　)

A. 检测胎动　　　　　　　　B. 腹部听诊胎心音

C. 电子胎心监护　　　　　　D. B 超检查

E. 测尿雌三醇(E3)

33. 还需哪些辅助检查(　　)

A.24 小时尿蛋白定量、尿比重检查

B.眼底检查、心电图、胎儿胎盘功能检查

C.肝肾功能检查

D.红细胞比积、凝血功能检查

E.以上都是

（34～36 题共用题干）

患者女，28 岁。孕 32^{+3} 周。晨起醒来发现阴道流血，量较多。入院后查体：宫高 26 cm，腹围 83 cm，胎心 154 次／分，未入盆。

34.最可能的诊断是（   ）

A.早产　　　　　　　　　　B.流产　　　　　　　　　　C.前置胎盘

D.胎盘早剥　　　　　　　　E.子宫破裂

35.患者入院后非常紧张，不停地询问"对胎儿影响大吗？我有生命危险吗？"目前对其首要的护理是（   ）

A.心理护理，减轻焦虑　　　B.输血输液　　　　　　　　C.吸氧

D.给予镇静剂　　　　　　　E.抗生素预防感染

36.在进行身体评估时，错误的是（   ）

A.监测血压、脉搏、呼吸

B.做输血、输液的准备时做阴道检查

C.超声检查

D.腹部检查时注意胎位有无异常

E.肛门检查

（李晓红）

任务三　妊娠合并症妇女的护理

📀 学习目标

1.掌握妊娠合并症的护理评估及护理措施。

2.熟悉妊娠合并症与妊娠之间的相互影响。

3.了解乙型肝炎病毒的传播途径及阻断传播的方法。

4.学会运用护理程序识别妊娠合并症，能及时发现母儿异常情况并配合医师完成各项相关检查。

5.具有对妊娠合并症的孕产妇提供健康指导及耐心细致体贴患者的能力。

一、心脏病孕产妇的护理

🔁 案例导入

张女士，27 岁，现妊娠 33 周，孕 1 产 0。因咳嗽、气促 1 天来诊。咳白色泡沫痰，夜间为甚。近 3 天轻微活动后感心悸、气急，休息时无不适，无发热。孕妇和家属非常焦急来院就诊。

请思考:

1.张女士可能发生了什么情况?

2.为确诊应行哪些检查?

3.对该孕妇的护理应注意哪些?

(一)概述

妊娠合并心脏病是围生期严重的妊娠合并症。因妊娠、分娩及产褥期内心脏及血流动力学的改变,均可加重心脏疾病患者的心脏负担而诱发心力衰竭,**在我国孕产妇死因顺位中高居第二位,为非直接产科死亡原因的首位。**

【妊娠、分娩对心脏病的影响】

1.妊娠期　妊娠期孕妇总循环血量于妊娠第 6 周开始逐渐增加,32～34 周达高峰,平均增加 30%～45%,此后维持较高水平,产后 2～6 周逐渐恢复正常。总循环血量的增加引起心排出量增加和心率加快。妊娠早期以心排出量增加为主,妊娠中晚期则需增加心率以适应血容量的增多,心率于休息时平均每分钟增加 10～15 次。妊娠晚期子宫增大,膈肌升高使心脏向上、向左前移位,心尖搏动向左移位 2.0～3.0 cm,导致心脏大血管轻度扭曲;又由于心率增快和心排出量增加,使心脏负荷进一步加重,易使患心脏病的孕妇发生心力衰竭而危及生命。

2.分娩期　**分娩期是孕妇血流动力学变化最显著的阶段,加之机体能量及氧的消耗增加,是心脏负担最重的时期。**在第一产程中,每次子宫收缩约 250～500 mL 血液被挤进体循环,回心血量增加使心排出量增加 20%左右。子宫收缩使右心房压力增高,加重心脏负担。第二产程中,除子宫收缩外,腹肌和骨骼肌的收缩使外周循环阻力增加,且分娩时产妇屏气用力动作使肺循环压力增加,腹腔压力增高,内脏血液向心脏回流增加,此时心脏前后负荷显著加重。第三产程,胎儿娩出后,腹腔内压力骤减,大量血液流向内脏,回心血量减少;继之胎盘娩出,胎盘循环停止,子宫收缩使子宫血窦内约 500 mL 血液进入体循环,回心血量骤增造成血流动力学急剧变化,妊娠合并心脏病的孕妇极易诱发心力衰竭。

3.产褥期　产后 3 日内,子宫收缩和缩复使大量血液进入体循环,且产妇体内潴留的大量水分于短期内回到循环中,血容量再度增加的同时心脏负担也相应增加。故此时易发生心力衰竭。

因此,**妊娠 32～34 周、分娩期和产后最初 3 日内,由于心脏负担较重,是发生心力衰竭的高危时期,**护理时应严密监护。

【心脏病对妊娠的影响】

心脏病不影响患者受孕。心脏病变较轻,心功能 Ⅰ～Ⅱ 级,无心力衰竭病史,且无其他并发症者,可以妊娠,必要时给予治疗。但有下列情况者一般不宜妊娠:心脏病变较重,心功能 Ⅲ～Ⅳ 级,既往有心力衰竭病史、肺动脉高压、严重心律失常、风湿活动期、发绀型先天性心脏病者等。如已妊娠,最好在妊娠 3 个月内终止。已发生心衰者应待病情控制后,再根据孕周选择相应的终止妊娠方式。不宜妊娠的心脏病患者一旦受孕,则流产、早产、死胎、胎儿生长受限、胎儿宫内窘迫及新生儿窒息等疾病发生率明显增高,围生儿死亡率增高。**心脏病孕产妇死亡的原因是心力衰竭和严重感染。**

🎞 考点链接

妊娠合并心脏病,其发病率最高的是(　　)

A. 先天性心脏病　　　　　B. 贫血性心脏病

C. 高血压心脏病　　　　　D. 风湿性心脏病　　　　　E. 围生期心脏病

解析:妊娠合并风湿性心脏病近年减少,妊娠合并先天性心脏病相对增多。种类有风湿性心脏病、先天性心脏病、妊高征心脏病、围生期心肌病、心律失常、贫血心脏病、高血压心脏病、甲状腺功能亢进心脏病等。故正确选项应为 A。

(二)护理评估

【健康史】

孕妇就诊时应详细、全面地了解产科病史和既往病史,包括有无不良孕产史、心脏病史及与心脏病有关的疾病史、相关检查、心功能状态及诊疗经过、病情有无加重趋势。了解孕妇对妊娠的适应情况及药物使用情况。判定有无诱发心力衰竭的潜在因素,妊娠期有无呼吸道感染、贫血、妊娠并发症、过度疲劳等;分娩期及产褥期的适应情况。对孕产妇的主诉及临床表现给予正确评估。

【身体状况】

1. 症状　活动后或休息时出现乏力、心悸、胸闷、气短、呼吸困难、活动受限等。

2. 体征　有水肿、发绀、颈静脉怒张、心脏扩大、肝大等体征出现。

3. 心功能分级　Ⅰ级,一般体力活动不受限;Ⅱ级,一般体力活动稍受限,休息时无自觉症状;Ⅲ级,一般体力活动明显受限,轻微活动也感心慌、气短等不适,休息时无症状;Ⅳ级,不能进行任何体力活动,即使休息状态下即出现心衰症状,体力活动后加重。

4. 胎儿宫内情况　评估胎儿发育、胎动、胎心情况以及时发现胎儿有无缺氧。

【心理—社会支持状况】

随着妊娠的进展,心脏负担逐渐加重,由于缺乏相关知识,孕产妇及家属的心理负担较重,甚至产生恐惧心理而不能合作。如分娩顺利,母子平安,产妇则逐渐表现出情感性和动作性护理婴儿的技能;如分娩不顺利则心情抑郁,少言寡语。因此,应重点评估孕产妇及家属的相关知识掌握情况、母亲角色的获得及心理状况。

【辅助检查】

心电图检查提示各种严重的心律失常;X 线检查显示心脏有无扩大;超声心动图反映各心腔大小的变化,心瓣膜结构及功能情况;胎儿电子监护预测宫内胎儿储备能力,评估胎儿健康。

📖 知识拓展

心力衰竭的临床表现

1. 早期心力衰竭的临床表现　轻微活动后即感胸闷、心悸、气短;休息时心率每分钟超过 110 次;夜间常感胸闷,需做起呼吸,或到窗口呼吸新鲜空气;肺底部有少量湿啰音,咳嗽后不消失。

2. 心力衰竭　有气急、发绀、端坐呼吸、咳嗽或痰中带血、头晕、疲乏无力、少尿等;检查发现肺底部有持续性啰音,颈静脉充盈,肝肿大伴有压痛等。

(三)护理诊断及医护合作性问题

1. 知识缺乏　与缺乏妊娠合并心脏病的自我护理知识有关。

2.活动无耐力　与心排出量下降有关。

3.自理能力缺陷　与心功能不全需绝对卧床休息有关。

4.潜在并发症　主要有心力衰竭、感染。

(四)护理目标

(1)孕产妇的紧张、恐惧心理减轻,积极配合治疗护理。

(2)孕产妇的基本生活得到满足,顺利度过妊娠、分娩、产褥期。

(3)孕产妇及胎儿、新生儿无严重并发症发生。

(五)护理措施

1.一般护理　**妊娠期适当增加休息及睡眠时间,保证每日 10 小时以上睡眠,并有 2 小时左右的午休时间。宜采取左侧卧位或半卧位,避免过劳和情绪激动而诱发心力衰竭。**摄取高蛋白、高热量、高维生素、低盐、低脂肪及富含钙铁的食物,宜少量多餐;多吃蔬菜、水果,预防便秘;**从妊娠 16 周起,应限制食盐的摄入量,每日不超过 4～5 g。**

2.治疗护理

(1)非妊娠期:根据心脏病的种类、病变程度、心功能状态及是否手术矫治等具体情况,决定是否适宜妊娠。**心功能Ⅰ～Ⅱ级、既往无心力衰竭史者,可以妊娠,但需密切观察和监护。**心功能Ⅲ～Ⅳ级,既往有心衰史、肺动脉高压、右向左分流型先天性心脏病、严重心率失常、风湿热活动期等不宜妊娠。**对不宜妊娠者,指导患者采取有效措施严格避孕。**

考点链接

患者女,25 岁。孕 8 周,先天性心脏病,妊娠后表现为一般体力活动受限,活动后感觉心悸、轻度气短,休息时无症状。患者现在很紧张,询问是否继续妊娠。护士应告诉她做决定的依据是(　　)

A.年龄　　　B.心功能分级　　　C.胎儿大小　　　D.心脏病种类

E.病变发生部位

解析:可从心脏病种类、病变程度、心功能级别及具体医疗条件等因素,判断心脏病患者可否妊娠。其中心功能分级是主要依据。故正确选项应为 B。

(2)妊娠期:不宜妊娠的心脏病孕妇,应在妊娠 12 周前行人工流产。如已发生心力衰竭,应控制心力衰竭后手术。妊娠超过 12 周以上者,不宜施行引产,应密切监护,积极防治心力衰竭。增加产前检查次数,早期发现诱发心衰的各种潜在危险因素。重点评估孕产妇心脏功能及胎儿宫内情况。心功能Ⅰ～Ⅱ级应在妊娠 36～38 周住院待产,若心功能在Ⅲ级及Ⅲ级以上者均应立即入院治疗。防止体重增加过多,整个妊娠期体重增加不应超过 10 kg。预防治疗诱发心力衰竭的各种因素,尤其是上呼吸道感染。指导孕妇注意口腔卫生,保持会阴部清洁,预防泌尿系感染。如有早期感染症状,尽快就医。动态观察心脏功能,定期进行心电图、超声心动图等检查,判断心功能变化。指导孕妇及家庭成员掌握妊娠合并心脏病的相关知识,如每日测心率、呼吸;称体重及胎动计数;若出现咳嗽、咳粉红色泡沫痰等症状,应取半卧位或坐位,并立即住院,以便及时治疗。告知孕妇坚持服药的重要性和必要性,指导孕妇正确使用药物。妊娠前服用洋地黄类药物的孕妇,妊娠期仍应坚持服药,注意药物的剂量、副作用等。如有异常症状如心律失常等,应立即停药,立即就医。

（3）分娩期：①第一产程护理：专人护理，鼓励产妇左侧卧位，上半身抬高 30°，**间歇吸氧**；严密观察生命体征，每 15 分钟测量血压、脉搏、呼吸、心率各 1 次；密切观察产程进展，注意子宫收缩、胎心、胎动情况，有异常及时报告医师并做好剖宫产术前准备；宫缩时指导患者做深呼吸或腹部按摩，减轻不适，对宫缩痛较强者按医嘱使用镇静剂如地西泮、哌替啶等；给予抗生素，预防感染。②第二产程护理：**避免产妇屏气用力**；密切观察母儿情况，及时监测生命体征及胎心率；配合医师行会阴切开及阴道助产术，缩短第二产程；**做好新生儿抢救准备**。③第三产程护理：胎儿娩出后，**立即在腹部放置 1～2 kg 重沙袋持续 24 小时**，以防腹压骤降，周围血液涌向心脏而增加心脏负担；**镇静休息**，按医嘱给吗啡 5～10 mg 皮下注射；**预防产后出血**，按摩子宫，静脉或肌注缩宫素 10～20U，禁用麦角新碱，以免静脉压增高而发生心力衰竭；**出血多者，遵医嘱输血，但应严格控制输血速度**，预防发生心力衰竭。

（4）产褥期：**产后 72 小时内密切观察生命体征及心功能变化**。保证充足的睡眠，必要时遵医嘱给予小剂量镇静剂，如地西泮口服。心功能允许的情况下，鼓励早期下床适当活动，以减少血栓形成。预防便秘，注意饮食清淡、合理，多吃蔬菜、水果。注意外阴清洁，用消毒会阴垫。遵医嘱产后继续使用抗生素 1 周或更长时间。判断**心功能Ⅰ～Ⅱ级者，可以哺乳**，但应避免劳累；**心功能Ⅲ级及以上者，不宜哺乳，应及时回奶**。嘱定期产后复查。

3.心理护理　详细评估产妇心理状况及家庭支持系统，并与家人一起共同制订康复计划，对心功能状态尚可的，应鼓励产妇适度地参与照顾婴儿，以增加母子互动。如果新生儿有缺陷或死亡的，应允许产妇表述其情感，并给予理解和安慰，减少产后抑郁症的发生。

4.健康指导　制定详细的出院计划，根据病情定期复诊。向产妇及家属讲解预防心力衰竭的有效措施，帮助其识别早期心力衰竭症状，以及出现心力衰竭后的应对措施。不宜妊娠者，嘱产后 1 周行绝育术，如有心力衰竭，待心力衰竭控制后行绝育术；未做绝育术者应严格避孕。对不宜哺乳者，指导人工喂养新生儿，嘱食具消毒等。

（六）护理评价

经过治疗与护理，患者是否达到：①舒适感增加。②妊娠期和产褥期未见感染征象。③能描述引起心力衰竭的诱因，配合治疗，顺利度过妊娠和分娩。

🅩 案例导入

赵女士，28 岁，宫内妊娠 32 周，孕 3 产 1。患者近 2 周来自觉乏力、食欲缺乏、厌油腻等症状，并在 1 周前出现皮肤发黄，尿呈黄褐色，遂来我院就诊。3 年前体检时发现 HBsAg（＋）、HBeAg（＋）、HBcAb－IgM（＋），此后多次检查肝功能均正常。

请思考：

1.赵女士最主要的护理诊断有哪些？

2.应该给予赵女士哪些护理措施？

二、病毒性肝炎孕产妇的护理

（一）概述

妊娠合并急性病毒性肝炎严重威胁孕产妇生命安全，**死亡率占孕产妇间接死因的第二位，仅次于妊娠合并心脏病**。按病原分为甲、乙、丙、丁、戊型 5 种肝炎，**以乙型肝炎多见**。

【妊娠、分娩对肝炎的影响】

妊娠加重了肝脏负担,使孕妇易感染病毒性肝炎,也使原有的肝炎病情加重,易发展为重症肝炎。妊娠期新陈代谢明显增加,肝内糖原储备降低;妊娠期产生的大量雌激素需在肝内灭活再排出;胎儿代谢产物需在母体肝脏内解毒;妊娠期某些并发症,分娩时体力消耗、出血及手术等加重了对肝脏的损害,易发生急性重型肝炎。

【肝炎对妊娠、分娩的影响】

1. 对母体的影响　妊娠早期合并病毒性肝炎,可使早孕反应加重;妊娠晚期则易并发妊娠高血压疾病,可能与患肝炎时醛固酮的灭活能力下降有关;分娩时因肝功能受损,凝血因子合成功能降低,易发生产后出血。妊娠合并肝炎的孕妇发生重症肝炎的可能性增高,而重症肝炎又使孕产妇死亡率增高。

2. 对胎儿、新生儿的影响　妊娠早期合并病毒性肝炎,其胎儿畸形发生率约高出正常2倍;由于肝炎病毒可经胎盘感染胎儿,易导致流产、早产、死胎、死产及新生儿死亡,使围生儿死亡率明显增高。

【病毒性肝炎的传播途径】

1. 甲型肝炎病毒(HAV)　**主要经粪-口途径传播**,不能通过胎盘感染胎儿,妊娠期妇女患病不必终止妊娠。但分娩时可经接触母血或经粪口途径感染新生儿。

2. 乙型肝炎病毒(HBV)　**可经消化道、输血或血液制品、注射用品等多途径感染,而母婴传播是其主要传播途径**。其包括:①垂直传播,HBV通过胎盘引起宫内传播。②产时传播,是母婴传播的主要途径,胎儿通过产道接触母血、羊水等传播。③产后接触母体唾液或乳汁传播。

3. 丙型肝炎病毒(HCV)　存在母婴传播。

4. 丁型肝炎病毒(HDV)　多与乙型肝炎同时发病,一般经输血感染,也可经母婴传播。如为感染HBV后重叠感染HDV,易成为重型肝炎。

5. 戊型肝炎病毒(HEV)　目前已有母婴间传播的报道,传播途径及临床表现与甲型病毒性肝炎相似,易急性发作,且多为重症。

(二)护理评估

【健康史】

评估有无与肝炎患者密切接触史或半年内曾输血、注射血制品史,有无肝炎病家族史及当地流行史等。重症肝炎应评估其诱发因素,同时评估患者的治疗用药情况及家属对肝炎相关知识的了解程度。

【身体状况】

1. 症状　孕妇出现不明原因的食欲减退、乏力、厌油腻、恶心、呕吐、腹胀和肝区疼痛等消化道症状,不能用早孕反应来解释。重症肝炎多发生在妊娠晚期,患者迅速出现黄疸、畏寒、发热、食欲极度减退、频繁呕吐、腹胀和腹水,甚至嗜睡、烦躁、昏迷、全身有出血倾向等。

2. 体征　皮肤、巩膜黄染,可触及肝大,并有肝区叩击痛等。

【心理—社会支持状况】

评估孕妇及家人对疾病的认知程度及家庭社会支持系统是否完善。由于担心感染胎儿,孕妇会产出焦虑、矛盾及自卑心理,应给予重点评估。

【辅助检查】

肝功能检查 ALT 大于正常值 10 倍以上,持续时间较长时,对肝炎的诊断价值很大;血清病原学检测是病毒性肝炎诊断的必需方法。

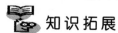 **知识拓展**

乙型肝炎病毒血清学标记及其临床意义

项　目	阳性时临床意义
HBsAg	见于乙型肝炎患者或病毒携带者
HBsAb	曾感染 HBV,已产生自动免疫
HBeAg	血中有大量 HBV 存在,传染性较强
HBeAb	血中 HBV 减少,传染性较弱
HBcAb－IgM	乙肝病毒复制阶段,出现于肝炎早期
HBcAb－IgG	慢性持续性肝炎或既往感染

(三)护理诊断及医护合作性问题

1.知识缺乏　缺乏有关病毒性肝炎感染途径、传播方式、母儿危害及预防保健等知识。

2.营养缺乏　与肝炎患者食欲不振、恶心、呕吐有关。

3.潜在并发症　主要有肝性脑病、产后出血。

(四)护理目标

(1)孕产妇获得自我保健及隔离的相关知识。

(2)选择合适的喂养方式和避孕措施。

(3)母儿一般情况良好,无并发症的发生。

(五)护理措施

1.病情监护

(1)急、慢性肝炎活动期和重型肝炎患者应卧床休息,降低机体代谢率。症状减轻、肝功能改善后,适当下床活动,避免过度劳累和重体力劳动。

(2)加强产前检查,注意肝性脑病的前驱表现,如淡漠、嗜睡、性格改变、行为异常和扑翼样震颤等;预防妊娠期高血压疾病、产后出血和感染等诱发病情加重的因素;分娩时严禁肥皂水灌肠。

2.病毒性肝炎的预防　重视高危人群、婴幼儿疫苗接种,开展以切断传播途径为重点的综合性预防措施。重视围婚期保健,提倡生殖健康,夫妇一方患有肝炎者应使用避孕套以免交叉感染。已患肝炎的育龄妇女应做好避孕。患急性肝炎者应于痊愈后半年,最好 2 年后在医师指导下妊娠。

3.治疗护理

(1)妊娠期:①一般护理:每日保证 9 小时睡眠和适当午睡,避免体力劳动;提供高蛋白、高维生素、足量糖类、低脂肪饮食,多摄入富含纤维素的蔬菜和新鲜水果,保持大便通畅;提供安静、舒适的家庭环境。②心理护理:向孕产妇及家属讲解肝炎的相关知识,争取患者及家属的理解与配合,帮助产妇消除自卑心理;关心、安慰、鼓励孕妇,消除其紧张、恐惧心理,提高自我照顾能力。③定期产前检查:加强产前检查,检查时防止交叉感染,应有专门诊室,严格执行消毒隔离制度。所用器械用 0.5% 过氧乙酸浸泡后再消毒;密切观察消化道症状、黄疸情况及肝功能,警惕病情恶化;遵医嘱使用保肝药物,如肌酐或中药陈蒿汤加减,避免应用可能损害肝脏的药物如四环素、镇静药及麻醉药;合并妊娠期高血压疾病时应更谨慎。

(2)分娩期:①正确处理产程:密切观察产程进展,避免各种不良刺激,满足其生活需要,提供无痛分娩措施,防止并发症的发生;宫口开全后,缩短第二产程,必要时配合医生行阴道助产术。②预防感染:**将产妇安置在隔离待产室和产房;严格执行操作程序,避免软产道损伤及新生儿产伤等引起的母婴传播;凡接触过肝炎产妇的器械、物品均需用 0.5% 过氧乙酸浸泡消毒后按相关规定处理**。③预防产后出血:**产前备新鲜血液**;临产后按医嘱给予维生素 K_1 肌注;第二产程胎肩娩出后立即遵医嘱静脉注射缩宫素 20U,减少产后出血。

(3)产褥期:密切观察子宫收缩及阴道出血情况,加强护理,防止产后出血。遵医嘱继续用保肝药物治疗;继续选用对肝脏损害小的抗生素,如头孢菌素或氨苄西林等;**回奶不用雌激素**,可口服生麦芽或用皮硝外敷乳房。指导新生儿喂养,HBsAg 阳性产妇可以母乳喂养,HBeAg 阳性产妇不宜母乳喂养,应指导人工喂养;新生儿出生后 12 小时内和 1 个月时各肌注乙肝免疫球蛋白(HBIG 100IU),出生后 24 小时内、1 个月、6 个月分别注射乙肝疫苗 30 μg、10 μg、10 μg。

4. 重症肝炎的护理 **重型肝炎直接威胁着母儿的生命安全,是肝炎孕产妇死亡的主要原因,必须协助医师积极处理**。

(1)防治肝性脑病:重型肝炎患者肝脏解毒功能减弱,蛋白质代谢异常,极易出现肝性脑病。必须限制蛋白质摄入,增加糖类摄入;保持大便通畅,减少肠道内游离氨及毒素吸收;禁用肥皂水灌肠,可用醋灌肠,以减少肠内氨吸收;可遵医嘱给予新霉素口服,抑制大肠杆菌,减少游离氨及其他毒素形成;有肝性脑病前驱症状者,遵医嘱给予降氨药物,改善脑功能。

(2)预防处理 DIC:密切观察患者的凝血功能变化,尽早发现凝血机制障碍或 DIC 征象;遵医嘱给予肝素抗凝治疗时,应密切观察有无出血倾向。待病情控制 24 小时后,做好剖宫产的术前准备工作。

5. 心理护理 向孕产妇及家属讲解肝炎患者消毒隔离的重要性,争取患者及家属的理解与配合,帮助孕产妇消除自卑心理。产妇提供安静、舒适的待产环境,满足其生活需要,关心、安慰、鼓励产妇,消除产妇因隔离而引起的紧张、恐惧心理。对失去子女的孕产妇多加安慰,接受现实,积极治疗,对未来充满希望。

6. 健康指导

(1)增强预防疾病意识:让孕妇了解肝炎的传播方式、传染途径,积极应对疾病带来的危害。

(2)加强围生期保健:重视产前检查,加强乙肝的传染期管理,严格消毒隔离;孕期加强营养,摄入富含蛋白质、糖类和维生素的食物,避免因营养不良增加对肝炎病毒的易感性。

(3)指导避孕:乙型肝炎病毒携带者约 40% 为母婴传播,已患病毒性肝炎的育龄妇女应避孕,待肝炎痊愈后至少半年、最好 2 年后再怀孕。

(六)护理评价

经过治疗与护理,患者是否达到:①妊娠分娩期间舒适感增加,心情平稳。②在妊娠期与产后没有出现产后大量出血。③新生儿未感染病毒性肝炎。④能描述病毒性肝炎的预防隔离措施,配合治疗。

三、糖尿病孕产妇的护理

案例导入

张女士,32岁,宫内妊娠29周,孕1产0。近两周来饭量明显增加,并出现多饮(每日饮水3500~5000 mL)、尿量较平时明显增多。今日门诊产前检查,葡萄糖筛查试验结果:9.4mmol/L。既往体健,否认糖尿病、肺部疾病、心脏疾病等病史,其母亲有糖尿病。

请思考:

1. 张女士最可能出现了什么情况?

2. 为确诊还应行哪些检查?

3. 应给予张女士哪些主要的护理措施?

(一)概述

糖尿病是一组以慢性血糖水平增高为特征的代谢疾病群。由于胰岛素分泌缺陷和(或)胰岛素作用缺陷而引起的糖、蛋白质、脂肪代谢异常。久病可引起眼、肾、神经、血管、心脏等组织的慢性进行性病变,导致功能缺陷及衰竭。

妊娠合并糖尿病包括下列两种类型。

(1)妊娠前已被确诊的糖尿病妇女合并妊娠或妊娠前糖耐量异常,妊娠后发展为糖尿病,分娩后仍为糖尿病的患者,该类型者不足20%。

(2)妊娠期糖尿病(gestational diabetes mellitus,GDM)指妊娠过程中初次发生的任何程度的糖耐量异常,不论是否需用胰岛素治疗,不论分娩后这一情况是否持续,均可诊断为GDM,占妊娠合并糖尿病总数中的80%以上。一部分GDM妇女分娩后血糖恢复正常,而有些患者在产后5~10年有发生糖尿病的危险,故应定期随诊。

妊娠合并糖尿病属高危妊娠,可增加与之有关的围生期疾病的患病率和病死率。由于胰岛素药物的应用,糖尿病得到了有效的控制,围生儿死亡率下降至3%,但糖尿病孕妇的临床经过复杂,母婴并发症仍较高,必须予以重视。

【妊娠、分娩对糖尿病的影响】

1. 妊娠期　比较容易发生酮症酸中毒。血容量增加,血液稀释,胰岛素相对不足;胎盘分泌的激素(胎盘生乳素、雌激素、孕激素等)在周围组织中具有抗胰岛素作用;胎盘生乳素还具有脂解作用,使脂肪分解成糖类及脂肪酸。

2. 分娩期　容易发生酮症酸中毒。因宫缩大量消耗糖原以及产妇进食减少所致。

3. 产褥期　容易发生低血糖。原因是胎盘排出及全身内分泌激素逐渐恢复到非妊娠期水平,使胰岛素的需要量相应减少。

【糖尿病对妊娠、分娩的影响】

糖尿病对母儿的危害及其程度取决于糖尿病病情及血糖控制水平。

1. 对孕妇的影响

(1)由于糖尿病妇女代谢紊乱、卵巢功能障碍、月经不调及各种急、慢性并发症的影响,其不孕症的发生率约为2%。

(2)高血糖可使胚胎发育异常,甚至胚胎死亡、流产,糖尿病妇女自然流产发生率达

15%～30%,多发生在孕早期。

(3)妊娠期高血压疾病发生率为正常妇女的 3～5 倍,当并发肾脏疾病时,其发生率高达 50%以上。因糖尿病可导致血管病变,患者的小血管内皮细胞增厚,管腔狭窄,组织供血不足,孕妇及围生儿预后较差。

(4)糖尿病孕妇抵抗力下降,易合并感染,以泌尿系统感染最为常见,且感染后易引发酮症酸中毒。

(5)羊水过多的发生率较非糖尿病孕妇高 10 倍以上,可能与胎儿高血糖、高渗透利尿导致胎尿排出增多有关。又可增加胎膜早破、早产的发生率。

(6)糖尿病孕妇巨大胎儿发生率高,导致头盆不称、宫缩乏力增加,剖宫产率升高。经阴道分娩时难产的机会增加,导致一系列的产伤。

(7)糖尿病孕妇葡萄糖利用不足,能量不够,导致子宫收缩乏力,产后出血率增加。

2.对胎儿、新生儿的影响　巨大儿、胎儿生长受限、低体重儿、早产、死胎、死产等发生率升高。新生儿低血糖、低血钙、新生儿呼吸窘迫综合征发生率高,新生儿死亡率高。

(二)护理评估

【健康史】

评估糖尿病病史及糖尿病家族史,有无复杂性外阴阴道假丝酵母菌病、不明原因反复流产、死胎、巨大儿等不良孕产史等;本次妊娠经过、病情控制及目前用药情况;有无胎儿偏大或羊水过多等潜在高危因素。同时,注意评估有无肾、心血管系统及视网膜病变等合并症情况。

【身体状况】

1.症状　妊娠期有多饮、多食、多尿症状,重症者症状明显。或外阴阴道假丝酵母菌感染反复发作,评估孕妇有无外阴瘙痒、皮肤疖肿、毛囊炎等。评估糖尿病孕妇有无产科并发症,如低血糖、高血糖、妊娠期高血压疾病、酮症酸中毒、感染等,确定胎儿宫内发育情况,注意有无巨大儿或胎儿生长受限。分娩期重点评估孕妇有无低血糖及酮症酸中毒症状,如心悸、出汗、面色苍白、饥饿感或出现恶心、呕吐、视力模糊、呼吸快且有烂苹果味等。评估静脉输液的性质与速度。监测产程的进展、子宫收缩、胎心音、母体生命体征等有无异常。产褥期主要评估有无低血糖或高血糖症状,有无产后出血及感染征兆,评估新生儿状况。

2.体征　孕妇体重>90 kg。伴有羊水过多、巨大儿等。

3.评估糖尿病的严重程度及预后　根据患者糖尿病的发病年龄,病程长短以及有无血管病变等进行分期(White 分类法),有助于判断病情的严重程度及预后。

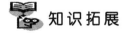 知识拓展

妊娠合并糖尿病的分期(White 分类法)

分期	标准
A 级	妊娠期出现或发现的糖尿病
B 级	显性糖尿病,20 岁以后发病,病程<10 年
C 级	发病年龄 10～19 岁,或病程达 10～19 年
D 级	10 岁前发病,或病程≥20 年,或合并单纯性视网膜病

分期	标准
F 级	糖尿病性肾病
R 级	眼底有增生性视网膜病变或玻璃体积血
H 级	合并冠状动脉粥样硬化性心脏病
T 级	有肾移植史

【心理—社会支持状况】

由于糖尿病疾病的特殊性,应评估孕妇及家人对疾病知识的了解程度,认知态度,有无焦虑、恐惧心理,社会及家庭支持系统是否完善等。如不幸新生儿有畸形或生命危险甚至死亡,应评估产妇及家属对此事件的反应。

【辅助检查】

两次或两次以上空腹血糖高于 5.8 mmol/L,可诊断为糖尿病;糖筛查试验应在妊娠 24～28 周左右进行,试验阳性应检查空腹血糖;口服葡萄糖耐量试验(OGTT)检查结果任何两项或两项以上超过正常值,即可诊断为妊娠期糖尿病,仅一项异常诊断为糖耐量异常。

(三)护理诊断及医护合作性问题

1. 有感染危险　与糖尿病患者白细胞多功能缺陷有关。

2. 有胎儿受伤危险　与巨大儿、早产、手术产等有关。

3. 焦虑　与担心身体状况、胎儿预后有关。

4. 知识缺乏　缺乏糖尿病饮食控制及胰岛素使用的相关知识。

5. 潜在并发症　主要有低血糖、产后出血。

(四)护理目标

(1)孕产妇能够了解妊娠与糖尿病之间的相互影响。

(2)住院期间未出现感染症状。

(3)孕产妇能够描述控制血糖的方法和措施。

(4)顺利度过妊娠期、分娩期和产褥期,母儿一般状况良好。

(五)护理措施

1. 非妊娠期　糖尿病妇女在妊娠前应详细咨询医师,确定病情严重程度。妊娠前已有严重的心血管病史、肾功能减退、眼底有增生性视网膜炎等,不宜妊娠,若已妊娠应尽早终止;器质性病变较轻、血糖控制良好者,可在积极治疗、密切监护下继续妊娠。

2. 妊娠期

(1)一般护理:指导孕妇充分休息、适当运动、合理饮食。**理想的饮食控制目标是:餐后 1 小时血糖值低于** 8 mmol/L,建议孕妇每日摄入热量 150 kJ/kg(36 kcal/kg),其中糖类 40%～50%,蛋白质 20%～30%,脂肪 30%～40%;补充维生素、钙及铁;适当限制食盐摄入量。

(2)心理护理:态度和蔼地与患者交流,鼓励糖尿病孕产妇说出自己的担心和释放焦虑;糖尿病孕妇担心自己无法完成母性任务,如妊娠失败、婴儿死亡或产下畸形儿等,自尊心会受到打击,护士应表示理解与同情,协助澄清错误观点;及时告知医护计划,让患者充满信心,调动产妇积极性,主动积极配合护理。

(3)**指导孕妇正确控制血糖**:①**饮食控制**,保证充足热量和蛋白质的摄入,最好少食多餐,让孕妇血糖在正常范围内且无饥饿感。②**运动治疗**,适当的运动可降低血糖,方式可选择极轻度运动(如散步)和轻度运动(如中速步行),每日至少 1 次,每次 20~40 分钟,于餐后 1 小时进行。③**遵医嘱用药**,遵医嘱选用短效和中效胰岛素,忌用口服降糖药,不用磺脲类降糖药,以免导致胎儿、新生儿低血糖,巨大胎儿,胎儿畸形等。④**病情监测**,糖尿病允许妊娠者,孕期应加强监护,需内科、产科医护人员密切合作,共同监测糖尿病病情和产科方面的变化。⑤**定期产前检查**,糖尿病病情较轻者,应每隔 1~2 周检查 1 次,除全面检查外,注意胰岛素控制血糖的情况及血糖、尿常规、尿素氮、眼底等变化。有特殊情况时增加检查次数。

(4)加强胎儿监护:了解胎儿的健康状况,测量宫底高度、腹围,及时发现巨大胎儿;B 型超声监测胎儿生长发育情况;指导孕妇自测胎动,若 12 小时胎动数少于 10 次,表示胎儿宫内缺氧,应及时告知医护人员;胎儿电子监护,了解胎儿宫内储备能力。如胎儿宫内状况良好,应等待至妊娠 38~39 周终止妊娠。

3.分娩期

(1)选择合适的分娩时间及分娩方式:①分娩时间选择,若血糖控制良好,孕期无合并症,胎儿宫内状态良好,一般可等待至妊娠 38~39 周终止妊娠。②分娩方式选择,剖宫产术适用于巨大儿、胎盘功能不良、糖尿病病情严重、胎位异常或其他产科指征者。若胎儿发育正常,宫颈条件较好,则适宜阴道分娩。

(2)**分娩中的监测和处理**:①**促使胎肺成熟**,引产或剖宫产前按医嘱静滴地塞米松 10~20 mg,连用 2 日,减少新生儿呼吸窘迫综合征发生。②**密切观察产程**,注意观察宫缩、胎心变化,有条件者给予连续胎心监护,避免产程延长,如产程进展缓慢或出现胎儿宫内窘迫,应及时通知医生,并做好阴道助产或剖宫产准备。③**防止低血糖**,剖宫产或阴道分娩当日晨胰岛素的用量一般仅为平时的一半,应每 2 小时监测血糖、尿糖和尿酮体,以便及时调整胰岛素的用量,使血糖不低于 5.6 mmol/L;阴道分娩时鼓励孕妇进食,保证热量供应。④**预防产后出血**,按医嘱于胎肩娩出时,给予缩宫素 20 U 肌肉注射。

4.产褥期

(1)产妇的护理:防止低血糖,产后密切观察有无低血糖表现,如发现出汗、脉搏快等症状应给糖水或静注 5% 葡萄糖 40~60 mL,并通知医生。**分娩后 24 小时内胰岛素减至原用量的 1/2,48 小时减少到原用量的 1/3**,产后需重新评估胰岛素的需要量;应注意子宫收缩情况、恶露量等,鼓励早接触、早吸吮,预防产后出血;保持腹部及会阴伤口清洁,遵医嘱继续应用广谱抗生素,预防感染,适当推迟创口拆线时间。

(2)**新生儿的护理**:无论体重大小均按早产儿护理,注意保暖、吸氧、早开奶。密切观察有无低血糖、低血钙、高胆红素血症及新生儿呼吸窘迫综合征等症状,**新生儿娩出 30 分钟开始定时滴服 25% 葡萄糖液,预防新生儿低血糖**。

(六)健康指导

1.制订康复计划　指导患者坚持进行饮食控制及运动治疗。定期监测血糖,指导产妇定期接受产科和内科复查。

2.指导避孕　糖尿病产妇产后应长期避孕,宜使用安全套或手术结扎。

3.喂养护理　接受胰岛素治疗的母亲,哺乳不会对新生儿产生不利影响,应鼓励母乳喂养,并注意加强乳房护理。

四、贫血孕产妇的护理

(一)概述

贫血是由多种病因引起,通过不同的病理过程,使人体外周血红细胞容量减少,低于正常范围下限的一种常见的临床症状。常以血红蛋白浓度作为诊断标准。WHO 最近资料表明,50%以上孕妇合并贫血,而缺铁性贫血最为常见,占妊娠期贫血的 95%。由于胎儿生长发育及妊娠期血容量增加,对铁的需要量增加,尤其在妊娠后半期,孕妇对铁摄取不足或吸收不良,均可引起贫血。

【妊娠期贫血诊断标准】

由于妊娠期血液系统的生理变化,妊娠期贫血的诊断标准不同于非孕期妇女。如血红蛋白<100 g/L,红细胞计数<3.5×10^{12}/L 或血细胞比容<0.30,即可诊断妊娠期贫血。

【妊娠期贫血分度】

妊娠期贫血的程度一般可分为 4 度,轻度:RBC$(3.0 \sim 3.5) \times 10^{12}$/L,Hb 91~100 g/L;中度:RBC$(2.0 \sim 3.0) \times 10^{12}$/L,Hb 61~90 g/L;重度:RBC$(1.0 \sim 2.0) \times 10^{12}$/L,Hb 31~60 g/L;极重度:RBC$\leqslant 1.0 \times 10^{12}$/L,Hb$\leqslant 30$ g/L。

【妊娠期贫血对母儿的影响】

1.对孕妇的影响　贫血孕妇的抵抗力低下,对分娩、手术和麻醉的耐受能力差,即使是轻度或中度贫血,孕妇在妊娠和分娩期间的风险也会增加。重度贫血可导致贫血性心脏病、妊娠期高血压疾病性心脏病、产后出血、失血性休克、产褥感染等并发症的发生,危及孕产妇生命。

2.对胎儿影响　因孕妇骨髓和胎儿在竞争摄取孕妇血清铁的过程中,胎儿组织占优势。而铁通过胎盘由孕妇运至胎儿是单向性运输,因此,胎儿缺铁程度不会太严重。若孕妇缺铁严重时,经胎盘供氧和营养物质不足,容易导致胎儿生长受限、胎儿宫内窘迫、早产、死胎或死产等不良后果。

📖 知识拓展

孕妇缺铁性贫血是怎样发生的?

由于妊娠期血容量增加及胎儿生长发育的需求,对铁的需要量明显增加,孕妇每天需铁至少 4 mg。而每日饮食中含铁 10~15 mg,吸收率仅为 10%,即 1~1.5 mg,妊娠晚期铁的最大吸收率虽达 40%,但仍不能满足需求,若不补充铁剂,容易耗尽体内储存铁而造成贫血。

(二)护理评估

【健康史】

评估既往有无月经过多等慢性失血性病史,有无长期偏食、孕早期呕吐、胃肠功能紊乱导致的营养不良病史等。

【身体状况】

1.症状　轻度贫血者多无明显症状,严重贫血者可表现为头晕、乏力、耳鸣、心悸、气短、面色苍白、倦怠、食欲不振、腹胀、腹泻等症状,甚至出现贫血性心脏病、妊娠期高血压疾病性心肌病、胎儿生长受限、胎儿窘迫、早产、死胎等并发症的相应的症状。同时,由于贫血,孕产妇机体抵抗力低下容易导致各种感染性疾病的发生。

考点链接

孕妇最易并发哪种贫血(　　　)

A.恶性贫血　　　　B.缺铁性贫血　　　　C.再生障碍性贫血

D.溶血性贫血　　　　E.以上都不是

解析:孕妇因血容量增加及胎儿生长发育的需求,对铁的摄入量增加,当铁的摄入不足时,易导致缺铁性贫血。故正确选项应为 B。

2.体征　皮肤黏膜苍白,毛发干燥、无光泽、易脱落,指(趾)甲脆薄易裂或反甲(指甲呈勺状)、并可伴发口腔炎、舌炎等,部分孕妇出现脾脏轻度肿大。

【心理—社会支持状况】

评估孕妇及家人对缺铁性贫血病症的认知情况,以及家庭、社会支持系统是否完善等。

【辅助检查】

血红蛋白<100 g/L,血细胞比容<0.30 或红细胞计数$<35\times10^{12}$/L,则可诊断为妊娠期贫血;孕妇血清铁<6.5 μmol/L,为缺铁性贫血。

(三)常见护理诊断及医护合作性问题

1.活动无耐力　与贫血引起的疲倦有关。

2.有受伤的危险　与贫血引起的头晕、眼花等症状有关。

3.潜在并发症　主要有贫血性心脏病、胎儿生长受限等。

(四)护理目标

(1)孕妇及家属了解合理饮食的重要性并积极配合。

(2)母儿顺利度过妊娠期、分娩期,一般状况良好。

(五)护理措施

1.预防　妊娠前积极治疗慢性失血性疾病,改变长期偏食、挑食等不良饮食习惯,适度增加营养,鼓励进食含铁丰富的食物,如动物肝脏、瘦肉、蛋类、葡萄干及菠菜、甘蓝等深色蔬菜,并注意饮食的搭配。必要时补充铁剂,以增加铁的储备。

2.妊娠期

(1)一般护理:建议贫血孕妇适当活动,避免过劳;建议孕妇摄取高铁、高蛋白质及高维生素 C 食物;保持病房清洁干燥,注意与其他患感染性疾病孕产妇隔离,必要时使用抗生素预防感染。

(2)正确服用铁剂:遵医嘱补充铁剂,应首选口服制剂,**补充铁剂的同时服维生素 C 及稀盐酸可促进铁的吸收。铁剂对胃黏膜有刺激作用,可引起恶心、呕吐、胃部不适等症状,指导饭后或餐中服用铁剂。由于铁与肠内硫化氢作用而形成黑色便,应予以解释。**对于妊娠末期重度缺铁性贫血或口服铁剂胃肠道反应较重者,可采用深部肌内注射法补充铁剂。

(3)加强产前检查:妊娠晚期应重点复查血常规,注意评估胎儿宫内发育情况。

3.分娩期　保持病房清洁干燥,注意与其他患感染性疾病孕产妇隔离。必要时使用抗生素预防感染。临产前给予止血药维生素 K_1、安络血、维生素 C 等药物并备新鲜血;严密观察产程,第二产程酌情给予阴道助产;预防产后出血,胎儿前肩娩出时,立即遵医嘱肌肉注射或静脉注射宫缩剂,加强宫缩,减少出血。

4.产褥期　密切观察子宫收缩及阴道流血,继续应用抗生素预防和控制感染,补充铁剂,纠正贫血。严重贫血或有严重并发症者,不宜哺乳。

(六)健康指导

1.提供知识　加强宣教,使孕产妇能够积极地应对缺铁性贫血对身心的影响,掌握自我保健措施。注意保持会阴部清洁,预防感染。

2.合理饮食、加强营养　建议孕妇摄取高铁、高蛋白质及高维生素 C 食物,以改善体内缺铁,但应注意饮食的搭配。

3.指导母乳喂养　一般情况鼓励母乳喂养。重度贫血不宜哺乳者,详细分析病情后指导产妇及家人掌握人工喂养的方法。采取正确的回奶方法。

课后练习

【A1 型题】(以下每一道题下面有 A、B、C、D、E 五个备选答案,请从中选出一个最佳答案)

1.糖尿病对妊娠的影响不正确的是(　　)

A.受孕机率增加

B.羊水过多的发生率增加

C.妊高征的发生率增加

D.泌尿生殖道的感染机会增加

E.巨大儿的发生率增加

2.妊娠期孕妇血容量达高峰值是在(　　)

A.孕 7～8 周

B.孕 14～16 周

C.孕 22～24 周

D.孕 32～34 周

E.孕 34～36 周

3.心脏病孕妇在整个妊娠期平均体重增加不宜超过(　　)

A.10kg　　　B.11kg　　　C.12kg　　　D.15kg　　　E.20kg

4.妊娠合并病毒性肝炎,临近分娩期有出血倾向可用(　　)

A.缩宫素

B.麦角新碱

C.维生素 B

D.维生素 E

E.维生素 K

5.妊娠合并重症病毒性肝炎,口服新霉素的目的是(　　)

A.预防及治疗 DIC

B.预防感染

C.防治产后出血

D.抑制大肠杆菌、减少游离氨的生成

E.预防胎儿、新生儿感染

6.风湿性心脏病孕妇发生早期心力衰竭的可靠依据是(　　)

A.踝部有凹陷性水肿

B.休息时心率超过 100 次/分

C.时常感胸闷

D.上呼吸道感染

E.休息时呼吸超过 20 次/分

7. 妊娠合并心脏病,在分娩期使用抗生素的原则是(　　)

A. 无感染征象不用抗生素

B. 出现发热、白细胞升高,可使用抗生素

C. 有胎膜早破时应给抗生素

D. 产程开始应给抗生素直至产后一周左右,无感染征象时停药

E. 有胎膜残留为预防感染给抗生素

8. 妊娠合并心脏病,于分娩期为减轻心脏负担应(　　)

A. 是否有产科指征,到预产期都应做剖宫产

B. 为缩短产程,第一产程应给静脉缩宫素加强宫缩

C. 第二产程避免心力衰竭,适当应用哌替啶镇静剂

D. 胎儿娩出后,产妇腹部放置 1～2 kg 重砂袋持续 24 小时

E. 为预防产后出血,胎儿娩出后注射麦角新碱

9. 下述哪项不属于乙型病毒性肝炎母婴传播途径(　　)

A. 粪—口传染　　　　　　　　　　　　B. 经胎盘传染

C. 乳汁传染　　　　　　　　　　　　　D. 密切生活接触传染

E. 分娩时胎儿经过母亲产道接触分泌液或血液传染

10. 妊娠合并肝炎对母儿影响哪项不正确(　　)

A. 妊娠早期时可加重妊娠反应　　　　　B. 产后出血发病率增高

C. 母亲 HBsAg 阳性,新生儿全为阳性　　D. 胎儿畸形发生率约增高 2 倍

E. 易发生早产

11. 预防新生儿低血糖的主要措施是(　　)

A. 尽早喂养　　　　　　　　　　　　　B. 静脉补液

C. 监测血糖　　　　　　　　　　　　　D. 观察病情

E. 注意保暖

【A2 型题】(每一道题是以一个小案例出现的,其下面都有 A、B、C、D、E 五个备选答案,请从中选择一个最佳答案)

12. 孕妇,26 岁,妊娠 7 个月。近来出现面色苍白、倦怠、心悸,伴恶心。心率 110 次/分,律齐,双下肢水肿。血象:白细胞 $4.0×10^9$/L,血红蛋白 50 g/L,血清铁 5.5 μmol/L,平均红细胞体积(MCV)70fl,红细胞平均血红蛋白浓度(MCHC)27%。首选的治疗方案是(　　)

A. 多食富含铁的食物　　　　　　　　　B. 肌内注射维生素 B_{12}

C. 口服硫酸亚铁　　　　　　　　　　　D. 肌内注射右旋糖酐铁

E. 卧床休息

13. 妊娠合并心脏病孕妇,心功能Ⅲ级,行剖宫产术。术后安全返回病房,子宫收缩好,血压正常,护士给予产妇的正确护理措施是(　　)

A. 清淡饮食,防止便秘　　　　　　　　B. 尽早协助哺乳,促进子宫收缩

C. 不宜再妊娠,产后 42 天后行绝育术　　D. 产后 3 天按医嘱应用抗生素

E. 产后 72 小时内严密观察生命体征及心功能变化,防止心衰发生

14. 孕妇 30 岁,现孕 39 周,心肌病 2 年,心功能Ⅰ级。查:血压 120/85 mmHg,脉搏 86 次/分,呼吸 19 次/分,胎位及骨盆正常,现足月临产 8 小时,胎心率 153 次/分,宫口开大 3 cm。该产

妇下列哪项护理措施正确（　　　）

    A.产程中尽量使产妇安静,适当应用镇静剂　B.缩宫素点滴,加强宫缩

    C.立即剖宫产　　　　　　　　　　　　　D.快速给西地兰预防心衰

    E.立即行人工破膜

15.初产妇,妊娠合并心脏病,产后心功能Ⅱ级。护士实施的护理措施不包括（　　　）

    A.产后3天严密观察心力衰竭的表现　　　B.按医嘱应用抗生素至产后1周

    C.不宜母乳哺喂养　　　　　　　　　　　D.进食富含纤维素食物,预防便秘

    E.可在产后10天出院

16.初孕妇,24岁,妊娠28周。近期常感疲乏、无力及心悸。查体:面色苍白,血压正常,心率100次/分,心尖区Ⅱ级收缩期杂音,胎心音正常。血红蛋白80 g/L,红细胞计数2.5×10^9/L,血清铁6.5 μmol/L,白细胞及血小板计数正常。该患者的诊断是（　　　）

    A.妊娠合并再生障碍性贫血　　　　　　　B.妊娠合并巨幼红细胞性贫血

    C.妊娠合并早期心力衰竭　　　　　　　　D.妊娠合并缺铁性贫血

    E.妊娠合并心脏病

17.孕妇,30岁,G1P0,妊娠30周。检查:血压120/80 mmHg,下肢水肿(+),心率80次/分,心律齐,心尖区Ⅱ级舒张期杂音。子宫底高度18 cm,胎心率140次/分,尿蛋白(±),诊断为妊娠合并心脏病。采取的措施不正确的是（　　　）

    A.加强产前检查　　　　　　　　　　　　B.绝对卧床休息

    C.限制食盐摄入量　　　　　　　　　　　D.预防上呼吸道感染。

    E.预防妊娠期高血压疾病

【A3型题】(以下提供若干个案例,每个案例有若干个题。请根据案例所提供的信息,在每道题下面的 A、B、C、D、E 五个备选答案中选择一个最佳答案)

(18~20题共用题干)

吴女士,27岁,妊娠24周,近日自觉全身乏力,厌油腻,食欲差,恶心呕吐,到医院检查,产科情况暂无异常,化验后诊断为"乙型病毒性肝炎",入院治疗。

18.入院后,首先应对孕妇（　　　）

    A.讲解病情　　　　　　　　　　　　　　B.专人护理

    C.介绍治疗方案　　　　　　　　　　　　D.给予药物治疗

    E.讲解消毒隔离制度

19.治疗期间孕妇担心胎儿受感染,为减轻其焦虑情绪,应（　　　）

    A.鼓励引产　　　　　　　　　　　　　　B.讲解新生儿的抗乙肝免疫方案

    C.复查肝功能　　　　　　　　　　　　　D.给予家属陪伴

    E.加强胎心监护

20.此产妇的回奶不宜用（　　　）

    A.生麦芽　　　　　　　　　　　　　　　B.芒硝

    C.停止哺乳　　　　　　　　　　　　　　D.局部加压外敷

    E.雌激素

(21~24题共题干)

初产妇28岁,妊娠36周,出现恶性呕吐,血 ALT、GPT 增高,乙肝表面抗原(+)。

21.首选的诊断是（　　）

A.妊娠合并病毒性肝炎
B.妊娠合并急性胃肠炎

C.妊娠合并胆囊炎
D.妊娠合并糖尿病

E.妊娠呕吐

22.该孕妇的护理诊断,以下哪项是不正确的（　　）

A.潜在并发症:产后出血
B.有感染的危险

C.母乳喂养中断
D.知识缺乏

E.潜在并发症:心力衰竭

23.该孕妇应采用下述哪项护理措施（　　）

A.隔离休息,保肝治疗,继续妊娠
B.卧床休息,继续妊娠

C.保肝治疗1周后,终止妊娠
D.立即隔离,引产终止妊娠

E.立即剖宫产,防止肝脏负担继续加重

24.该孕妇产后护理措施中,下述哪项是不正确的（　　）

A.肌内注射缩宫素
B.雌激素回乳

C.新生儿注射乙型肝炎免疫球蛋白
D.给予广谱抗生素

E.继续给予保肝药物治疗

（25～26题共用题干）

患者,女性,29岁,妊娠7个月。产前检查的尿液化验结果提示尿糖（＋＋＋）,血标本检查结果示空腹血糖7.5mmol/L,餐后2小时血糖16.4mmol/L,诊所为妊娠合并糖尿病。

25.该患者最适宜的治疗是（　　）

A.饮食控制和运动疗法
B.运动治疗

C.口服降糖治疗与饮食控制结合
D.口服降糖药治疗

E.胰岛素注射治疗

26.护士告诉患者如果治疗中出现极度乏力、出冷汗、头晕、心悸等,最有可能发生的情况是（　　）

A.急性左心衰竭
B.妊娠高血压

C.高血糖反应
D.低血糖反应

E.糖尿病酮症酸中毒

（霍枚玫）

任务四　高危妊娠管理

学习目标

1.掌握高危妊娠的概念及范畴。

2.熟悉高危妊娠的护理评估及监护措施。

3.了解胎盘功能测定及高危妊娠的筛查指标。

4.学会识别高危妊娠,并能根据检查结果初步判断胎儿宫内安危及胎儿成熟度。

5.具有良好的职业道德和责任心,关爱母儿健康,重视高危孕妇管理的意识。

一、概述

 案例导入

张女士,妊娠 16^{+5} 周,来医院检查和建卡。医生详细了解张女士病史,她今年 27 岁,流产过 3 次。并为她做了体检,体重 39.3 kg,身高 162 cm。检查后医师在她的产前检查记录单上盖了个红色的"高危管理"印章。张女士认为她现在处于最佳生育年龄,不应该算高危。

请思考:

1. 张女士是否属于高危妊娠?

2. 针对张女士情况,目前需行何项检查?

3. 应如何对张女士进行健康指导?

高危妊娠是指妊娠期有某种并发症、合并症及个人或社会不良因素可能危害孕妇、胎儿和新生儿或导致难产者。具有高危妊娠因素的孕妇,称为高危孕妇。

从母婴护理角度看,加强对高危孕妇的系统管理继而监护,了解胎儿在子宫内的安危,及早发现高危儿并及时给予处理,对早期发现遗传性疾病、降低围产儿死亡率和减少先天缺陷都具有重要意义。

高危妊娠基本包括所有的病理产科,含有下列因素之一都属于高危妊娠的范畴。

(一)个人因素

1. 孕妇年龄 <16 岁或>35 岁。年龄太小,孕妇的身体和心理尚未发育成熟,不利于妊娠和分娩;年龄过大,卵子中染色体畸变的机会增加,容易发生流产、畸胎或死胎,妊娠和分娩过程中发生妊娠期高血压疾病、产力异常等的机会也增多,难产率增高。

2. 身高和体重 孕妇身高<140 cm,孕前体重<40kg 或>70 kg。身材矮小者易并发骨盆狭窄;体型矮胖者易发生妊娠期高血压疾病、难产等。

3. 异常妊娠和分娩史 如自然流产、异位妊娠、早产、死产、难产、剖宫产、新生儿异常情况史(新生儿死亡、溶血性黄疸、畸形、先天性疾病、遗传性疾病)等。

4. 不良卫生习惯 如孕妇有吸烟、饮酒等不良卫生生活习惯。孕妇吸烟或被动吸烟,可使子宫及胎盘血管收缩,影响胎儿发育,导致新生儿出生体重过低、大脑发育迟缓、先天性心脏病等,而且流产、死胎、早产、新生儿死亡的发生率增加;酒后受孕可以导致胎儿发育迟缓、智力低下。

(二)家庭及社会因素

1. 周围环境 周围环境中的某些理化因素可影响受孕的质量,不利于优生。如高温环境可使男性精子减少、活力降低,畸形增加;放射线照射可引起染色体畸变或基因突变,导致胎儿畸形;致病微生物所致的宫内感染可导致出生缺陷等。

2. 家庭经济条件 家庭收入低下,孕妇和胎儿的营养供应难以得到保障;居住条件差,孕(产)妇缺乏良好的修养环境,不利于妊娠和产后康复。

(三)疾病因素

1. 内、外科合并症 合并心脏病、糖尿病、高血压、肾病、肝炎、甲亢、贫血、恶性肿瘤、精神异常等,可对孕妇健康和胎儿宫内发育造成不利影响。

2.本次妊娠异常情况　如妊娠早期接触大量放射线、化学性毒物或服用过对胎儿有影响的药物；妊娠期并发妊娠期高血压疾病、前置胎盘、胎盘早剥、羊水过多、多胎妊娠、胎膜早破、胎位异常、过期妊娠等。

二、高危妊娠监护

根据卫生部的要求，国内已普遍实行了孕产期系统保健三级管理，推广使用孕（产）妇系统保健手册，着重对高危妊娠进行筛查、监护和管理。高危妊娠的监护包括婚前、孕期的保健咨询工作，对不宜结婚或不宜生育者做好说服教育工作，孕期及早孕期的优生咨询及产前诊断工作；于孕中期即开始筛查妊娠并发症或合并症；孕晚期监护及评估胎儿生长发育及安危情况，监测胎儿-胎盘功能及评估胎儿成熟度。对于高危孕妇，基层医院要尽早发现、专册登记，并及早转送上一级医院诊治。上级医院应酌情增加产前检查次数，在全面衡量高危因素对母婴的影响程度之后，结合胎儿、胎盘单位功能的监测和胎儿成熟度的预测，选择对母婴最有利的分娩方式。不断提高高危妊娠的检出率、随诊率、住院分娩率是降低孕（产）妇死亡率、围生儿死亡率、病残儿出生率的重要手段和措施。

(一)人工监护

1.确定胎龄　计算预产期，是估计胎龄和胎儿大小应用最普遍的方法。也可以根据末次月经、早孕反应时间、胎动时间等加以推算。

2.测量宫高和腹围　连续动态测量宫高和腹围，估计胎龄及胎儿大小，从而判断胎儿宫内发育情况。宫底高度是指耻骨联合上缘到宫底的弧形长度。腹围是指下腹最膨隆处绕脐一周的周径。通过测量孕妇的宫底高度和腹围可估算胎儿的大小，简易的方法为：宫高（cm）×腹围（cm）＋200＝胎儿体重（g）。

3.监护胎心率及胎动　胎心听诊是临床普遍使用的最简单而且有效的方法。正常胎心率为120~160次/分，<120次/分或>160次/分均为异常，可用听诊器或多普勒监测，判断胎儿是否成活，有无缺氧。**胎动计数可了解胎儿在宫内的状态，是判断胎儿宫内安危的主要临床指标。**孕妇每日早、中、晚各数1小时胎动，3次次数相加乘以4为12小时胎动数。若12小时胎动计数>30次为正常，<10次/12小时提示胎儿宫内缺氧。

4.妊娠图动态监护　每次产前检查所得的宫底高度、腹围、血压、体重、胎头双顶径、胎心率等标记在妊娠图上并绘制成曲线，观察妊娠动态变化。

考点链接

孕妇，28岁。妊娠30周。为了胎儿的健康安全，产前检查时护士教会孕妇做胎动计数，并嘱咐12小时胎动计数少于多少次时应及时就诊（　　　）

A.10次　　B.20次　　C.30次　　D.40次　　E.50次

解析：胎动计数的方法：每日早、中、晚各数1小时胎动，12小时胎动累计不能小于10次。凡12小时内胎动累计数小于10次，或逐日下降大于50%而不能恢复者，均应视为子宫胎盘功能不足，胎儿有宫内缺氧的危险，应及时就诊。故正确答案应该选A。

(二)仪器监护

【B超检查】

最早可在妊娠5周时见到妊娠囊，从妊娠22周起，胎头双顶径每周增加约0.22 cm；连续动态观察胎头双顶径,估计妊娠周数和胎儿大小。胎头双顶径值>8.5 cm,提示胎儿成熟,足月时为 9.3 cm。还可通过测量头臀径、股骨长度、胸径和腹径综合判断。

【胎儿电子监护】

胎儿电子监护仪已在临床广泛应用,用于观察胎心率及预测胎儿宫内储备能力。其优点是不受宫缩影响,连续观察并记录胎心率的动态变化,并能反映胎心率、胎动及宫缩三者之间的关系,据不同图形判定胎儿安危。

1.胎心率的监测

(1)基线胎心率:指在无胎动、无宫缩或宫缩间歇时记录的胎心率曲线。从每分钟心搏次数及胎心率变异两方面对胎心率基线进行估计。胎心率>160 次/分或<120 次/分,历时 10 分钟,分别称为心动过速或心动过缓。胎心率变异是指胎心率有小的周期性波动,即基线摆动,包括胎心率的变异振幅和变异频率。波动振幅正常为 10~25 次/分,波动频率≥6 次/分。基线摆动表示胎儿在宫内有一定的储备能力,是胎儿健康的表现,若基线变平或消失,提示胎儿储备能力丧失。

(2)周期性胎心率:指与子宫收缩有关的胎心率变化。

加速:是指子宫收缩后胎心率基线暂时增加 15 次/分以上,持续时间>15 秒,是胎儿应激能力良好的表现。可能因胎儿躯干局部或脐静脉暂时受压引起。散发的、短暂的胎心率加速是无害的,若脐静脉持续受压,则进一步发展为减速。

减速:是指随宫缩出现的短暂性胎心率减慢,分为早期减速、变异减速和晚期减速 3 种。①早期减速(图 4-1):减速与子宫收缩几乎同时开始,宫缩消失,胎心率迅速恢复正常,下降幅度<50 次/分,持续时间短,恢复快。一般认为宫缩时胎头受压,脑血流量一过性减少的表现,不受孕妇的体位或吸氧而改变,目前认为早期减速多无临床意义。②变异减速(图 4-2):减速的出现或消失与宫缩无相关联系。但在出现后,下降迅速,下降幅度>70 次/分,持续时间长短不一,恢复也迅速。变异减速一般认为是宫缩时脐带受压兴奋迷走神经所致。③晚期减速(图 4-3):子宫收缩开始后一段时间(多在高峰后)才出现胎心率减速。但下降缓慢,下降幅度<50 次/分,持续时间长,恢复亦缓慢。一般认为晚期减速是胎儿缺氧的表现,应引起临床高度注意。

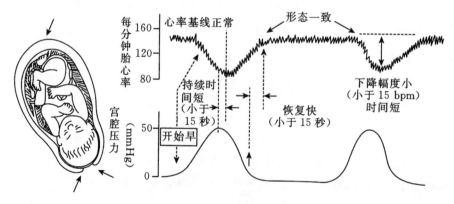

图 4-1 早期减速

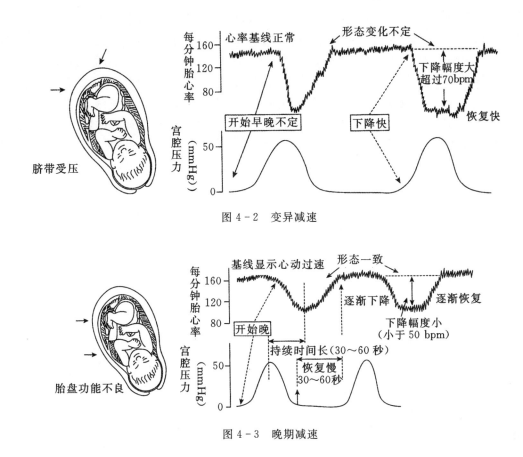

图 4 - 2　变异减速

图 4 - 3　晚期减速

2.胎儿宫内储备能力的预测

（1）无应激试验（NST）：又称胎心率加速试验（FHT），是以胎动时伴有一过性胎心率加快为基础，了解胎儿宫内储备能力。①方法：孕妇取半卧位，在腹部胎心音最强处，放置胎心监护仪探头并固定，在描记胎心率的同时，孕妇凭自觉胎动时，手按机钮在描记胎心率纸上作出记号，至少连续记录 20 分钟。②结果评定：评分 8～10 分为反应型，如无意外，胎儿在 1 周内安全；＜6 分为无反应型，可出现假阳性，应继续检测 20 分钟，如评分仍低需警惕，应查找原因（表 4 - 1）。此项试验方法简单、安全，可在门诊进行。若无胎儿监护仪，亦可用胎心听诊法与胎动次数同时进行记录分析，并可作为缩宫素激惹试验前的筛查。

表 4 - 1　NST 评分法

项目	0 分	1 分	2 分
心率基线（bpm）	＜100	100～119，＞160	120～160
摆动振幅（bpm）	＜5	5～9，＞30	10～30
加速时间（秒）	＜10″	10″～14″	≥15″
加速幅度（bpm）	＜10	10～14	≥15
胎次数	无	1～2	＞3

（2）缩宫素激惹试验（OCT）：又称宫缩应激试验（CST），是用缩宫素诱导宫缩并用胎儿监护仪记录胎心率的变化，了解胎儿胎盘储备力的试验。①方法：本试验一般在妊娠30周后进行，孕妇取半卧位，先用监护仪描记胎心率20分钟做基础记录，然后用5%葡萄糖液500 mL加入缩宫素2.5 U静脉点滴，按每分钟5～10滴速度滴入，每隔10分钟加5滴直至有规律宫缩（间隔3～4分钟，持续30～40秒）后进行监测。②结果评定：若胎心率基线有变异或胎动后胎心率加快，无晚期减速，为OCT阴性，提示胎盘功能良好，1周内无死亡的危险。若多次宫缩后连续出现晚期减速，胎心率基线变异减少，胎动后无胎心率加快，为OCT阳性，提示胎盘功能减退。因假阳性多，意义不如阴性大，可加测尿E_3值或其他检查以进一步了解胎盘功能情况。

3.胎儿心电图　如羊水过多时R波低；过期妊娠、羊水过少时R波可高达50～60 mV；振幅超过40～60 mV表示胎盘功能不全。

【羊膜镜检查】

利用羊膜镜观察羊水的性状，判断胎儿安危，当胎儿宫内缺氧时羊水中混有胎粪，呈黄色、黄绿色甚至棕黄色。

【胎儿生物物理评分】

根据胎心电子监护NST结果及B型超声监测的胎儿呼吸运动FRM、胎动FM、肌张力FT及羊水量AFV四项内容综合分析评分，以判定胎儿有无急、慢性缺氧的产前监测方法。根据Manning评分法（表4-2）来估计胎儿缺氧表现，共5项指标，每项2分，满分10分，能够比较准确反映胎儿是否缺氧。0分提示有急、慢性缺氧，2分提示有急性缺氧伴慢性缺氧，4分提示有急性缺氧或慢性缺氧，6分提示有可疑急、慢性缺氧，8分为急性或慢性缺氧的可能性小。

表4-2　Manning评分法

项目	2分（正常）	0分（异常）
无应激试验NST（20分钟）	≥2次胎动伴胎心加速≥15bpm。持续≥15秒	<2次胎动；胎心加速<15bpm，持续<15秒
胎儿呼吸运动FBM（30分钟）	≥1次，持续≥30秒	无；或持续<30秒
胎动FM（30分钟）	≥3次躯干和肢体活动（连续出现计1次）	≤2次躯干和肢体活动；无活动，肢体完全伸展
肌张力FT	≥1次躯干和肢体伸展复屈，手指摊开合拢	无活动；肢体完全伸展；伸展缓慢，部分复屈
羊水量AFV	羊水暗区垂直直径≥2 cm	<2 cm

（三）实验室监护

1.胎盘功能检查　胎盘功能检查能间接判断胎儿状态，早期发现隐性胎儿窘迫。

（1）24小时尿雌三醇（E3）测定：正常值为>15mg/24小时尿，10～15 mg/24小时尿为警戒值，<10 mg/24小时尿为危险值，提示胎盘功能低下。

（2）随意尿测雌三醇/肌酐（E/C）比值：能准确反映胎儿胎盘单位功能。E/C比值>15为正常值,10~15 为警戒值,<10 为危险值。

(3)孕妇血清胎盘生乳素(HPL)测定:采用放射免疫法。妊娠足月 HPL 值为 4~11 mg/L,若<4 mg/L 或突然降低 50%,提示胎盘功能低下。

(4)其他:如放射免疫测定孕妇血清游离雌三醇值、血清耐热性碱性磷酸酶值、缩宫素激惹试验、阴道脱落细胞学检查等均可作为胎盘功能测定的指标。

2.胎儿成熟度监测

(1)B 超检查:测量胎头双顶径,若>8.5 cm,提示胎儿已经成熟;根据绒毛膜板、基底板、胎盘光点等判断胎盘的成熟度,若见三级胎盘则提示胎儿已经成熟。

(2)羊水分析:经母体腹壁行羊膜腔穿刺,从羊膜腔内取羊水 10 mL 进行各项成熟度测定(表 4-3)。卵磷脂/鞘磷脂比值(L/S)≥2,提示胎肺已经成熟。还可进行羊水震荡试验,若两管液面均有完整的泡沫环为阳性,提示肺表面活性物质含量高,肺已成熟。

表 4-3　羊水分析各器官成熟指标

羊水中物质	成熟值	指示器官
卵磷脂/鞘磷脂(L/S)	≥2	肺
肌酐	≥176.8 μmol/L	肾
胆红素类物质值	<0.02	肝
脂肪细胞出现率	≥20%	皮肤
淀粉酶	≥450 U/L	唾液腺

3.胎儿头皮血 pH 测定　正常 pH 值为 7.25~7.35,pH 为 7.20~7.24 时胎儿可能有轻度酸中毒,pH<7.20 则胎儿有严重酸中毒存在。现临床已少用。

4.产前诊断　是指胎儿出生之前应用各种先进的科技手段,对先天性和遗传性疾病作出诊断,以便进行选择性流产和引产。

(1)B 型超声检查:能观察到胎儿有无畸形、胎儿颅骨是否完整,查明无脑儿、脑积水、脊柱裂、联体儿等。

(2)染色体核型分析:妊娠早期取绒毛或妊娠中期(16~20 周)抽取羊水行染色体核型分析,检测染色体病。

(3)基因检测:利用 DNA 分子杂交、限制性内切酶、聚合酶链反应技术检测 DNA。

(4)基因产物检测:利用羊水细胞、绒毛细胞或血液,进行蛋白质、酶和代谢产物的检测,诊断胎儿神经管缺陷、先天性代谢病等。

5.实验室检查　检查血常规、尿常规、肝功能、肾功能、出凝血时间、血小板计数、血型。必要时应查红细胞计数、血浆黏度以及凝血酶原、血纤维蛋白原等。

三、高危妊娠妇女的护理

(一)护理评估

【健康史】

询问孕妇家族中有无明显的遗传性疾病、多胎史等;了解孕妇的年龄、妊娠和分娩史、疾病史,有无吸烟、饮酒等不良生活习惯。此次妊娠经过情况;妊娠早期是否接触过化学毒物或放射线;有无妊娠合并症或并发症的症状和体征及其治疗情况等。

【身体状况】

1.症状　有无发热、心慌、呼吸困难、头晕、头痛等不适;了解胎动及宫缩情况,有无阴道流血、流液等。

2.体征　观察孕妇入院时的状态,是步行入院还是被搀扶或推送入院,表情是否痛苦,步态是否正常;了解孕妇的身高、体重、宫底高度、骨盆各径线值、胎位等有无异常;测量体温、脉搏、呼吸、血压等生命体征;检查胎心、宫缩情况,了解胎心率是否正常,子宫收缩的强度和频率等。

【心理—社会支持状况】

孕妇可因担心流产、胎儿畸形、胎儿死亡、早产等出现焦虑、恐惧;因妊娠或疾病需停止工作而烦躁不安;因自己的健康与维持妊娠相矛盾而感到无助;因不可避免的流产、死胎等而产生悲哀、沮丧等。

(二)护理诊断及医护合作性问题

1.有受伤的危险(胎儿)　与孕妇存在高危因素有关。

2.焦虑　与担心自身与胎儿的生命安全有关。

3.功能障碍性悲哀　与现实的或预感到将丧失胎儿有关。

(三)护理目标

(1)孕妇焦虑、恐惧程度减轻,配合治疗。

(2)孕妇安全,胎儿健康。

(四)护理措施

处理原则:控制和治疗引起高危妊娠的各种因素。

1.病情观察　观察孕妇的生命体征和自觉症状,如体温、脉搏、呼吸、血压及有无心慌、呼吸困难、腹痛、阴道流血、流液等;监测胎心、胎动和宫缩情况,记录处理经过。

2.心理支持　了解孕妇的心理状态,采用恰当的沟通交流技巧,取得孕妇及家属的信任,鼓励孕妇采取正确的应对方式,以减轻焦虑和恐惧。

3.休息与活动　根据病情减少活动,有的孕妇需要卧床休息,以改善子宫胎盘的血液循环,休息时取左侧卧位为宜。

4.营养　尊重孕妇的饮食嗜好,给孕妇提出饮食建议。如胎儿宫内发育迟缓者应进食高蛋白、高能量食物,同时注意补充维生素、铁、钙及多种氨基酸;对妊娠合并糖尿病者则应控制饮食。

5.健康指导　提供关于高危妊娠对母儿危害的信息,告知孕妇及家属进行预防、孕期保健及产前诊断的措施及必要性,嘱孕妇加强产前检查,教会孕妇自我监测,发现异常及时就诊。

(五)护理评价

经过治疗和护理,是否达到:①孕妇愿意向医护人员表达感受,情绪稳定,食欲、睡眠良好。②胎儿生长的各项指标在正常范围。

课后练习

【A1 型题】(以下每一道题下面有 A、B、C、D、E 五个备选答案,请从中选出一个最佳答案)

1. 确定胎儿安危最简便而较准确的方法是(　　)

A. 缩宫素激惹试验　　　　B. 胎动计数　　　　　　C. 尿雌三醇测定

D. 胎儿电子监护　　　　　E. 羊膜镜检查

2. 下述哪项胎动次数提示胎儿缺氧(　　)

A. 胎动<10 次/12 小时　　B. 胎动<20 次/12 小时　C. 胎动<15 次/12 小时

D. 胎动<25 次/12 小时　　E. 胎动<30 次/12 小时

3. 关于胎儿电子监护,提示胎儿缺氧的是(　　)

A. 加速　　　　　　　　　B. 早期减速　　　　　　C. 变异减速

D. 晚期减速　　　　　　　E. 以上都不是

4. 抽羊水看胎儿成熟度,哪种方法最实用,正确率高(　　)

A. 肌酐　　　　　　　　　B. L/S 比值　　　　　　C. HPL

D. E3　　　　　　　　　　E. 脂肪细胞

【A2 型题】(每一道题是以一个小案例出现的,其下面都有 A、B、C、D、E 五个备选答案,请从中选择一个最佳答案)

5. 26 岁,临产 17 小时,阴道有少量淡绿色液体流出,宫缩 25 秒/6~8 分,胎心音 150 次/分,肛查宫口开大 2+ ,宫颈轻度水肿,S−2,下列诊断哪项正确(　　)

A. 活跃期延长　　　　　　B. 潜伏期延长　　　　　C. 原发性宫缩乏力

D. 胎儿窘迫　　　　　　　E. 头盆不称

6. CST 监护出现频繁的晚期减速,胎心音 160 次/分,此时应首选哪项处理(　　)

A. 左侧卧位　　　　　　　B. 静滴 50%葡萄糖　　　C. 剖宫产结束分娩

D. 继续给氧　　　　　　　E. 静滴小剂量催产素

7. 初孕妇,妊娠 38 周,妊高征头痛眼花一周,尿蛋白(+++),尿雌三醇 5.9mg/24h,监护结果:胎心晚期减速,此时恰当的处理是(　　)

A. 改善胎盘功能,维持妊娠

B. 治疗妊高征待症状好转后剖宫产

C. 治疗妊高征的同时立即剖宫产

D. 催产素引产

E. 治疗妊高征待病情好转后引产

8. 某妇女,30 岁,G3P0,妊娠 8 周,首次来院做产前检查,患者担心新生儿有先天畸形,应在妊娠何时做羊膜腔穿刺术(　　)

A. 妊娠 10~12 周　　　　B. 妊娠 8~9 周　　　　　C. 妊娠 13~15 周

D. 妊娠 16~20 周　　　　E. 妊娠 20~24 周

9. 25 岁初孕妇,孕 38 周,在门诊检查时主诉自觉胎动减少一天,查胎心率 148 次/分,为了解胎儿在宫内情况首先应做下列哪项检查(　　)

A. 胎儿心电图　　　　　　B. CST 试验　　　　　　C. 胎儿头皮血 pH 测定

D. NST 试验　　　　　　　E. 羊膜镜检查

10. 26 岁,G1P0,41 周妊娠,宫口开大 4～5 cm 时,胎心听诊 120 次/分,胎心监测示晚期减速,胎儿头皮血 pH7.16,正确的处理是（　　）

    A. 面罩吸氧　　　　　　　　B. 立即剖宫产　　　　　　C. 静推葡萄糖、维生素 C

    D. 产妇左侧卧位,等待自然分娩

    E. 待宫口开全,阴道助产缩短第二产程

11. 李某,孕 42 周,诊断过期妊娠入院终止妊娠。胎心监测提示:胎儿窘迫。分析其原因是（　　）

    A. 胎盘功能减退　　　　　　B. 母亲心情焦虑　　　　　　C. 子宫胎盘血运受阻

    D. 胎头长期受压所致　　　　E. 母体血氧含量不足

【A3 型题】(以下提供若干个案例,每个案例下设若干个题。请根据案例所提供的信息,在每一道考题下面的 A、B、C、D、E 五个备选答案中选择一个最佳答案)

33 岁,初产妇,孕 40 周,规则宫缩 10 小时,破膜 1 小时,宫口开 6 cm,先露"＋1",胎位 LOT,羊水呈黄绿色,CST 胎心基线 118 次/分,见两次晚期减速。

12. 正确的诊断是（　　）

    A. 酸中毒　　　　　　　　　B. 胎膜早破　　　　　　　　C. 高龄初妇

    D. 正常情况　　　　　　　　E. 胎儿宫内窘迫

13. 正确的处理是（　　）

    A. 观察　　　　　　　　　　B. 立即剖宫产　　　　　　　C. 催产素点滴

    D. 吸氧,改变体位　　　　　E. 加速产程,产钳助产

王某,孕 32 周,诊断妊娠期高血压疾病,伴慢性胎儿窘迫(胎方位 ROA)入院治疗。自诉担心治疗会影响胎儿发育。

14. 向孕妇强调最佳的卧位是（　　）

    A. 平卧位　　　　　　　　　B. 左侧卧位　　　　　　　　C. 右侧卧位

    D. 坐位　　　　　　　　　　E. 仰卧屈膝位

15. 此时王某首要护理问题可能是（　　）

    A. 焦虑:与担心胎儿的安危有关

    B. 睡眠形态紊乱:与不熟悉病区环境有关

    C. 自理能力缺陷:与要求取最佳的卧位有关

    D. 营养失调:低于机体需要量与孕妇食欲差有关

    E. 有感染的危险:与可能发生胎膜早破有关

16. 教会王某自我监护胎儿的方法是（　　）

    A. 分析胎儿监测图形　　　　B. 家属听胎心　　　　　　　C. 胎动记数

    D. 观察尿量　　　　　　　　E. 记录出入水量

（王娅茹　唐海花）

项目二　分娩期妇女的护理

任务五　正常分娩期妇女的护理

学习目标

1. 掌握影响分娩的四因素及其相互作用关系。
2. 熟悉先兆临产、临产诊断及 3 个产程的临床经过和护理措施。
3. 了解枕左前位的分娩机制及导乐陪伴分娩。
4. 学会运用护理程序对分娩期产妇进行护理评估，能对其实施整体护理及新生儿出生后即刻护理。
5. 具有认识分娩疼痛对分娩影响的能力，运用语言和非语言沟通技巧，关心、爱护产妇，能够对产妇提供情感支持。

妊娠满 28 周及以后，胎儿及其附属物从临产发动至从母体全部娩出的过程称为分娩（delivery）。妊娠满 28 周至不满 37 周期间分娩称为早产；妊娠满 37 周至不满 42 周期间分娩称足月产；妊娠满 42 周及其后期间分娩称为过期产。

一、影响分娩的因素

案例导入

赵护士今日产科急症夜班，晚上 11 点，孕妇李女士在丈夫的搀扶下来医院就诊。孕妇 29 岁，宫内妊娠 39^{+2} 周，产前检查一直都是正常的。孕妇晚饭后感觉间断腹痛，持续时间较短，未在意。10 点左右疼痛变得越来越强，持续时间越来越长，无法入睡，随来院就诊。

请思考：

1. 目前的孕妇情况是否正常？
2. 孕妇出现腹痛是否可认为先兆临产？
3. 孕妇能否正常分娩？

分娩能否顺利取决于 4 个因素，即产力、产道、胎儿及精神心理因素。若各因素均正常并能相互适应，胎儿顺利经阴道自然娩出为正常分娩。

（一）产力

将胎儿及其附属物从子宫内逼出的力量称产力。产力包括**子宫收缩力（简称宫缩）、腹肌及膈肌收缩力（腹压）和肛提肌收缩力**。

【子宫收缩力】

子宫收缩力是临产后的主要产力，贯穿于整个分娩过程，临产后的宫缩能使宫颈管缩短消失、宫口扩张、先露下降和胎盘胎膜娩出,正常宫缩有以下特点。

1.节律性　宫缩的节律性是临产的重要标志。正常宫缩是宫体部不随意、有规律的阵发性收缩伴有疼痛,每次宫缩由弱渐强,维持一定时间,随后由强渐弱,直至进入间歇期,间歇期子宫肌肉松弛。宫缩如此反复出现,直至分娩全过程结束。

临产开始时,每次宫缩持续约30秒,间歇期5~6分钟。随着产程进展,宫缩持续时间逐渐延长,间歇期逐渐缩短。当宫口开全(10 cm)后,宫缩持续时间长达60秒,间歇期缩短至1~2分钟。宫缩强度随产程进展也逐渐增加,宫腔内压力于临产初期升高至25~30 mmHg,于第一产程末可增至40~60 mmHg,第二产程期间可高达100~150 mmHg,而间歇期宫腔内压力仅为6~12 mmHg,宫缩时子宫肌壁血管及胎盘受压,致使子宫血流量减少。宫缩间歇期时,子宫血流量又恢复到原来状态,宫缩的节律性有利于胎儿适应分娩。

2.对称性和极性　正常宫缩起自两侧子宫角部,迅速向子宫底部中线集中,左右对称,然后以每秒2 cm速度向子宫下段扩散,约在15秒均匀协调地扩展至整个子宫,此为子宫收缩力的对称性。宫缩以宫底部最强、最持久,向下逐渐减弱,宫底部收缩力强度是子宫下段的2倍,此为子宫收缩力的极性(图5-1)。

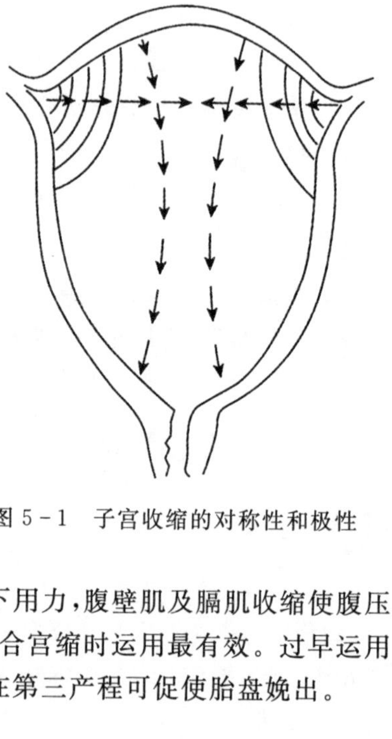

3.缩复作用　宫体部平滑肌为收缩段。子宫收缩时,宫体部肌纤维缩短变宽,间歇期肌纤维放松,但不能恢复到原来长度,经过反复收缩,肌纤维越来越短称缩复作用。缩复作用随着产程进展能使宫腔内容积逐渐缩小,迫使胎儿先露部不断下降及宫颈管缩短直至消失。

【腹肌及膈肌收缩力】

腹肌及膈肌收缩力是第二产程时胎儿娩出的重要辅助力量。每当宫缩时,前羊水囊或胎先露部压迫骨盆底组

图5-1　子宫收缩的对称性和极性

织及直肠,反射性引起排便动作,产妇主动屏气,喉头紧闭向下用力,腹壁肌及膈肌收缩使腹压增高,促使胎儿娩出。腹压在第二产程,特别是第二产程末配合宫缩时运用最有效。过早运用腹压容易使产妇疲劳和造成宫颈水肿,致使产程延长。腹压在第三产程可促使胎盘娩出。

【肛提肌收缩力】

肛提肌收缩力协助胎先露部在骨盆腔进行内旋转,当胎头枕部位于耻骨弓下缘时,能协助胎头仰伸及娩出,当胎盘降至阴道时,有助于胎盘娩出。

(二)产道

产道是胎儿娩出的通道,分为骨产道与软产道两部分。

【骨产道】

骨产道是指真骨盆,其大小、形状与分娩关系密切,是产道的重要部分。为便于了解分娩时胎儿先露部通过骨产道的过程,将骨盆腔分三个假想平面。

1.骨盆入口平面　为骨盆腔上口,呈横椭圆形。前方为耻骨联合上缘,两侧为髂耻缘,后方为骶岬上缘。该平面共有4条径线(图5-2)。

(1)入口前后径:即真结合径。耻骨联合上缘中点至骶岬前缘正中间的距离,平均值约

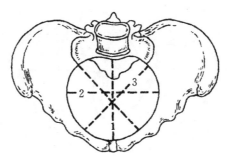

图 5-2　骨盆入口平面各径线

11 cm。

（2）入口横径：左、右髂耻缘间的最大距离，平均值约 13 cm。

（3）入口斜径：左、右各一。左骶髂关节至右髂耻隆突间的距离为左斜径，右骶髂关节至左髂耻隆突间距离为右斜径，平均值约 12.75 cm。

2. 中骨盆平面　为**骨盆最小平面**，呈前后径长的纵椭圆形。前方为耻骨联合下缘，两侧为坐骨棘，后方为骶骨下端，该平面有 2 条径线（图 5-3）。

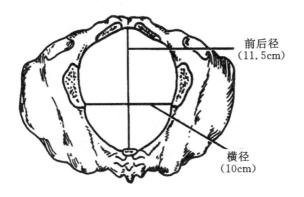

前后径
(11.5cm)

横径
(10cm)

图 5-3　中骨盆平面各径线

（1）中骨盆前后径：耻骨联合下缘中点通过坐骨棘连线中点至骶骨下端间的距离，平均值约 11.5 cm。

（2）中骨盆横径：也称**坐骨棘间径**。两坐骨棘间的距离，平均值约 10 cm。

3. 骨盆出口平面　即骨盆腔下口，由两个在不同平面的三角形组成。前三角平面顶端为耻骨联合下缘，两侧为耻骨降支；后三角平面顶端为骶尾关节，两侧为骶结节韧带。坐骨结节间径为两三角共同的底边。该平面有四条径线（图 5-4）。

（1）出口前后径：耻骨联合下缘至骶尾关节间距离，平均值约为 11.5 cm。

（2）出口横径：也称坐骨结节间径。两坐骨结节内缘间的距离，平均值约为 9 cm。

（3）出口前矢状径：耻骨联合下缘中点至坐骨结节间径中点间的距离，平均值约 6 cm。

（4）出口后矢状径：骶尾关节至坐骨结节间径中点间距离，平均值约为 8.5 cm。若出口横径短，而出口后矢状径较长，两径之和＞15 cm 时，一般大小的胎头可通过后三角区经阴道分娩。

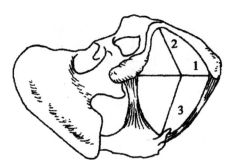

图 5-4 骨盆出口各径线(斜面观)

【软产道】

软产道是由子宫下段、宫颈、阴道及骨盆底软组织构成的弯曲管道。

1. 子宫下段形成　由非孕时长约 1 cm 的子宫峡部形成(图 5-5)。子宫峡部于妊娠 12 周后扩展成宫腔的一部分,至妊娠末期被拉长形成**子宫下段**。临产后规律宫缩进一步使其拉长达 **7～10 cm**,肌壁变薄成为软产道的一部分。由于子宫上下段的肌壁厚薄不同,在两者间的子宫内面形成一环状隆起,称**生理性缩复环**。正常情况下,此环不易自腹部见到。

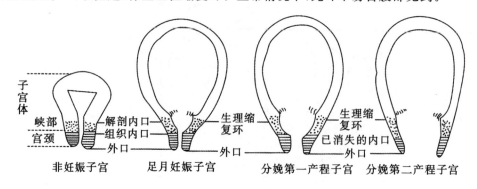

图 5-5 子宫下段形成及宫口扩张

2. 宫颈的变化

(1)宫颈管消失:临产前宫颈管长 2～3 cm,初产妇较经产妇稍长。临产后的规律宫缩牵拉宫颈内口的子宫肌纤维及周围韧带,加之胎儿先露部支撑前羊水囊呈楔形,致使宫颈内口向上、向外扩张,使宫颈形成漏斗形,然后宫颈管逐渐短缩直至消失。**初产妇多是先宫颈管短缩消失,后宫口扩张;经产妇多是宫颈管短缩消失与宫口扩张同时进行。**

(2)宫口扩张:临产前,初产妇的宫颈外口仅容一指尖,经产妇能容一指。临产后,宫口扩张主要是子宫收缩及缩复作用向上牵拉的结果。胎儿先露衔接使前羊水于宫缩时不能回流,加之子宫下段的蜕膜发育不良,胎膜易与该处蜕膜分离而向宫颈管突出,形成前羊水囊,协助扩张宫口。胎膜多在宫口近开全时自然破裂。破膜后,胎儿先露直接压迫宫颈,扩张宫口的作用更明显。随着产程进展,**子宫颈口扩张至 10 cm**,足月胎头方能通过。

3. 骨盆底、阴道及会阴的变化　胎先露部及前羊水囊先将阴道上部撑开,破膜后胎先露部直接压迫骨盆底,使软产道下段形成一个向前弯曲的长筒,前壁短,后壁长,阴道外口开口向前上方,阴道黏膜皱襞展平使腔道加宽。同时肛提肌向下及两侧扩展,肌纤维拉长,使会阴体变薄,以利胎儿娩出。阴道及骨盆底的结缔组织和肌纤维于妊娠期增生肥大,血管变粗,血运丰富。分娩时若保护会阴不当,易造成裂伤。

(三)胎儿

胎儿能否顺利通过产道,还取决于胎儿大小、胎位及有无畸形。

【胎儿大小】

在分娩过程中,胎儿大小是决定分娩难易的重要因素之一。胎儿过大导致胎头径线大时,尽管骨盆正常大,也可引起相对性骨盆狭窄造成难产。

1.胎头颅骨 由2块顶骨、额骨、颞骨及1块枕骨构成(图5-6)。颅骨间膜状缝隙称颅缝,两顶骨之间为矢状缝,顶骨与额骨之间为冠状缝,顶骨与枕骨之间为人字缝,颞骨与顶骨之间为颞缝,两额骨之间为额缝。两颅缝交界较大空隙处为囟门,胎头前部菱形的称前囟(大囟门),后部三角形的称后囟(小囟门)。颅缝与囟门的存在,使骨板有一定活动余地和胎头有一定可塑性。在分娩过程中,通过颅骨轻度移位重叠使其变形,缩小头颅体积,有利于胎儿娩出。

2.胎头径线 主要有4条。

(1)双顶径(BPD):两顶骨隆突间的距离,足月胎儿平均值约为9.3 cm,是胎头最大横径,可通过B型超声检测此值判断胎儿大小。

(2)枕额径:鼻根至枕骨隆突间的距离,足月胎儿平均值约为11.3 cm,胎头以此径衔接。

(3)枕下前囟径(小斜径):前囟中点至枕骨隆突下方的距离,足月胎儿平均值约为9.5 cm,胎头俯屈后以此径通过产道。

(4)枕颏径(大斜径):颏骨下方中央至后囟顶部的距离,足月胎儿平均值约为13.3 cm(图5-6)。

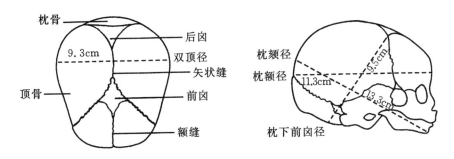

图5-6 胎儿颅骨、颅缝、囟门及径线

【胎位】

产道为一纵形管道,若为纵产式,胎儿容易通过产道。头先露时,在分娩过程中颅骨重叠,使胎头变形,周径变小,有利于胎头娩出。臀先露时,较胎头周径小且软的胎臀先娩出,阴道扩张不充分,当胎头娩出时头颅又无变形的机会,使胎头娩出困难。横位时,胎体纵轴与骨盆轴垂直,妊娠足月活胎不能通过产道,对母儿威胁极大。

【胎儿畸形】

胎儿某一部分发育异常,如脑积水、联体儿等,由于胎头或胎体过大,通过产道常发生困难。

(四)精神心理因素

分娩是一个正常生理过程,但分娩对于产妇是一种持久而强烈的应激源。分娩应激既产生生理上的应激,也可以产生心理上的应激。产妇精神心理因素会影响机体内部的平衡、适应力和健康。相当数量产妇听到负面诉说,害怕和恐惧分娩,怕疼痛、怕出血、怕发生难产、怕胎儿性别不理想、怕胎儿畸形、怕有生命危险,致使临产时情绪紧张,常常处于焦虑、不安和恐惧的精神心理状态。

现已证实,产妇的这种情绪改变会使机体产生一系列变化并影响分娩的顺利进展。心率加快、呼吸急促、肺内气体交换不足,致使子宫缺氧收缩乏力、宫口扩张缓慢、胎先露部下降受阻,产程延长。同时也促使产妇神经内分泌发生变化,交感神经兴奋,释放儿茶酚胺,血压升高,导致胎儿缺血、缺氧,出现胎儿窘迫。

二、正常分娩过程及护理

(一)分娩机制

分娩机制是指胎儿先露部随骨盆各平面的不同形态,被动地进行一系列适应性转动,以其最小径线通过产道的全过程。临床上枕先露占 95.55%~97.55%,以枕左前位最多见,故以枕左前位分娩机制为例说明。

1.衔接　　胎头双顶径进入骨盆入口平面,胎头颅骨最低点接近或达到坐骨棘水平,称为衔接(图 5-7)。胎头以半俯屈状态进入骨盆入口,以枕额径衔接。由于枕额径大于骨盆入口前后径,胎头矢状缝坐落在骨盆入口右斜径上,胎头枕骨在骨盆的左前方。经产妇多在分娩开始后胎头衔接,部分初产妇在预产期前1~2周内胎头衔接。若初产妇临产后胎头仍未衔接,应警惕头盆不称。

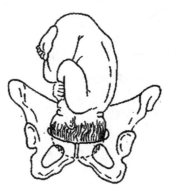

图 5-7　胎头衔接

2.下降　　胎头沿骨盆轴前进的动作称下降。下降贯穿于分娩的全过程,与其他动作相伴随。下降动作呈间歇性,子宫收缩时胎头下降,间隙时稍回缩。临床上观察胎头下降速度,作为判断产程进展的重要标志之一。

3.俯屈　　当胎头继续下降至骨盆底时,处于半俯屈状态的胎头枕部遇到肛提肌阻力借杠杆作用进一步俯屈,使下颏接近胸部,变胎头衔接时枕额径为枕下前囟径(图 5-8),以适应产道,有利于胎头继续下降。

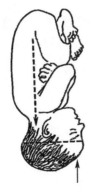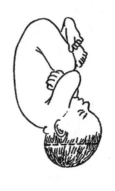

图5-8 胎头俯屈

4.内旋转 胎头围绕骨盆轴旋转,使其矢状缝与中骨盆及骨盆出口前后径相一致的动作称内旋转。内旋转从中骨盆开始至骨盆出口平面完成。胎头枕部到达骨盆底位置最低,肛提肌收缩力将胎头枕部推向阻力小、部位宽的前方,枕左前位的胎头向前旋转45°,后囟转至耻骨弓下(图5-9)。胎头于第一产程末完成内旋转动作。

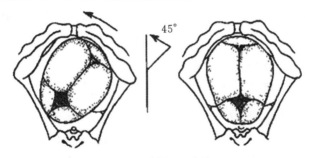

图5-9 胎头内旋转

5.仰伸 胎头完成内旋转后继续下降,到达阴道外口时,宫缩和腹压继续迫使胎头下降,而肛提肌收缩力又将胎头向前推进,两者的共同作用使胎头沿骨盆轴下段向下、向前的方向转向前,当枕骨到达耻骨联合下缘时,以耻骨弓为支点,使胎头逐渐仰伸,胎头顶、额、鼻、口、颏由会阴前缘相继娩出(图5-10)。当胎头仰伸时,胎儿双肩径沿左斜径进入骨盆入口。

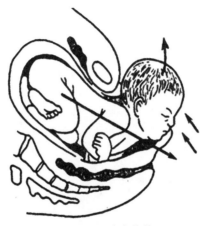

图5-10 胎头仰伸

6.复位及外旋转　胎头娩出后,为使胎头与胎肩恢复正常关系,胎头枕部向左转 45°,称复位。胎肩在盆腔内继续下降,前(右)肩向前向中线旋转 45°时,胎儿双肩径转成与骨盆出口前后径一致的方向,胎头枕部需在外继续向左旋转 45°,以保持胎头与胎肩的垂直关系,称外旋转(图 5-11,图 5-12)。

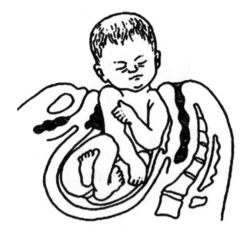

图 5-11　胎头外旋转

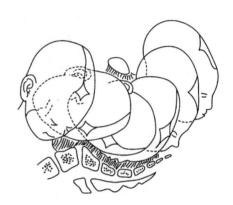

图 5-12　胎头娩出过程

7.胎儿娩出　胎头完成外旋转后,胎儿前(右)肩在耻骨弓下娩出,随即后(左)肩从会阴前缘娩出。胎儿双肩娩出后,胎体及胎儿下肢随之顺利娩出。

必须指出:分娩机制各动作是连续进行的,下降动作始终贯穿整个分娩过程中。

(二)临产及产程分期

1.临产的诊断　临产开始的标志为**有规律且逐渐增强的子宫收缩**,持续时间为 30 秒或以上,间歇 5~6 分钟,同时伴随进行性宫颈管消失、宫口扩张和胎先露部下降。

2.产程及产程分期　总产程即分娩全过程,是指从有规律宫缩至胎儿、胎盘娩出。通常分为 3 个产程:**第一产程(宫口扩张期)**是指从有规律宫缩开始至宫口开全。初产妇约需 11~12 小时,经产妇约需 6~8 小时。**第二产程(胎儿娩出期)**是指从宫口开全到胎儿娩出。初产妇约需 1~2 小时,经产妇约需数分钟,但也有长达 1 小时者。**第三产程(胎盘娩出期)**是从胎儿娩出至胎盘娩出。**约需 5~15 分钟**,不超过 30 分钟。

案例导入

何女士怀第一胎,离预产期还有 3 天,昨晚发现内裤沾有少量血性分泌物,今晨起出现腹部阵发性疼痛,持续 20~30 秒,间歇 3~5 分钟,在丈夫及家人的陪同下来到医院。产检 9 次均正常。

请思考

1.入院后应该做哪些检查?

2.护士应重点观察什么?

3.如何指导何女士的饮食起居?

(三)第一产程妇女的护理

【护理评估】

1.健康史　护理人员询问病史应包括以下几方面。

(1)确认资料:包括姓名、年龄、孕次、产次、末次月经和预产期。

(2)此次妊娠经过:包括产前检查、实验室检查及特殊检查的项目结果,妊娠期有否并发症及处理情况。

(3)过去妊娠史:包括妊娠的次数,是否有合并症,胎儿出生体重,产程及分娩方式,新生儿出生状况。

(4)一般健康状况与家族史:有否过敏史,有否患内外科疾病,家族中是否有慢性疾病、血液病、遗传性疾病。

2.身体状况

(1)规律宫缩:产程开始时,宫缩持续时间较短(约 30 秒)且弱,间歇期较长(约 5~6 分钟)。随产程进展,持续时间渐长(约 50~60 秒)且强度逐渐增加,间歇期渐短(约 2~3 分钟)。当宫口近开全时,宫缩持续时间可达 1 分钟或更长,间歇期仅 1 分钟或稍长。

(2)宫口扩张:肛诊或阴道检查可以确定宫口扩张程度。当宫缩渐频且增强时,宫颈管逐渐短缩直至消失,宫口逐渐扩张,宫口扩张于潜伏期较慢,进入活跃期后加快。当宫口开全时,宫口边缘消失,子宫下段及阴道形成宽阔的筒腔。

(3)胎头下降程度:是决定能否经阴道分娩的重要观察项目。定时肛查能明确胎头颅骨最低点的位置,并能协助判断胎方位。

(4)胎膜破裂:简称破膜。宫缩时,子宫羊膜腔内压力增高,胎先露部下降,将羊水阻断为前后两部分,胎先露部前面羊水约 100 mL 称前羊水,形成前羊水囊,有助于扩张宫口。当羊膜腔压力增加到一定程度时自然破膜。自然破膜多发生在宫口近开全时。

3.心理—社会支持状况　产妇容易产生焦虑、紧张和急躁情绪。此时的产妇往往担心腹中孩子能否健康? 能不能顺产? 自己将会面临哪些情况? 本人应该做些什么? 家人能不能陪伴在身边? 医务人员要为自己做些什么? 同时,新入院的待产妇会产生陌生和孤独感。

4.辅助检查

(1)实验室检查:血常规、血型、肝功能与乙肝检查,尿常规检查。

(2)胎心监护:可以连续监测宫缩情况及胎心变化,了解产程进展和胎儿安危。

【护理诊断及医护合作性问题】

1.焦虑　与担心分娩能否顺利、胎儿及自己是否安全有关。

2.疼痛　与子宫收缩、宫颈扩张等因素有关。

3.知识缺乏　缺乏应对分娩各产程的有关知识。

【护理目标】

(1)产妇能够表达焦虑情绪,舒适感增加。

(2)产妇疼痛程度减轻,情绪稳定。

(3)产妇能复述正常分娩的过程,积极参与分娩过程。

【护理措施】

1.入院护理

(1)鉴别真、假临产:临产的主要标志是有规律且逐渐增强的子宫收缩。当出现不规律子宫收缩、胎儿下降感及见红则为先兆临产。若已临产,产妇应入院并办好入院手续。

(2)采集病史:做过产前检查者应详细阅读产前记录,未做过产前检查者则应按产前检查的要求进行采集,填写入院评估记录单。尤其注意末次月经、预产期、骨盆各径线的测量值、临产时间、有无阴道流液或阴道流血等。

(3)检查:除测生命体征外,需进行体格检查和产科检查,重点了解宫缩、胎位、胎儿大小及胎心、宫口扩张及胎先露下降程度、骨盆的情况、有无破膜等。做好药物敏感试验并记录。如遇异常情况,及时报告医生。

2.一般护理

(1)清洁卫生:产妇入院后,估计距分娩时间较长者,可进行沐浴或擦浴。频繁的宫缩使产妇疲劳、多汗,阴道分泌物及羊水外溢等使产妇不适,应协助洗脸、洗手、更衣、换床单、擦浴等。

(2)活动与休息:如临产后宫缩不强且未破膜者,应鼓励其下床活动,有助于产程进展。但活动要适当,防止疲劳。初产妇宫口近开全或经产妇宫口扩张 4 cm 时,应卧床并鼓励取左侧卧位。并在宫缩间歇期指导产妇抓紧时间休息,以保持体力。对休息不佳、特别疲劳者,遵医嘱给镇静剂。如胎膜已破、有阴道流血或用镇静剂后,应卧床休息。

(3)饮食:临产后的产妇胃肠功能减弱,加之宫缩不适,多不愿进食,个别产妇可有恶心、呕吐,应鼓励和帮助产妇少量多次进食,在宫缩间歇期吃高热量易消化食物,并摄入足够水分,以保证精力和体力充沛。

(4)排尿和排便:临产后的产妇应鼓励产妇每 2~4 小时排尿一次,以免膀胱充盈影响子宫收缩及胎头下降。因胎头压迫引起排尿困难者,应警惕有无头盆不称,必要时予以导尿。鼓励排便一次。灌肠可清洁肠道、刺激子宫收缩、加速产程进展,但现在提倡人性化分娩,故对于正常分娩者不再主张灌肠。

3.观察生命体征　每 4~6 小时测体温、血压、脉搏、呼吸 1 次并记录。在第一产程,宫缩时血压常升高 5~10 mmHg,间歇期恢复原状。所以血压应在宫缩间歇时测量。

4.产科监护

(1)宫缩:最简单的方法是助产人员将手掌放于产妇腹壁上,宫缩时宫体部隆起变硬,间歇期松弛变软。定时连续观察宫缩持续时间、强度、规律性及间歇时间,并予以记录。用胎儿监护仪描记的宫缩曲线,可以看到宫缩强度、频率和每次宫缩持续时间,是反应宫缩的客观指标。

(2)胎心:用听诊器于潜伏期在宫缩间歇期时,应每隔 1~2 小时听胎心 1 次。进入活跃期后,宫缩频繁时应每 15~30 分钟听胎心 1 次,每次听诊 1 分钟。此法仅能获得每分钟的胎心率,但不能识别胎心率的变异及其与宫缩、胎动的关系。

考点链接

为临产后产妇进行胎心听诊应选择在

A. 宫缩刚开始　　　B. 宫缩极期　　　C. 宫缩快结束时

D. 宫缩间歇期　　　E. 宫缩任何时期

解析:听诊应于潜伏期在宫缩间歇期时,应每隔1~2小时听胎心1次。进入活跃期后,宫缩频繁时应每15~30分钟听胎心1次,每次听诊1分钟。故答案应该选D。

用胎儿监护仪描记的胎心曲线,多用外监护,将测量胎心的探头置于胎心音最响亮的部位,并固定于腹壁上,观察胎心率的变异及其与宫缩、胎动的关系。此法因能判断胎儿在子宫内的状态,故明显优于听诊器法。

于第一产程活跃期,当宫缩时胎头受压,颅内压增高,脑血流量一时性减少,致使胎儿一时性缺氧,胎心率减慢,但每分钟不应少于100次,宫缩后胎心率一般15秒内恢复原来水平。若宫缩后胎心率不能迅即恢复,或胎心率<120次/分或>160次/分,均提示胎儿缺氧,需立即给产妇吸氧、改为左侧卧位,并报告医生。

(3)宫口扩张及先露部下降:通过肛门检查可了解宫口扩张及先露下降程度。

①肛查方法:产妇仰卧,两腿屈曲分开,检查前用消毒纸覆盖阴道口避免粪便污染阴道,检查者右手示指戴指套蘸肥皂水,轻轻伸入直肠内,拇指伸直,其余各指屈曲以利于示指深入。示指向后触及尾骨尖端,了解尾骨活动度,再触摸两侧坐骨棘是否突出并确定胎头高低,然后用指端掌侧探查宫口,摸清其四周边缘,估计宫口扩张厘米数。宫口近开全时,仅能摸到一窄边。当宫口开全时,摸不到宫口边缘。未破膜者,在胎头前方可触到有弹性的前羊膜囊。已破膜者能直接触到胎头,若无胎头水肿,还能扪清颅缝及囟门的位置,有助于确定胎方位。

宫口扩张程度是以其直径来计算的,宫口<3 cm时每2~4小时检查一次,宫口>3 cm每1~2小时检查一次。通过肛查能了解宫颈软硬、厚薄、宫口扩张程度,骨盆腔大小,胎先露及先露的高低,前羊水囊是否存在,确定胎膜有无破裂。目前国内外提倡应以阴道检查替代肛门检查,因为肛门准确率低,且有潜在增加产道感染的机会。

②阴道检查:严格消毒后进行,能直接触清矢状缝及囟门,确定胎方位和宫口扩张程度。

胎头下降曲线以胎头颅骨最低点与坐骨棘平面的关系标明。坐骨棘平面是判断胎头高低的标志。胎头颅骨最低点平坐骨棘时,以"0"表示;在坐骨棘平面上1 cm时,以"-1"表示;在坐骨棘平面下1 cm时,以"+1"表示,余依次类推(图5-13)。

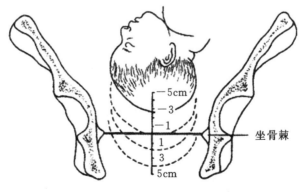

图5-13　胎头高低判断

(4)绘制产程图:为了细致观察产程,检查结果应及时记录,发现异常尽早处理,目前多采用产程图(图5-14)。产程图横坐标为临产时间(小时),纵坐标左侧为宫口扩张程度(cm),右侧为先露部下降程度(cm),用红色"O"表示宫颈扩张,蓝色"X"表示胎先露部最低点所处的水平,并用红线连接"O",蓝线连接"X",所绘成的两条曲线分别为宫口扩张曲线和胎头下降曲线。画出宫口扩张曲线和胎头下降曲线,对产程进展一目了然。

　　曲线将第一产程分为潜伏期和活跃期。潜伏期是指从临产出现规律宫缩至宫口扩张 3 cm。此期扩张速度较慢,平均每 2～3 小时扩张 1 cm,约需 8 小时,最大时限为 16 小时,超过 16 小时称潜伏期延长。活跃期是指宫口扩张 3～10 cm,此期扩张速度明显加快,约需 4 小时,最大时限为 8 小时,超过 8 小时称活跃期延长。

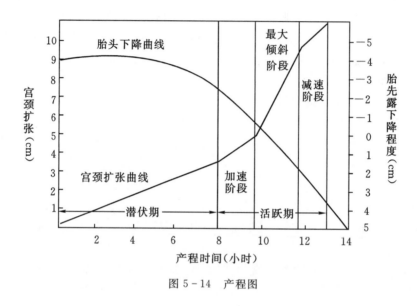

图 5-14　产程图

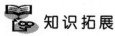 **考点链接**

　　可以动态监测产妇产程进展和识别难产的重要手段是(　　)

　　A.胎儿监护　　　B.多普勒听胎心　　　C.产程图　　　D.阴道检查　　　E.肛门检查

　　解析:产程图可动态地表达产程的进展,能作为正确判断和及时处理头位难产的重要依据。故该题应选择 C。

　　(5)胎膜破裂:胎膜多在宫口近开全时自然破裂,见羊水流出。一旦胎膜破裂,应立即听胎心,并观察羊水性状、颜色和流出量,并记录破膜时间。若先露为胎头,羊水混有胎粪呈黄绿色,应立即报告医生,需进一步行相关检查以判断是否存在胎儿缺氧。破膜后,要注意外阴清洁,垫上消毒垫并嘱产妇卧床。若破膜超过 12 小时尚未分娩者,需遵医嘱给予抗生素预防感染。

　　【护理评价】

　　经过治疗与护理,产妇是否达到:①产妇接受医务人员的指导,积极配合分娩过程,产程进展顺利。②产妇自述疼痛程度有所减轻。

知识拓展

导乐分娩

　　导乐是希腊语"Doula"的音译,原意为一个有分娩经历的妇女帮助一个正在分娩的妇女。担任导乐的妇女有过生育经历、富有奉献精神和接生经验,她们以一对一的方式,持续地陪伴产妇,给予经验上的传授、心理上的安慰、情感上的支持、生活上的帮助,使产妇顺利愉快地度过分娩。这就是导乐陪伴分娩。

在国外,导乐可以提供全程的支持,包括在怀孕后期就开始与孕妇及其家人进行沟通并共同制定分娩计划、生产过程的陪伴和产后导乐。20世纪90年代,世界卫生组织专家、上海第一妇婴保健院王德芬教授最先将"导乐"的名称和理念引入中国。

(四)第二产程妇女的护理

【护理评估】

1.健康史　了解第一产程进展与相关处理状况。全面了解产妇一般情况。

2.身体状况

(1)宫缩加强,先露下降:进入第二产程后宫缩较前增强,每次持续1分钟或以上,间歇仅1~2分钟。当胎头降至骨盆出口压迫骨盆底组织时,产妇有排便感,不自主地向下屏气。

(2)胎头拨露:随着产程进展,会阴渐膨隆和变薄,肛门松弛。于宫缩时胎头露出阴道口,露出部分不断增大,在宫缩间歇期,胎头又缩回阴道内,称胎头拨露。

(3)胎头着冠:直至胎头双顶径越过骨盆出口,宫缩间歇时胎头不再回缩,称胎头着冠。此时会阴极度扩张,产程继续进展,胎头娩出。接着出现胎头复位及外旋转,随之前肩和后肩娩出,胎体很快娩出,后羊水随之涌出。经产妇的第二产程短,有时仅需几次宫缩即可完成胎头娩出。

3.心理—社会支持状况　进入第二产程,多数产妇分娩的信心进一步加强。常由于运用腹压不当而出现急躁,有的产妇则出现筋疲力尽。

4.辅助检查　用胎儿监护仪监测胎心变化。

【护理诊断及医护合作性问题】

1.焦虑　与缺乏顺利娩出胎儿的信心和担心胎儿健康有关。

2.有受伤的危险(会阴裂伤、新生儿产伤)　与保护会阴不当、接生手法不当有关。

3.疼痛　与宫缩及会阴部伤口有关。

【护理目标】

1.产妇能表达焦虑情绪,积极参与产程。

2.产妇精神好转,有效运用腹压。

【护理措施】

1.产妇的护理

(1)一般护理:随时了解产妇存在的不适感,为产妇做好生活护理。

(2)监测宫缩与胎心:此期宫缩频而强,需密切观察胎儿宫内情况,通常5~10分钟听1次,必要时用胎儿监护仪监测。若发现胎心异常,应立即行阴道检查,尽快结束分娩。

(3)指导产妇使用腹压:**宫口开全后指导产妇运用腹压**,方法是产妇双足蹬在产床上,两手握产床把手,宫缩时深吸气屏住,然后如解大便样向下用力屏气以增加腹压。宫缩间歇时,产妇全身肌肉放松安静休息。宫缩时再做屏气动作,以加速产程进展。

2.接产准备

(1)产妇的准备:**初产妇宫口开全,经产妇宫口扩张4 cm宫缩有力时,应将产妇送至产房做好接产准备工作。**

让产妇仰卧于产床上,两腿屈曲分开,用消毒肥皂水纱球擦洗外阴部,顺序是大阴唇、小阴唇、阴阜、大腿内上1/3、会阴及肛门周围(图5-15)。然后用温开水冲掉肥皂水,最后以消毒液冲洗。冲洗时,用消毒纱球盖住阴道口,以防冲洗液流入阴道。取出便盆和湿巾,臀下再铺上消毒巾。

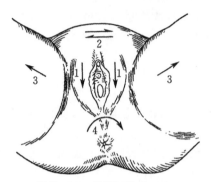

图 5 - 15 外阴部擦洗顺序

(2)物品准备:打开产包,检查包内用物,按需要添加物品,如麻醉用物、新生儿吸管等。准备新生儿睡床、衣服、包被、手腕系带等。

(3)接产者的准备:接产者按手术要求洗手,打开产包,穿手术衣,戴无菌手套,为产妇铺好消毒巾,准备接产。另有配合者台下协助观察产妇情况,向产台上递送物品,做好抢救新生儿的准备。

3.接产

(1)接产要领:保护会阴的同时,协助胎头俯屈,让胎头以最小径线(枕下前囟径)在宫缩间歇时缓慢通过阴道口娩出。胎肩娩出时应继续保护会阴。

(2)接产步骤:①接产者站在产妇右侧,当胎头拨露使阴唇后联合紧张时,开始保护会阴。方法是:在会阴部盖消毒巾,接产者右肘支在产床上,右手拇指与其余四指分开,利用手掌大鱼肌顶住会阴部。每当宫缩时,应向上内方托压,同时左手应轻轻下压胎头枕部协助胎头俯屈和使胎头缓慢下降。宫缩间歇时,保护会阴的右手稍放松,以免压迫过久引起会阴水肿。②当胎头枕部在耻骨弓下露出时,左手应按分娩机制协助胎头仰伸。若宫缩强时,嘱产妇哈气消除腹压,让产妇在宫缩间歇期稍向下屏气,使胎头缓慢娩出,仍应注意保护会阴。③胎头娩出后,以左手自鼻根向下颏挤压,挤出口鼻内的黏液和羊水,然后协助胎头复位及外旋转,使胎儿双肩径与骨盆出口前后径相一致。接产者的左手将胎儿颈部向下轻压,使前肩自耻骨弓下娩出,继之再托胎颈向上,使后肩从会阴前缘缓慢娩出。双肩娩出后,保护会阴的右手方可放松,然后双手协助胎体及下肢相继以侧位娩出。④胎儿娩出后 1~2 分钟断扎脐带,在距离根部 15~20 cm 处,用两把止血钳夹住脐带,在两钳之间剪断脐带。

4.心理护理 第二产程期间,医护人员应陪伴在产妇身旁,及时提供产程进展信息,给予安慰、支持和鼓励,缓解其紧张和恐惧,同时协助其饮水、擦汗等生活护理。

【护理评价】

经过治疗与护理,产妇是否达到:①产妇情绪稳定,腹压运用得当,分娩过程正常。②产妇精神状态良好。

案例导入

护士处理好新生儿的脐带后,帮助新生儿和产妇进行皮肤接触并吸吮乳头时,产妇告诉护士腹部又开始疼痛,当产妇胎盘娩出后,更换干净的床单,嘱产妇继续留在产房休息 2 小时。

请思考：

1. 为什么要留产妇在产床观察 2 小时？

2. 应重点观察哪些内容？

3. 如何做好护理？

(五)第三产程妇女的护理

【护理评估】

1. **健康史** 了解第一、二产程进展与处理状况,了解产妇一般情况。

2. **身体状况** 胎儿娩出后,子宫底降至脐平,产妇感到轻松,宫缩暂停数分钟后重又出现。由于宫腔容积突然缩小,胎盘不能相应缩小而与子宫壁发生错位剥离。

(1)**胎盘剥离征象**：①子宫体变硬呈球形,胎盘剥离后降至子宫下段,下段被扩张,子宫体呈狭长形被推向上,宫底升高达脐上。②剥离的胎盘降至子宫下段,阴道口外露的一段脐带自行延长。③阴道少量流血。④在产妇耻骨联合上缘向下深压子宫下段时,子宫底上升而脐带不回缩。

(2)胎盘娩出：①胎儿面娩出式：即由胎盘中央先剥离,而后向周围剥离,其特点是胎盘娩出后才有少量血液流出,此方式临床多见。②母体面娩出式：即胎盘边缘先剥离,血液沿剥离面流出,其特点是先有较多量血液流出后胎盘娩出,此方式临床少见。

(3)新生儿情况：新生儿出生后通过**阿普加评分**(Apgar score)判断有无新生儿窒息及窒息严重程度。以出生后 1 分钟内的心率、呼吸、肌张力、喉反射及皮肤颜色 5 项体征为依据,每项为 0~2 分(表 5-1)。满分为 10 分。8~10 分属正常新生儿；4~7 分为轻度窒息,需清理呼吸道、人工呼吸、吸氧、用药等措施才能恢复；0~3 分为重度窒息,需紧急抢救,喉镜直视下气管内插管给氧。缺氧严重的新生儿,出生后 5 分钟、10 分钟时再次评分,直至连续两次评分均≥8 分。1 分钟评分反映在宫内的情况,是出生当时的情况；5 分钟及以后评分则反映复苏效果,与预后关系密切。阿普加评分以呼吸为基础,皮肤颜色最灵敏,心率是最终消失的指标。复苏有效顺序为心率、反射、皮肤颜色、呼吸、肌张力,肌张力恢复越快,预后越好。

表 5-1 新生儿 Apgar 评分法

体征	0 分	1 分	2 分
每分钟心率	0	<100 次	≥100 次
呼吸	0	浅慢,不规则	佳
肌张力	松弛	四肢稍屈曲	四肢屈曲活动好
喉反射	无反射	有些动作	咳嗽、恶心
皮肤颜色	全身苍白	躯干红、四肢青紫	全身粉红

考点链接

某新生儿出生时全身青紫,四肢伸展,无呼吸,心率 80 次/分,用洗耳球插鼻有皱眉动作。该新生儿 Apgar 评分是(   )

A.0 分   B.1 分   C.2 分   D.3 分   E.4 分

解析：Apgar 评分是判断有无新生儿窒息严重程度的指标,根据心率、呼吸、对刺激的反应、肌张力、皮肤颜色五项体征进行评分。依据患儿表现,应为 3 分。故正确选项应为 D。

3.心理—社会支持状况 胎儿娩出后,产妇疼痛消失,绝大多数产妇有如释重负的轻松感;同时为能够顺利分娩见到新生儿而欣慰。少数产妇可能由于对新生儿的性别期待而失望。如新生儿出现异常产妇会焦虑、烦躁或抑郁。

【护理诊断及医护合作性问题】

1.组织灌注量不足 与产后出血有关。

2.组织完整性受损 与会阴切开或会阴裂伤有关。

3.潜在并发症 新生儿窒息。

【护理目标】

(1)产妇未发生产后出血。

(2)产妇未出现严重会阴裂伤。

(3)新生儿未出现窒息。

【护理措施】

1.新生儿出生后即刻护理

(1)**清理呼吸道**:断脐后继续清除呼吸道的黏液和羊水,用新生儿吸痰器轻轻吸除咽部及鼻腔的黏液和羊水,防止发生吸入性肺炎。当确认已吸净而仍未啼哭时,可用手轻轻拍新生儿足底,使其啼哭。若新生儿大声啼哭,表示呼吸道已通畅。

(2)保暖:因产房温度和母体内温度差异,新生儿出生时全身潮湿及新生儿体温调节中枢未趋完善,在新生儿出生后,应立即采取保暖措施,尤其是早产儿,以防机体散热过快。产妇进入第二产程时,护理人员预先将新生儿保暖处理台预热,让新生儿出生后有一个舒适的环境,并在保暖处理台上进行常规处理。新生儿娩出后,用无菌巾擦干其全身羊水、胎脂和血迹,在快速完成常规处理后,给予包裹保暖。

(3)脐带处理:用两把血管钳钳夹脐带并在中间剪断。然后用 75% 酒精消毒脐带根部周围,在距脐根 0.5 cm 处用无菌丝线结扎第一道,再在结扎线外 0.5 cm 处结扎第二道。在第二道结扎线外 0.5 cm 处剪断脐带,挤出残余血液。用 20% 高锰酸钾液消毒脐带断面,药液不可接触新生儿皮肤,以免皮肤灼伤。待脐带断面干后,以无菌纱布盖好,再用脐带布包扎。目前多用气门芯、脐带夹、血管钳等方法取代双重结扎脐带法。

(4)其余护理:擦净新生儿足底胎脂,按足印及母亲的拇指印于新生儿病历上,将标明新生儿性别、体重、出生时间、母亲姓名和床号的手腕带系于新生儿右手腕。将新生儿抱给母亲,让母亲将新生儿抱在怀中进行首次吸吮乳头,用抗生素眼药水给新生儿滴眼。

2.新生儿检查 脐带处理完毕后,护理人员检查身体外观各部位是否正常,是否有唇裂、腭裂、尿道下裂、外生殖器畸形,肛门是否正常等,若有异常,需记录在新生儿病历上,并告知产妇及其家属。

3.协助胎盘、胎膜娩出

(1)协助胎盘娩出:及时掌握胎盘剥离征象,在宫缩时以左手握住宫底并按压,同时右手轻拉脐带,协助胎盘娩出。当胎盘娩出至阴道口时,接生者用双手捧住胎盘,向同一方向旋转并缓慢向外牵拉,使胎膜完全娩出。若胎膜部分断裂,则用血管钳夹住断裂上段胎膜,继续向同方向旋转,直至胎膜完全娩出。

(2)检查胎盘胎膜:先检查胎盘母体面,有无胎盘小叶缺损;提起胎盘,检查胎膜是否完整;再检查胎盘胎儿面边缘有无血管断裂,及时发现副胎盘,若有副胎盘、部分胎盘残留或大部分胎膜残留时,应在无菌操作下伸手入宫腔取出残留组织。

(3)检查软产道:胎盘娩出后,仔细检查会阴、小阴唇内侧、尿道口周围、阴道及宫颈有无裂伤,若有裂伤立即缝合。

4.预防产后出血 **正常分娩出血量多数不足** 300 mL,**常规在胎儿娩出时给予缩宫素** 20U **静注或肌内注射。**若胎盘未全剥离而出血多时,应行手取胎盘术。若胎儿已娩出 30 分钟,胎盘仍未排出,出血不多时,应注意排空膀胱,再轻轻按压宫底,仍不能使胎盘排出时,再行手取胎盘术。

在产房观察 2 小时,注意子宫收缩,子宫底高度,膀胱充盈情况,阴道流血量,会阴、阴道有无血肿等;每半小时测量血压、脉搏一次。若有异常,立即通知医生处理。观察 2 小时无异常者,将产妇及新生儿送至母婴同室。

考点链接

正常情况下,产妇顺产后需继续留在产房观察的时间是(   )

A.1 小时   B.2 小时   C.3 小时   D.4 小时   E.5 小时

解析:分娩后产妇应继续在产房内观察 2 小时,应观察子宫收缩情况,宫底高度,膀胱充盈度,阴道流血量,会阴、阴道内有无血肿。故该题应选择 B。

5.产妇心理护理 产后初期,产妇感到全身乏力,但情绪上显得很兴奋,若新生儿出生后情况稳定,护理人员应鼓励和协助产妇尽早与新生儿的皮肤接触、目光交流、触摸和拥抱新生儿,**帮助产妇和新生儿在产后半小内进行早吸吮**。若新生儿出生后因生理状况需行其他措施时,护理人员应向产妇解释,待情况稳定后再协助产妇与新生儿互动。

6.母乳喂养促进 产后新生儿若无异常,需要尽早开始母乳喂养。**一般在娩出后半小时内将裸体的新生儿抱给产妇**,让其俯卧在母亲的胸前,要求皮肤相贴,**进行首次吸吮乳头,时间不少于 30 分钟。**

【护理评价】

经过治疗与护理,产妇是否达到:①分娩过程中失血在正常范围。②未出现会阴重度裂伤。③新生儿呼吸正常。

课后练习

【A1 型题】(以下每一道题下面有 A、B、C、D、E 五个备选答案,请从中选出一个最佳答案)

1.分娩时最主要的产力是(   )

A.子宫收缩力   B.腹肌收缩力   C.膈肌收缩力

D.肛提肌收缩力   E.腹压

2.下述何项不是正常宫缩的特征(   )

A.节律性   B.对称性   C.极性

D.持续性   E.缩复作用

3.关于正常骨产道,下列哪项是正确的(   )

A. 入口平面前后径比横径长

B. 中骨盆平面的横径是骨盆各平面最短的横径

C. 出口平面横径比前后径长

D. 骨盆轴的上段向下向后,中段向下,下段向下向前

E. 骨盆正常倾斜度为 70°

4. 胎头衔接是指(　　　)

A. 枕骨进入骨盆入口平面　　　　B. 顶骨进入骨盆入口平面

C. 双顶径进入骨盆入口平面　　　D. 双顶径到达坐骨棘平面

E. 双顶径到达坐骨结节平面

5. 分娩最可靠的先兆征象是(　　　)

A. 见红　　　　　　　　B. 不规律宫缩　　　　　C. 宫底下降

D. 规律宫缩　　　　　　E. 宫口扩张

6. 临产的重要标志是(　　　)

A. 规律宫缩,见红,破膜　　　　　B. 规律宫缩,见红,宫口扩张不明显

C. 见红,先露下降,伴有尿频　　　D. 规律宫缩,破膜,先露下降

E. 规律宫缩,逐渐增强,伴随进行性宫口扩张和先露下降

7. 在分娩过程中,判断胎先露下降的标志是(　　　)

A. 入口平面　　　　　　B. 坐骨棘平面　　　　　C. 阴道外口

D. 子宫颈外口　　　　　E. 坐骨结节水平

8. 第二产程中,何时开始保护会阴(　　　)

A. 宫口开全时　　　　　　　　　B. 胎头拨露使会阴后联合紧张时

C. 胎头着冠时　　　　　　　　　D. 胎头仰伸时

E. 胎肩娩出时

9. 胎儿娩出后首选的处理是(　　　)

A. 保暖　　　　　　　　B. 清理呼吸道　　　　　C. 结扎脐带

D. 记录出生时间　　　　E. 新生儿评分

10. 下述哪项不是新生儿 Apgar 评分的依据(　　　)

A. 心率　　　　　　　　B. 呼吸　　　　　　　　C. 体温

D. 皮肤颜色　　　　　　E. 肌张力

11. 下列哪项不符合正常胎盘剥离情况(　　　)

A. 子宫体变硬呈球形　　　　　　B. 宫底向上升达脐上

C. 阴道口外露脐带自行延长　　　D. 向下压迫宫底脐带延长

E. 耻骨联合上方轻压子宫下段,脐带不回缩

【A2 型题】(每一道题是以一个小案例出现的,其下面都有 A、B、C、D、E 五个备选答案,请从中选择一个最佳答案)

12. 初产妇李女士,妊娠 39 周住院待产,检查:宫缩规律,枕左前位,胎心 146 次/分,宫口开大 3 cm,在护理过程中错误的是(　　　)

A. 指导合理进食　　　　　　　　B. 左侧卧位休息

C. 间歇时正确运用腹压　　　　　D. 每隔 1～2 小时听一次胎心

E. 鼓励 2～4 小时排尿一次

13. 某初产妇,新入院,孕 38 周,胎心率 140 次/分,宫口开大 2 cm,头先露,S－1,胎膜已破,宫缩 30 秒,间歇 3～4 分钟,下列哪项护理工作不妥(   )

A. 测体温,脉搏,血压　　　　B. 听胎心,做肛诊检查　　　　C. 备皮

D. 灌肠　　　　　　　　　　E. 收产妇住院待产

14. 初产妇,24 岁,妊娠 40 周,待产。产妇规律宫缩 8 小时,宫口开大 3 指,胎心 136 次/分,宫缩 3～4 次/分,每次持续 50 秒。产妇精神紧张,不断叫嚷"活不成了"。对该产妇先采取的护理措施是(   )

A. 适当休息　　　　　　　　B. 做好心理调适　　　　　　C. 鼓励进食

D. 定时排尿　　　　　　　　E. 按时做肛检

15. 某产妇,骨盆外测量显示:入口前后径 9.5 cm,对角径 11 cm,其他无异常。孕 40 周时胎心好,行缩宫素静脉滴注试产。护士发现产妇在试产过程中很焦虑,该护士给予的护理措施,正确的是(   )

A. 专人看护　　　　　　　　B. 有宫缩后灌肠　　　　　　C. 可应用少量镇静药

D. 勤肛查　　　　　　　　　E. 试产 2～4 小时,胎头仍未入盆,加强宫缩

16. 初产妇,入院分娩待产。检查:先露头已入盆,胎心正常,胎膜未破,宫颈口开 1 cm。护士为其采取的护理措施应不包括(   )

A. 每隔 1～2 小时听 1 次胎心　B. 应在宫缩时测血压　　　　C. 鼓励适当进食

D. 用温肥皂水灌肠　　　　　E. 定时排尿

17. 27 岁孕妇,妊娠足月,入院待产。夜间呼唤护士,自述感觉胎动过频。此时最不恰当的处理是(   )

A. 立即听胎心音　　　　　　B. 通知值班医生　　　　　　C. 吸氧

D. 左侧卧位　　　　　　　　E. 立即做剖宫产准备

18. 一产妇临产 4 小时,宫缩 25～35 秒,间隔 4～5 分钟,胎心 140 次/分,先露浮,突然阴道流水,色清,宫口开 1 指,下列哪项处理不当(   )

A. 立即听胎心

B. 记录破膜时间

C. 鼓励产妇在宫缩时,运用腹压力加速产程进展

D. 超过 12 小时尚未分娩,加用抗生素

E. 卧床,抬高臀部

19. 经产妇,孕 3 产 2,无难产史,孕 39^{+2} 周,3 小时前开始规律宫缩,急诊检查:宫缩持续 45 秒,间隙 3 分钟,胎心 140 次/分,头位,宫口开大 4 cm,羊水囊明显膨出,骨盆内诊正常,此时最恰当的处理是(   )

A. 急诊室留观　　　　　　　B. 破膜后住院　　　　　　　C. 立即住院待产

D. 急送产房消毒接生　　　　E. 灌肠以促进产程,减少污染

【A3 型题】(以下提供若干个案例,每个案例有若干个题。请根据案例所提供的信息,在每道题下面的 A、B、C、D、E 五个备选答案中选择一个最佳答案)

(20～21 题共用题干)

初产妇,35 岁,宫内孕 38 周,于昨日晚上感觉腹部一阵阵发紧,约 30 分钟至 1 小时一次,

每次持续时间较短且不恒定,今日早上孕妇感觉腹部疼痛,每5~6分钟一次,每次持续40秒左右。

20.请问昨日晚上孕妇的情况属于(　　　)

A.规律宫缩　　　　　　　B.临产　　　　　　　　C.临产先兆

D.进入第二产程　　　　　E.进入第一产程

21.今日早上孕妇的情况属于(　　　)

A.已临产　　　　　　　　B.尚未临产　　　　　　C.属于临产先兆

D.进入第二产程　　　　　E.进入第三产程

(22~23题共题干)

某初孕妇,孕39周,不规律宫缩2天,阴道少许血性分泌物,测血压120/80 mmHg,枕右前位,胎心150次/分,骨盆外测量径线正常,肛查宫口未开。

22.上述产妇的诊断哪项正确(　　　)

A.孕1产1　　　　　　　　B.早产　　　　　　　　C.胎方位LOA

D.先兆临产　　　　　　　E.临产

23.患者经入院处理后24小时,腹痛变频,间歇规律,宫缩30~40秒,间歇3~5分钟,胎心140次/分,S−1,宫口开大1 cm。下列护理哪项不妥(　　　)

A.送产妇到待产室待产　　B.肥皂水灌肠

C.每隔1~2小时听胎心一次　D.每2~4小时做一次肛诊

E.静脉滴注缩宫素加速产程

（王娅茹）

任务六　异常分娩妇女的护理

学习目标

1.掌握子宫收缩乏力的分类、护理评估及护理措施。

2.熟悉子宫收缩过强、骨产道异常及胎位异常妇女的护理评估。

3.了解异常分娩的处理原则。

4.学会运用护理程序及时发现母儿异常并配合医师完成相关检查。

5.具有爱心、同情心、责任心,细心观察每一位产妇的产程进展情况,利用沟通技巧协助产妇顺利度过分娩期。

影响产妇分娩过程能否顺利进行取决于产力、产道、胎儿和产妇的精神心理状态4个因素。其中任何一个或一个以上因素发生异常,或这些因素之间不能相互适应而使分娩过程受阻,称为异常分娩,又称难产。由于分娩是个动态变化的过程,在分娩过程中,顺产和难产在一定条件下可以相互转化,若处理得当,难产可以转变为顺产;若处理不当,顺产可以转变为难产。因此,要了解异常分娩的各种因素及其他们之间的关系,发现问题,及时处理,保证母儿安全。

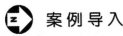 案例导入

赵女士,29 岁,孕 3 产 0,孕 40 周待产,自诉凌晨 3:00 开始腹痛,起初持续时间及间歇时间长短不一,腹痛渐加重,早上 8 点开始出现规律宫缩,大概 5～6 分钟疼一次,持续 30 秒,于上午 11 点查宫口开 2 cm,先露头在坐骨棘上 3 cm,未破膜,各骨盆外测量径线均在正常范围。14 点查宫口开 2 cm,后腹痛渐减弱,16 点时查产妇宫口开 3 cm,胎膜仍未破,持续 30 秒,间歇5～7 分钟,胎心 138 次/分。产科检查:宫缩具有正常的节律性、对称性和极性,但宫缩强度弱,30 秒/5～10 分,临产 17 小时,宫口开大 3 cm,无头盆不称,胎心 140 次/分。

请思考:

1.该产妇产程进展是否正常?

2.若不正常,是属于那种情况?

3.如医嘱使用缩宫素静脉滴注,使用过程中需要注意哪些事项?

一、产力异常患者的护理

(一)子宫收缩乏力

产力是分娩的动力,在无其他因素影响和作用下,有效的产力可使宫口扩张,胎先露下降,产程不断进展。相反,如果有待产妇的精神心理因素、产道及胎儿的因素出现,则可出现产力异常。产力异常主要是子宫收缩力异常,在分娩过程中,子宫收缩的节律性、对称性及极性不正常或强度、频率有改变,称为子宫收缩力异常。临床表现为子宫收缩乏力(简称宫缩乏力)或子宫收缩过强(简称宫缩过强)两类,每类又分为协调性子宫收缩和不协调性子宫收缩。(图 6-1)。

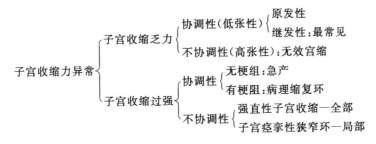

图 6-1 子宫收缩力异常的分类

1.分类

(1)**按发生时间**:子宫收缩乏力按发生时间分原发性宫缩乏力和继发性宫缩乏力。产程刚开始便出现宫缩乏力,影响宫口扩张和胎先露下降,导致产程延长称为原发性子宫收缩乏力。临产早期宫缩正常,但在产程进行至某一阶段(常见活跃期或第二产程)后宫缩减弱,胎先露不能继续下降及内旋转,形成持续性枕横位或枕后位,视为继发性宫缩乏力,常见于中骨盆或骨盆出口平面狭窄。

(2)**按子宫收缩特点**:子宫收缩乏力按子宫收缩特点分协调性子宫收缩乏力和不协调性子宫收缩乏力。子宫收缩具有正常的节律性、对称性和极性,但收缩力弱,持续时间短,间歇期长且不规律,宫缩小于 2 次/10 分。当子宫收缩达极期时,子宫体不隆起、变硬,用手指压宫底部肌壁仍可出现凹陷为**协调性宫缩乏力,又称低张性子宫收缩乏力**。而子宫收缩的极性倒置,宫

缩失去了正常的节律性、对称性和极性,宫缩不是起自两侧子宫角,宫缩的兴奋点来自子宫的一处或多处,节律不协调。宫缩时,宫底部不强,而是中段或下段强,宫缩间歇期子宫壁不能完全松弛为**不协调性子宫收缩乏力**,又称为**高张性子宫收缩乏力**。

2.病因 **子宫收缩乏力是产科最常见的产力异常**,多为综合因素所致。常见的原因如下。

(1)产道与胎儿因素:临产后,当头盆不称或胎位异常时,胎儿先露部下降受阻,不能紧贴子宫下段及宫颈内口,因而不能引起反射性子宫收缩,是导致继发性子宫收缩乏力的最常见原因。

(2)精神心理因素:初产妇(尤其是 35 岁以上高龄初产妇)多见,由于缺乏对分娩知识的了解,因此对分娩产生恐惧、担忧,精神过度紧张,影响了中枢神经系统的正常功能,导致宫缩异常。

(3)子宫因素:子宫壁过度膨胀(如多胎妊娠、巨大胎儿、羊水过多等)可使子宫肌纤维过度伸展,使子宫肌纤维失去正常收缩能力,经产妇和子宫急慢性炎症子宫肌纤维变性及结缔组织增生影响子宫收缩;子宫发育不良、子宫畸形(如双角子宫等)、子宫肌瘤等,均能引起子宫收缩乏力。

(4)内分泌失调:临产后,产妇体内雌激素、缩宫素、前列腺素、乙酰胆碱等分泌不足,孕激素下降缓慢,子宫对乙酰胆碱的敏感性降低等,均可影响子宫肌兴奋阈,致使子宫收缩乏力。电解质(钾、钠、钙、镁)异常影响肌细胞收缩,导致子宫收缩乏力。

(5)药物影响:临产后不适当地使用大量镇静剂,如吗啡、硫酸镁、氯丙嗪、哌替啶、巴比妥等,致使子宫收缩受到抑制。

(6)其他:营养不良、贫血和其他慢性疾病所致体质虚弱者、饮食和睡眠不足、产妇过度疲劳、膀胱直肠充盈、前置胎盘影响先露下降等均可导致宫缩乏力。

3.对母儿的影响

(1)对产妇的影响:①体力消耗,由于产程延长,产妇休息不好,进食少,严重时可引起脱水、酸中毒、低血钾症。精神与体力消耗,可出现疲乏无力、肠胀气、排尿困难等,加重宫缩乏力。②产伤,由于第二产程延长,膀胱被压迫于胎先露部(尤其是胎头)和耻骨联合之间,可导致组织缺血、水肿、坏死,形成膀胱阴道瘘或尿道阴道瘘。③产后出血,产后宫缩乏力影响胎盘剥离、娩出和子宫壁的血窦关闭,容易引起产后出血。④产后感染,产程进展慢、滞产、胎膜早破、产后出血、多次肛查或阴道检查等可增加感染机会。

(2)对胎儿、新生儿的影响:由于产程延长,不协调性子宫收缩乏力导致胎盘血液循环受阻,供氧不足,或者胎膜早破及脐带受压或脱垂等均可发生**胎儿窘迫,新生儿窒息和死亡**。同时,因产程延长,增加手术产机会,产伤增加,**新生儿颅内出血发病率和死亡率增加**。

【护理评估】

1.健康史 评估产妇产前检查的一般资料,了解产妇的身高、身体发育情况、骨盆测量结果、胎儿大小及头盆关系;了解产妇既往的妊娠史和分娩史。临产后评估产妇的休息、进食、排泄等情况,是否存在导致难产的各种因素。分娩过程中评估宫缩的强度与频率,及其节律性、对称性、极性,评估宫口扩张情况及胎先露的下降情况,了解产程进展。

2.身体状况

(1)协调性宫缩乏力:表现为原发性或者继发性宫缩乏力,胎先露下降及宫口扩张速度缓慢等导致产程延长。产妇疲劳、休息差、进食少甚至出现尿潴留、肠胀气等。

（2）不协调性宫缩乏力：多见于初产妇，属无效宫缩。这种宫缩容易使产妇自觉宫缩强，持续腹痛，拒按，精神紧张，烦躁不安，体力消耗，产程延长或停滞，严重者出现脱水，电解质紊乱，肠胀气，尿潴留。由于胎儿-胎盘循环障碍，可出现胎儿宫内窘迫，严重威胁胎儿性命。

（3）产程曲线异常：**产程进展的标志是宫口扩张和胎先露部下降**。子宫收缩乏力导致产程曲线异常（图6-2），可有以下几种：①**潜伏期延长，从临产规律宫缩开始至宫颈口扩张3 cm 称为潜伏期**。初产妇潜伏期正常约需8小时，最大时限16小时，超过16小时称潜伏期延长。②**活跃期延长，从宫颈口扩张3 cm开始至宫颈口开全称活跃期**。初产妇活跃期正常约需4小时，最大时限8小时，超过8小时称活跃期延长。③**活跃期停滞，进入活跃期后，宫颈口不再扩张达2小时以上**，称活跃期停滞。④**第二产程延长**，第二产程初产妇超过2小时，经产妇超过1小时尚未分娩，称第二产程延长。⑤**第二产程停滞**，第二产程达1小时胎头下降无进展，称第二产程停滞。⑥**胎头下降延缓**，活跃晚期至宫口扩张9～10 cm，胎头下降速度每小时<1 cm，称胎头下降延缓。⑦**胎头下降停滞**，胎头停留在原处不下降达1小时以上，称胎头下降停滞。⑧**滞产**，总产程超过24小时。

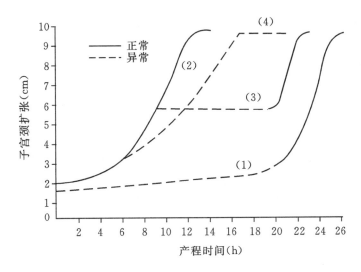

图6-2　异常的宫颈扩张曲线

3.心理—社会支持状况　产程延长使产妇及家属担心母儿的安全问题，对阴道分娩方式失去信心，通常要求手术分娩。若子宫收缩不协调，产妇持续性腹痛会表现出焦虑，甚至恐惧的心理，转而请求医护人员采取措施，尽快帮其解除痛苦，结束分娩。

4.辅助检查

（1）多普勒胎心监测仪：可及时发现胎心率过快、减慢或是心律不齐。

（2）胎儿电子监护仪：监测宫缩的节律性、强度和频率改变情况，根据临床表现描述区别是协调性子宫收缩乏力还是不协调性子宫收缩乏力。

（3）血液、尿液生化分析：$PaCO_2$ 降低，电解质异常；尿酮体阳性。

（4）Bishop评分：利用Bishop评分（表6-1）估计人工破膜加强宫缩的效果。该评分法满分为13分，若产妇得分≤3分人工破膜失败，应改用其他方法，得分>9分视为成功。4～6分的成功率约为50%，7～9分的成功率约为80%。

表 6 - 1　Bishop 宫颈成熟度评分法

指　标	分　数			
	0	1	2	3
宫口开大(cm)	0	1~2	3~4	5~6
宫颈管消退(%)(未消退为2~3 cm)	0~30	40~50	60~70	80~100
胎先露位置(坐骨棘水平为0)	−3	−2	−1~0	+1~+2
宫颈硬度	硬	中	软	
宫口位置	后	中	前	

【护理诊断及医护合作性问题】

1.疲乏　与孕妇体力消耗、产程延长、水电解质紊乱有关。

2.有感染的危险　与产程延长、破膜时间较长、多次阴道检查及手术产有关。

3.潜在并发症　主要有酸中毒、产后出血、生殖道瘘。

【护理目标】

(1)产妇能在产程中保持良好的体力。

(2)体液不足得以及时发现和纠正,未发生产后出血、生殖道瘘等并发症。

(3)产妇体温正常,未发生感染。

【护理措施】

不协调性宫缩乏力是首先调节不协调性子宫收缩的节律性及极性,使之恢复至协调性宫缩,然后按协调性子宫收缩乏力处理。**但在子宫收缩恢复其协调性之前,严禁应用缩宫素。**协调性子宫收缩乏力者,有明显头盆不称不能从阴道分娩者,应积极做剖宫产的术前准备。估计可经阴道分娩者遵医嘱做好以下护理。

1.一般护理

(1)休息:提供安静、舒适的环境,以左侧卧位使产妇充分的休息,消除其恐惧与紧张的心理。

(2)饮食:鼓励产妇进易消化、清淡、高热量的食物,适当饮水。

(3)减轻或缓解疼痛:指导产妇深呼吸、听音乐、与人交流分散注意力,采用腹部和背部按摩形式缓解疼痛。

2.病情观察

(1)严密观察产程进展:观察宫缩的强度、频率、对称性、极性及胎心率情况,了解宫口扩张与胎先露程度,是否破膜等,必要时行胎儿电子监护,发现异常及时报告医生。

(2)观察产妇一般情况:观察产妇的精神状况,监测生命指征,注意有无肠胀气、膀胱充盈以及酸中毒等情况。

3.治疗配合

(1)改善全身情况:①补充营养:鼓励产妇多进易消化高热量饮食,对摄入量不足者需补充液体,不能进食者每天液体摄入量不少于 2500 mL,按医嘱给予 10%葡萄糖 500 mL 内加维生素 C 2g 静脉滴注。伴有酸中毒时应补充 5%的碳酸氢钠,同时注意纠正电解质紊乱。②保证休息:首先要关心和安慰产妇,消除精神紧张与恐惧心理。对产程时间长产妇过度疲劳或烦躁不安者按医嘱可给镇静剂,如地西泮 10mg 缓慢静脉注射或哌替啶 100mg 肌内注射。使其休息后体力有所恢复,子宫收缩力也得以恢复。③保持膀胱和直肠的空虚状态:初产妇宫口开大不足 3 cm,胎膜未破者,可给予温肥皂水灌肠,以促进肠蠕动,排出粪便和积气,刺激子宫收缩。自然排尿有困难者可先行诱导法,无效时应予导尿,因排空膀胱能增宽产道。经上述处理后,子宫收缩力可加强。

(2)加强子宫收缩:如经上述处理子宫收缩仍乏力,且能排除头盆不称、胎位异常和骨盆狭窄,无胎儿窘迫,产妇无剖宫产史,则按医嘱可选择以下方法加强子宫收缩。①**刺激乳头可加强宫缩。**②**人工破膜:宫颈扩张 3 cm 或 3 cm 以上,无头盆不称、胎头已衔接者,可行人工破膜,**破膜后,胎头直接紧贴子宫下段及宫颈内口,引起反射性子宫收缩,加速产程进展。③**针刺穴位:**通常针刺合谷,三阴交,太冲,关元,中极等穴位,有增强宫缩的效果。④**静脉滴注缩宫素:适用于协调性子宫收缩乏力、胎心良好、胎位正常、头盆相称者。**先将 5%葡萄糖液 500 mL 静脉滴注,调节滴速至 8～10 滴/分,然后再加入 2.5 U 的缩宫素,摇匀,每隔 15 分钟观察 1 次宫缩、胎心、血压和脉搏,并予记录。如子宫收缩不强,可逐渐加快滴数,**每分钟不超过 40 滴,以子宫收缩达到持续 40～60 秒,间歇 2～4 分钟为好。**如出现宫缩持续 1 分钟以上或胎心率有变化,应立即停止滴注。如发现血压升高,应减慢滴速。缩宫素静脉滴注,**必须专人监护,**随时调节剂量、浓度和滴速,以免因子宫收缩过强而发生子宫破裂或胎儿窘迫。

(3)剖宫产术的准备:如经上述处理产程仍无进展、或出现胎儿宫内窘迫、产妇体力衰竭等,应立即行剖宫产的术前准备。

(4)阴道助产及抢救新生儿的准备:第一产程经过各种方法处理后,宫缩一般可转为正常,进入第二产程。此时做好阴道助产和抢救新生儿的准备,仔细观察宫缩、胎心及胎先露下降情况。

(5)预防产后出血及感染:按医嘱于胎儿前肩娩出时肌肉注射缩宫素 10U,并同时给予缩宫素 20U 静脉滴注,防治产后出血。凡破膜时间超过 12 小时、总产程超过 24 小时、肛查次数多或阴道助产者,按医嘱应用抗生素预防感染。并密切观察子宫收缩、阴道出血情况及生命体征的各项指标。注意产后及时保暖及饮用一些高热量饮品,以利于产妇在产房的 2 小时观察中得到休息与恢复。

🔲 考点链接

孕妇,25 岁。宫口开大 4 cm 后产程进展缓慢。诊断为协调性宫缩乏力。产妇因此烦躁不安,对自然分娩失去信心。针对此孕妇最主要的护理措施是(　　)

A. 提供心理支持,减轻焦虑　　　　B. 促进子宫收缩,加快产程

C. 鼓励产妇多进食,恢复体力　　　D. 做剖宫产准备

E. 开放静脉

解析:患者因子宫收缩乏力、产程进展缓慢而情绪不稳定,此时,应尽快使用缩宫素促进子宫收缩、加快产程。故正确选项应为 B。

4. 心理护理

(1)减少恐惧与焦虑:必须重视评估产妇的心理状况,及时给予解释和支持,指导产妇如何放松,进行心理调整,耐心倾听产妇的内心感受,减轻焦虑。

(2)稳定情绪:用语言和非语言方式沟通技巧表示关心。向产妇和家属解释难产的有关知识,鼓励产妇和家属说出他们的担忧,及时回答他们提出的问题,耐心疏导,消除紧张情绪。

(3)树立自信:随时将产程进展情况和护理计划告知产妇,让产妇正确对待难产,鼓励产妇树立信心,与医护人员配合,充分调动产妇的积极性。

5.健康指导

(1)鼓励产妇增加营养,提高身体素质,让产妇了解宫缩乏力与饮食及休息的关系,预防宫缩乏力。

(2)宫缩乏力、产程延长的患者,易发生产褥感染,指导患者勤换内衣及每日擦洗外阴,保持清洁。教会患者观察恶露的性状,发现异常及时向医护人员报告。

【护理评价】

经过治疗与护理,产妇是否达到:①积极配合,分娩顺利。②产程中无脱水、酸中毒等问题发生。③未发生产后出血与感染。④新生儿平安。

(二)子宫收缩过强

子宫收缩过强是指宫缩持续时间超过正常时限,宫缩间歇时间过短,宫缩时产生的宫内压力过强。子宫收缩过强可造成急产、强直性子宫收缩或痉挛性狭窄环,均可对母儿产生不利影响,应积极寻找原因,予以恰当处理。

1.分类　子宫收缩过强分协调性子宫收缩过强和不协调性子宫收缩过强。协调性子宫收缩过强特点为子宫收缩具有正常的节律性、对称性和极性,但子宫收缩力量过强,宫腔内压力高。若产道阻力小,无头盆不称或胎位异常,往往产程进展迅速,**总产程不到 3 小时,称为急产**,多见于经产妇。不协调性子宫收缩过强表现为**强直性子宫收缩和痉挛性狭窄环**。

2.病因　目前尚不清楚,但与以下几种因素有关:

(1)急产几乎都发生于经产妇,其主要原因是软产道阻力小。

(2)缩宫素使用不当,如产妇对缩宫素过于敏感、剂量过大、误注子宫收缩剂分娩发生梗阻、胎盘早剥血液浸润子宫肌层等均可导致子宫强直性收缩。

(3)产妇的精神过度紧张,疲乏无力、产程延长、粗暴地多次宫腔内操作等,均可引起子宫壁某部肌肉呈痉挛性不协调性宫缩过强。

3.对母儿的影响

(1)对母体的影响　宫缩过强,产程过快,可导致初产妇宫颈、阴道及会阴撕裂伤。若有梗阻则可发生子宫破裂危及母儿生命,接产时来不及消毒可致产褥感染。由于子宫痉挛性狭窄环使产程延长,产妇极度痛苦,导致产妇衰竭,手术产机会增多。产后子宫肌纤维缩复不良易发生胎盘滞留或产后出血。

(2)对胎儿、新生儿的影响　宫缩过强、过频影响子宫胎盘的血液循环,使胎儿宫内缺氧,易发生胎儿窘迫、新生儿窒息或死亡。由于胎儿娩出过快,胎头在产道内受到的压力突然解除而导致新生儿颅内出血。若来不及消毒分娩,新生儿易发生感染。如果坠地,可导致骨折、外伤等。

【护理评估】

1.健康史　评估产妇产前检查的一般资料,特别是骨盆测量结果、胎儿发育及妊娠并发症等。评估经产妇有无急产史。评估是否存在导致子宫收缩过强的因素,缩宫素使用,产妇一般情况等。

2.身体状况

(1)协调性子宫收缩过强:表现为子宫收缩的节律性、对称性和极性均正常,仅子宫收缩力过强、过频(10分钟内有5次或以上的宫缩且持续达60秒或更长),如产道无阻力,无头盆不称及胎位异常,往往产程进展很快,宫颈口在短时间内迅速开全,分娩在短时间内结束,造成急产,即总产程不超过3小时,多见于经产妇。产妇往往有痛苦面容,大声喊叫。由于宫缩过强过频易致产道损伤、胎儿缺氧、胎死宫内或新生儿外伤等。

(2)不协调性子宫收缩过强:①强直性子宫收缩:并非子宫肌组织功能异常,而是宫颈口以上部分的子宫肌层由于外界因素引起强直性痉挛性收缩。宫缩间歇期短或无间歇,产妇持续性腹痛、拒按、烦躁不安。胎方位触不清,胎心音听不清。有时可在脐下或平脐处见一环状凹陷,即**病理性缩复环**。导尿时有血尿等先兆子宫破裂的征象。②子宫痉挛性狭窄环:子宫壁局部肌肉呈痉挛性不协调性收缩所形成的环状狭窄,持续不放松,称子宫痉挛性狭窄环(图6-3)。狭窄环可发生在宫颈、宫体的任何部位,多在子宫上下段交界处,也可在胎体的某一狭窄部,如胎颈、胎腰处。孕妇持续性腹痛、烦躁,宫颈扩张慢,胎先露下降停滞,胎心率不规则。阴道检查时在宫腔内可触及较硬而无弹性的狭窄环。此环特点是不随宫缩上升,不同于病理性缩复环。

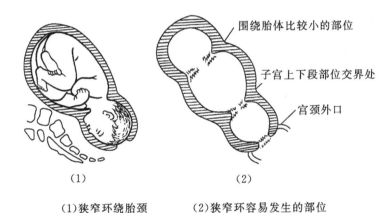

（1）狭窄环绕胎颈　　（2）狭窄环容易发生的部位

图6-3　子宫痉挛性狭窄环

3.心理—社会支持状况　子宫收缩过强者产妇往往腹痛剧烈,出现对分娩的恐惧感,并且失去了顺利分娩的信心。院外发生急产者,产妇毫无思想准备,尤其是身边无医护人员或家属陪伴,产妇有恐惧和极度无助感,担心胎儿和自身的安危。

4.辅助检查　胎儿电子监护及时发现胎心变化,了解是否出现胎儿窘迫等情况,肛查或阴道检查了解宫口扩张及胎先露下降情况,判断产程进展。

【护理诊断及医护合作性问题】

1.焦虑　与担心自身及胎儿安危有关。

2.疼痛　与子宫收缩过强、过频有关。

3.潜在并发症　主要有子宫破裂、产后出血、软产道裂伤、胎儿窘迫等。

【护理目标】

(1)产妇情绪稳定,能配合医护。

(2)产妇能应用减轻疼痛的常用技巧,疼痛减轻。

（3）未发生并发症，母儿平安度过分娩期。

【护理措施】

1.一般护理　**最好采取左侧卧位休息**，进高热量、易消化饮食，补充水和电解质。产妇要求解大小便时，先判断宫口大小及胎先露下降情况，以防分娩在厕所内发生意外，并做好接产及抢救新生儿的准备工作。

2.病情观察　密切观察产程、宫缩、胎心率及产妇的生命体征，及早发现子宫收缩过强，减少产妇、胎儿及新生儿并发症的发生。

3.治疗配合

（1）预防宫缩过强对母儿的损伤：有急产史的孕妇应提前住院待产；有产兆的产妇嘱其卧床休息，宜左侧卧位，不能灌肠，并嘱产妇不要用力屏气；做好接生及抢救新生儿的准备工作。

（2）临产期：提供心理支持性措施，宫缩过强时按医嘱应用宫缩抑制剂，如 25％硫酸镁 20 mL 加入 25％葡萄糖 20 mL 缓慢静脉推注，时间不少于 5 分钟，或用肾上腺素 1mg 加入 5％葡萄糖 250 mL 静脉滴注。如果有梗阻，则停止一切刺激，如停用缩宫素，禁止阴道内操作等，若无胎儿窘迫征象，可给予适当的镇静剂，如哌替啶 100mg 或吗啡 10mg 肌肉注射，一般可消除异常宫缩，恢复正常的宫缩后，可采用阴道助产术或等待自然分娩。若经过上述处理，症状不能缓解，或出现胎儿窘迫征象的患者，应做好剖宫产术的准备。

（3）分娩期：分娩时尽可能采取会阴侧切术，预防会阴撕裂；随时发现宫颈、阴道、会阴撕裂伤时应及时进行修补。

（4）产后护理：观察子宫复旧、阴道出血、会阴伤口以及生命指征等情况。新生儿按医嘱肌注维生素 K_1，预防颅内出血，若新生儿出现意外，协助产妇及家属顺利度过哀伤期。

4.心理护理　有产兆后提供缓解疼痛、减轻焦虑的支持性措施。指导产妇深呼吸，帮助背部按摩。密切观察产程进展及产妇、胎儿状况，与产妇交谈分散产妇的注意力，减轻产妇的紧张和焦虑，鼓励产妇增加分娩自信心，发现异常及时通知医生并配合处理。

5.健康指导　有急产史的孕妇宜提前 2 周住院待产，以防发生损伤和意外。指导产妇产后 42 日到门诊选择合适的避孕措施。剖宫产术者，若无新生儿存活，2 年后方可再孕。

【护理评价】

经过治疗与护理，产妇是否达到：①配合治疗，顺利分娩。②自述舒适感增加。③出院时无并发症发生，母儿平安。

二、产道异常患者的护理

（一）骨产道异常

产道包括骨产道（真骨盆）和软产道（子宫下段、宫颈、阴道），是胎儿娩出的必然通道。产道异常可使胎儿娩出受阻，临床上以骨产道异常为多见。骨产道异常是指骨盆径线过短或形态异常，使骨盆腔小于胎先露部能通过的限度，阻碍了胎先露的下降，影响产程顺利进展，又称狭窄骨盆。

1.骨盆狭窄的分类

（1）骨盆入口平面狭窄：常见于扁平骨盆，其入口平面呈横扁圆形，**骶耻外径＜18 cm，入口前后径＜10 cm，对角径＜11.5 cm。**我国妇女常见以下两种类型：单纯扁平骨盆（图 6-4）和佝偻病性扁平骨盆(图6-5)。由于骨盆入口平面狭窄,于妊娠晚期或临产后胎头衔接受阻,不能入盆。

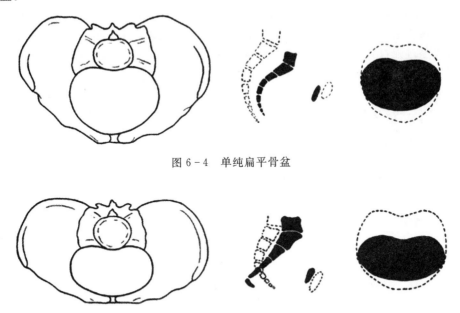

图6-4　单纯扁平骨盆

图6-5　佝偻病性扁平骨盆

(2)中骨盆及骨盆出口平面狭窄:**常见于漏斗骨盆**,是指骨盆入口平面各经线正常,两侧骨盆壁向内倾斜,状似漏斗。特点是中骨盆及骨盆出口平面明显狭窄,使坐骨棘间径、坐骨结节间径缩短,**耻骨弓角度<90°,坐骨结节间径与出口后矢状径之和<15 cm**(图6-6)。临产后胎先露入盆不困难,但胎头下降至中骨盆及骨盆出口平面时不能顺利转为枕前位,形成持续性的**枕横位或枕后位**,产程进入活跃期晚期和第二产程以后进展缓慢,甚至停滞。

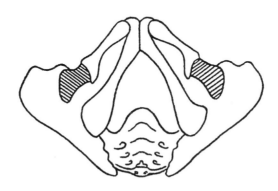

图6-6　漏斗型骨盆

(3)骨盆三个平面均狭窄:骨盆外形属女性骨盆,但骨盆入口、中骨盆及骨盆出口平面的每条径线均小于正常值2 cm或更多,又称均小骨盆,多见于身材矮小、体型匀称的妇女。若产妇产力好、胎儿小、胎位正常者可借助胎头极度俯屈和变形,经阴道分娩。若胎儿为中等大小以上者经阴道分娩很困难,应尽早行剖宫产术。

(4)畸形骨盆:骨盆失去正常形态称畸形骨盆。一种为骨软化症骨盆,其骨盆入口平面呈凹三角形,现已罕见。另一种为骨关节病所致的偏斜骨盆。一般均行剖宫产术结束分娩。

2.对母儿的影响

(1)对母体的影响:①骨盆入口平面狭窄:影响胎先露部衔接,容易发生胎位异常,由于胎先露部在骨盆入口平面之上,下降受阻,引起继发性子宫收缩乏力,导致产程延长或停滞。也可由子宫收缩过强,出现病理性缩复环,不及时处理,可危及产妇生命。②中骨盆平面及出口平面狭窄:影响胎头内旋转及俯屈,容易发生持续性枕横位或枕后位造成难产。胎头长时间嵌顿于产道内,压迫软组织引起局部缺血、水肿、坏死、脱落,与产后形成生殖道瘘。由于易发生胎膜早破、产程延长及手术助产机会增加,感染发生率高。若出现子宫收缩乏力者可引起产后出血。严重梗阻性难产如不及时处理,可导致先兆子宫破裂,甚至子宫破裂,危及产妇生命。

(2)对胎儿、新生儿的影响:①头盆不称容易发生胎膜早破、脐带脱垂,导致胎儿窘迫、胎死宫内、新生儿窒息和死亡等。②产程延长,胎头下降受阻、受压,缺血、缺氧易发生颅内出血。③手术助产机会增多,易发生新生儿产伤及感染,围生儿死亡率增加。

【护理措施】

应明确狭窄骨盆的类别和程度,了解胎位、胎儿大小、胎心、宫缩强弱、宫颈扩张程度、破膜与否,结合年龄、产次、既往分娩史综合判断,决定分娩方式。

1.一般护理 让产妇充分休息,左侧卧位;鼓励进食、补充营养、水分。必要时遵医嘱补充水、电解质、维生素 C,以保持良好体力。

2.病情观察 密切观察宫缩情况,勤听胎心,及早发现病理缩复环,遵医嘱使用宫缩抑制剂,防止子宫破裂。

3.治疗配合

(1)骨盆入口平面狭窄:有明显头盆不称,不能从阴道分娩者,按医嘱做好剖宫产术的术前准备与护理。骨盆入口轻度狭窄,可疑头盆不称者,协助医师试产,**试产时间 2～4 小时**,若胎头仍未入盆或出现胎儿窘迫,子宫先兆破裂征象应立即停止试产并迅速完成剖宫产的术前准备。

有轻度头盆不称,在严密监视下可以试产,试产过程一般不用镇静剂、镇痛药,少肛查,禁灌肠。试产 2～4 小时,胎头仍未入盆,并有胎儿窘迫者,则停止试产,及时行剖宫产术结束分娩。试产中的护理要点为:①关心产妇营养饮食、休息、水分,必要时按医嘱补充水、电解质,和维生素 C,保证良好的体力。②破膜后立即听胎心,注意羊水的情况。密切观察产程进展及子宫收缩情况,以防子宫破裂。③中骨盆平面狭窄主要影响内旋转和极度俯屈,易发生持续性枕横位、枕后位。若宫口已开全,胎头双顶径达坐骨棘水平或接近,可采用阴道助产术结束分娩,并做好抢救新生儿的准备;若胎头未达坐骨棘水平,或出现胎儿窘迫征象,应做好剖宫产术前准备。④骨盆出口平面狭窄者在临产前对胎儿大小及头盆关系作充分估计,决定分娩方式,出口平面狭窄者不宜试产。需做好剖宫产术前准备。

(2)中骨盆及骨盆出口平面狭窄:宫口开全,胎头双顶径达坐骨棘水平或更低者,或出口横径与出口后矢状径>15 cm 者,应做好阴道助产术的术前准备,并配合医生作较大的会阴后-斜切开。宫口开全后胎头双顶径仍在坐骨棘水平以上或出现胎儿窘迫者,出口横径与出口后矢状径之和<15 cm 者,应做好剖宫产术、抢救新生儿准备。

(3)均小骨盆:若胎儿较大,有明显头盆不称,应尽早做好剖宫产准备;若胎儿较小,胎位正常,头盆相称,宫缩良好,做好试产准备。试产过程中严密观察,发现异常及时通知医生。

(4)畸形骨盆:若畸形严重,明显头盆不称者,应及早做好剖宫产准备。

估计头盆关系:胎头跨耻征检查。此项检查在初产妇预产期前2周或经产妇临产后胎头尚未入盆时有一定的临床意义。具体方法为:孕妇排空膀胱,仰卧,两腿伸直。检查者将手放在耻骨联合上方,将浮动的胎头向骨盆腔方向推压,如胎头低于耻骨联合平面,表示胎头可以入盆,头盆相称,称为跨耻征阴性;如胎头与耻骨联合在同一平面,表示可疑头盆不称,称为跨耻征可疑阳性;如胎头高于耻骨联合平面,表示头盆明显不称,称为跨耻征阳性(图6-7)。对出现跨耻征阳性的孕妇,应让其取两腿屈曲半卧位,再次检查胎头跨耻征,如转为阴性,提示骨盆倾斜度异常,而不是头盆不称,仍有经阴道分娩的可能。

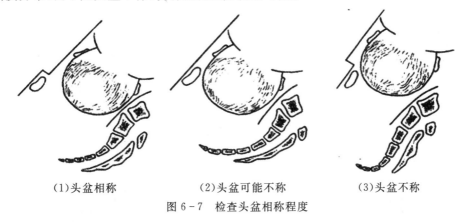

(1)头盆相称　　　　　(2)头盆可能不称　　　　　(3)头盆不称

图6-7 检查头盆相称程度

4.心理护理　向产妇及家属讲明产道异常对母儿的影响,讲清阴道分娩的可能性及优点,解除产妇及家属对未知的焦虑。认真解答产妇及家属的提问,安慰产妇,使其了解目前产程进展状况,树立分娩自信心,与医护合作,安全度过分娩。

5.健康指导　胎儿娩出后,按医嘱使用缩宫素和抗生素,预防产后出血和感染。胎头在产道压迫时间过长或经手术产的新生儿均应按产伤处理,严密观察有无颅内出血或其他症状,延期哺乳,防止并发症。指导产妇产后采取合理的避孕措施,严格避孕。要求绝育者,可选择合适的时间行输卵管结扎术。

(二)软产道异常

软产道由子宫下段、宫颈、阴道及骨盆底软组织构成。软产道异常所致的难产少见,容易被忽视。应在妊娠早期常规行妇科检查,了解有无异常。

1.宫颈异常　宫颈外口粘连、宫颈水肿、宫颈坚韧、宫颈瘢痕、宫颈陈旧性损伤、子宫颈癌、宫颈肌瘤等,均可造成胎先露下降受阻,导致产程延长,产妇疲惫衰竭等。

2.阴道异常　阴道横隔、阴道纵隔,当隔膜较薄可因胎先露部扩张和压迫自行破裂,若较厚可影响胎先露下降;阴道囊肿和阴道肿瘤均可影响胎先露的下降;阴道狭窄轻者由于妊娠后组织变软,不影响分娩,若狭窄严重患者,尤其是位置高者影响胎先露的下降;阴道尖锐湿疣患者妊娠期生长迅速,分娩时易发生阴道裂伤、血肿和感染等。

3.外阴异常　外阴瘢痕、外阴水肿、外阴坚韧、外阴肿瘤等,由于组织缺乏弹性,无伸展,使阴道口狭窄,影响胎头的娩出或者发生严重的撕裂伤。

三、胎儿异常患者的护理

(一)胎位异常

胎位异常是造成难产的常见因素之一。分娩时除枕前位是正常胎位(约占 90%)外,其余均是异常胎位(约占 10%)。其中胎头位置异常居多,有持续性枕横位、持续性枕后位、面先露、额先露等,总计约占 6%~7%。臀先露约占 3%~4%,肩先露极少见。虽然少见,却是胎儿宫内窘迫和围生儿死亡的原因之一。

【分类】

1.持续性枕后位/枕横位　正常头位分娩时,大部分胎头以枕前位衔接,仅有少数胎头枕部持续不能向前旋转,直至分娩后期仍然位于母体骨盆的后方或侧方,致使分娩发生困难者,称为持续性枕后位(图 6-8)或持续性枕横位。骨盆形态及大小异常、胎头俯屈不良,使枕后位的胎先露部不易紧贴宫颈及子宫下段,导致协调性子宫收缩乏力而使内旋转受阻。反之,子宫收缩乏力,影响胎头下降、俯屈及内旋转,形成持续性枕后位或枕横位,二者互为因果关系。此外,头盆不称、前置胎盘、膀胱充盈、子宫颈肌瘤等亦可影响胎头内旋转,导致持续性枕后位或枕横位(图 6-9)。

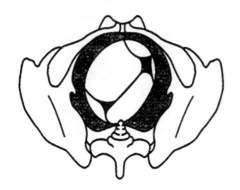

图 6-8　持续性枕后位

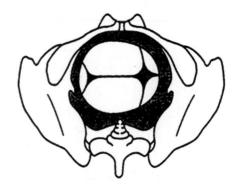

图 6-9　持续性枕横位

2.臀先露　**是最常见的异常胎位**,是指胎儿以臀、膝、足为先露,以骶骨为指示点,在骨盆的前方、后方和侧方构成的六种不同的胎位,即骶左前、骶右前、骶左后、骶右后、骶左横、骶右横。因胎头比胎臀大,且分娩时后出胎头娩出困难,易造成脐带脱垂、胎膜早破、胎儿窘迫、窒息、新生儿产伤等并发症较多见,同时围生儿死亡率增高,是枕先露的 3~8 倍。根据胎儿两下肢所取的姿势不同可分为单臀先露或直腿臀先露,完全臀先露或混合臀先露,以及不完全臀先露。

3.肩先露　肩先露是指胎体纵轴与母体纵轴垂直,胎体横卧于骨盆入口之上,先露部为肩。肩先露以肩胛骨为指示点,可有四种胎位(肩左前、肩左后、肩右前、肩右后),约占妊娠足月总数的 0.25%,是对母儿最不利的一个胎位。前置胎盘、早产儿、骨盆狭窄、羊水过多、子宫异常或肿瘤及腹壁松弛的多产妇等均可引起肩先露。**足月活胎不能经阴道娩出**,若不及时处理,可威胁母儿生命。

4.面先露　多于临产后发现,胎头极度仰伸,从而使胎头的枕部与背部接触。面先露中以颏左前及颏右后位较多见,经产妇多见于初产妇。由于颏前位时胎儿颜面部无法贴紧子宫下段及宫颈,易引起宫缩乏力,产程延长。另外,颜面部骨质不易变形,易发生会阴裂伤。颏后位可发生梗阻性难产,如未及时处理,可导致子宫破裂。

5.其他　额先露,发生率 6%。复合先露常为胎头或胎臀伴有肢体同时进入骨盆,常见于头与手的复合先露。

【对母儿的影响】

1.对母体的影响　胎位异常导致继发性宫缩乏力,使产程延长;因常需手术助产,容易发生软产道损伤,增加产后出血及感染机会;因产程延长,软产道长时间受胎头压迫,可发生缺血、坏死、脱落,形成生殖道瘘。

2.对胎儿、新生儿的影响　由于产程延长和手术助产的机会增多,常引起胎儿窘迫、胎死宫内、新生儿窒息、产伤,新生儿死亡等。胎臀不规则,导致胎膜早破,使早产儿及低体重儿增多;因脐带脱垂、受压致胎儿窘迫或死亡;由于后出胎头牵出困难,可发生新生儿窒息、产伤、颅内出血等,臀位发生脐带脱垂和颅内出血均是头先露的 10 倍,使围生儿的发病率和死亡率均有升高。胸锁乳突肌损伤导致的斜颈及脑幕撕裂等。

【护理措施】

1.一般护理　保证产妇充分营养和休息。在产程进展过程中,补充水分和能量,必要时按医嘱给予哌替啶和地西泮及静脉补液,以保持良好的产力。同时要求产妇定时排尿,避免膀胱充盈阻碍胎先露下降。

2.治疗配合

(1)持续性枕后位/枕横位:**第一产程产妇可朝向胎背对侧的方向侧卧,以利于胎头枕部转向前方**。若宫缩欠佳,应尽早静脉滴注催产素。**宫口开全前防止产妇过早屏气用力,以免引起宫颈前唇水肿**,阻碍产程进展。若试产后产程无明显进展、胎头位置较高或出现胎儿窘迫,应及时做好剖宫产的术前准备。第二产程初产妇用时仅 2 小时,经产妇近 1 小时,应进行阴道检查。若胎头双顶径达到或低于坐骨棘水平,可徒手转动胎头,使其变为枕前位,等待自然分娩或行阴道助产。若胎头位置较高,疑有头盆不称或出现胎儿窘迫,应及时做好剖宫产的术前准备,禁用中位产钳助产。

(2)臀先露:在妊娠期,胎位异常者,应定期产前检查,妊娠 30 周以前臀先露多能自行转为头先露,**妊娠 30 周后仍为臀先露应予矫正**。可采用:①**胸膝卧位**,让孕妇排空膀胱,松解裤带,胸膝卧位的姿势(图 6 - 10),每日 2 次,每次 15 分钟,连续做一周后复查。②**激光照射或艾条,用激光照射两侧至阴穴**,也可用艾条,每日一次,每次 15~20 分钟。③**外倒转术**,前几种方法效果不好时,可协助医生于**妊娠 32~34 周时行外倒转术**。

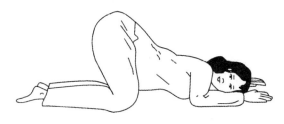

图 6 - 10　胸膝卧位

考点链接

孕妇,孕 30 周,臀先露,为矫正其胎位,可采取的体位是(　　　)

A.膝胸卧位　　　　B.半卧位　　　　C.左侧卧位　　　　D.膀胱截石位　　　　E.俯卧位

解析:胎位不正,臀先露孕妇可采取膝胸卧位以矫正胎位。故正确选项应为 A。

在分娩期,根据产妇的年龄、骨盆类型、胎产式、胎产次、胎儿大小、胎儿是否存活、臀位类型以及有无合并症等综合分析,采取对产妇和胎儿以最小的损伤为原则决定分娩方式。对于骨产道异常、软产道异常、胎儿体重大于 3500g、高龄初产妇、胎儿窘迫、有难产史及不完全臀位的患者可做好择期剖宫产术的术前准备。

(3)肩先露:妊娠后期发现肩先露应及时纠正。可采用胸膝卧位、激光照射(或艾灸)至阴穴,若纠正无效可试用外倒转术转成头先露,同时包扎腹部以固定胎头。若再纠正失败,则需提前住院,择期行剖宫产术。分娩期可根据胎产次、胎儿大小、胎儿是否存活、宫口扩张程度及有无并发症决定分娩方式。除死胎和早产儿胎体可折叠娩出外,足月活胎不能经阴道分娩。

(4)预防产后出血及感染:产程延长者应于胎盘娩出后立即肌注缩宫素,预防产后出血。遵医嘱给予抗生素预防感染。及时修补裂伤的软产道。

3.心理护理　对于产妇及家属的疑问、焦虑和恐惧,护理人员在执行医嘱和护理过程中,应给予充分的解释,消除产妇和家属的精神紧张,并将产程进展过程与状况及时告诉产妇与家属。不能经阴道分娩者,向产妇及家属解释行剖宫产术的必要性及术前术后注意事项,使产妇理解并接受,在产程进展过程中可提供舒适感的措施,如身体放松、背部按摩等。鼓励产妇与医护人员配合,增强其自信心,安全顺利地度过分娩。

4.健康指导

(1)嘱孕妇定时做产前检查。

(2)指导胎位异常的孕妇进行胎位的矫正,以减少难产的发生。

(3)指导母乳喂养的方法以及新生儿随访的计划。指导选择合适的避孕措施。

(二)胎儿发育异常

胎儿发育异常,主要有巨大胎儿和胎儿畸形(无脑儿、脑积水、连体胎儿等)。

1.巨大胎儿　胎儿体重达到或超过 4000g 者,称为巨大儿。孕妇有糖尿病史营养过剩或过期妊娠致巨大儿。孕妇自觉腹部增大迅速,妊娠晚期出现呼吸困难,腹部沉重、两肋胀痛;腹部检查宫高、腹围大于孕周,先露浮,胎心音位置较正常稍高。B 超检查见胎体大,胎头双顶径 >10 cm。应于妊娠 36 周后,根据胎儿成熟度、胎盘功能及糖尿病控制情况择期终止妊娠。提前做好剖宫产术前准备。

2.脑积水　大量脑脊液潴留于颅腔内,使颅腔体积增大,颅缝明显变宽,囟门显著增大而称脑积水。常伴脊柱裂、足内翻等。腹部检查可触到宽大、骨质薄软、有弹性的胎头,胎头跨耻征阳性。B 超检查见胎头周径明显大于腹周径,颅内大部分被液性暗区占据,中线漂动。确诊后应及时引产。脑积水胎儿引产时,配合医生行颅内穿刺放液。

四、精神过度焦虑与恐惧患者的护理

在正常妊娠过程中,孕妇经历着一系列生理、心理及社会的变化,在未做好充分准备的情况下,妊娠期妇女心理问题的发生率较高,孕妇在妊娠期最常见的不良情绪有紧张、担心、愤怒、病理性焦虑、恐惧等,大约有 50% 的妇女有抑郁症状。其中以焦虑、抑郁最常见。

妊娠早期孕妇通常充满信心及期待,尤其是自觉有胎动以后,确认了妊娠的存在并逐渐接受孩子的事实。随着妊娠月份的增加,孕妇的日常生活方式往往被妊娠所带来的变化而干扰,孕妇的想法由向往、计划有一个孩子,会逐渐转变成尽快结束妊娠。接近预产期,由于体重的增加,孕妇常因背部长期承受沉重的负担引起的腰背痛,使其得不到充分的休息,而疲倦又使孕妇渴望睡眠。由此造成的恶性循环使孕妇无法有效地面对即将来临的分娩。

分娩对所有的孕妇而言,都是一个未知的状况。对未知的恐惧与害怕,是一种普遍存在的现象,为自己能否安全顺利度过分娩而担忧,也为担心胎儿是否健康而烦恼;由于妊娠晚期的生理状况已使孕妇厌倦妊娠,迫切希望妊娠快点结束,但又怕自身及胎儿健康受到威胁,内心十分矛盾。若有妊娠合并症、并发症的妇女,对分娩的恐惧更甚,每一次到医院检查都充满压力。

【对母儿的影响】

孕妇不良心理反应可造成多方面的影响,如对产程及分娩方式的影响,有研究表明无产科指征的剖宫产主要与随妊娠进展至分娩而出现的焦虑、恐惧、抑郁有关。产妇分娩期高度紧张、焦虑情绪可影响产程进展以及子宫收缩乏力,使手术产率和产后出血发生率增加。

妊娠期前有焦虑、抑郁、工作压力等刺激,持续至妊娠晚期,刺激会激发交感神经系统,使肾上腺素分泌增加,致使心跳加快、心排出量增加及血压上升;发生妊娠期高血压疾病、子痫前期的危险性增加,导致胎儿窘迫、早产儿、新生儿低体重儿、婴幼儿发育迟缓等发生。

【护理措施】

1.孕前期指导　实行计划妊娠,扩大心理宣教人群,树立良好的社会支持系统。开展心理健康教育课堂及个体心理咨询。

2.妊娠期　定期产前检查,发现异常及时处理。

3.分娩课程　为孕妇提供产前健康教育能有效地减少分娩压力,对分娩能持积极的态度,且使疼痛阈值下降。①提供分娩期间的相关资料,通过讲解、看录像的方法使产妇对分娩有个大致的了解,消除产妇的紧张、恐惧情绪。②让产妇熟悉产房及周围环境,相应减少陌生及对未知的恐惧感。③介绍宫缩及其疼痛情况,教会产妇放松技巧,使产妇感到具有控制感及对分娩充满信心。

4.分娩过程中的陪伴与照顾　第一产程早期,陪伴产妇是非常重要的,此阶段产妇经历兴奋、担心、恐惧导致降低信心。通过交流、按摩或触摸等方式,协助产妇进行母亲角色转换及人性化的关怀。第二产程时,正确指导产妇运用腹压,在宫缩时向下用力,然后放松,让产妇觉得具有控制力,使产程顺利进展。

5.产后心理支持　在第三产程及产后,由于新生儿的出生使产妇感到被忽略的感觉,甚至觉得悲伤与嫉妒。护理人员要理解产妇这种高潮突降与矛盾的心情,完善自我保健。运用医学心理学和社会学知识对产妇加以关心和爱护,以减轻产后忧郁症的发生。

【护理评价】

经过治疗与护理,产妇是否达到:①焦虑及恐惧程度减轻。②能运用放松技巧,减轻分娩疼痛。

课后练习

【A1 型题】（以下每一道题下面有 A、B、C、D、E 五个备选答案，请从中选出一个最佳答案）

1. 下列哪项不是引起子宫收缩乏力的原因（　　）

A. 产妇精神高度紧张　　　　　　　B. 膀胱充盈

C. 子宫肌纤维过度伸展　　　　　　D. 早产

E. 临产后使用过多镇静剂

2. 关于协调性宫缩乏力的临床表现，错误的是（　　）

A. 有节律性　　　　　　　　　　　B. 宫颈扩张缓慢

C. 宫缩达到高峰时子宫也不硬　　　D. 子宫下段收缩比宫底强

E. 子宫收缩力弱，持续时间短，间歇时间长

3. 不协调性宫缩乏力的临床特点，正确的是（　　）

A. 宫缩间歇期宫壁能完全松弛　　　B. 子宫收缩的极性倒置

C. 由于宫内压高，能使宫口如期扩张　D. 对胎儿的影响不大

E. 多属继发性宫缩乏力

4. 产程曲线中潜伏期延长是指（　　）

A. 从规律宫缩开始至宫颈口扩张 3 cm，所需时间超过 4 小时

B. 从规律宫缩开始至宫颈口扩张 3 cm，所需时间超过 8 小时

C. 从规律宫缩开始至宫颈口扩张 3 cm，所需时间超过 16 小时

D. 从宫颈口扩张 3 cm 开始至宫颈口开全，所需时间超过 8 小时

E. 从宫颈口扩张 3 cm 开始至宫颈口开全，所需时间超过 16 小时

5. 滞产是指总产程超过（　　）

A. 12 小时　　　　　　　B. 16 小时　　　　　　　C. 20 小时

D. 24 小时　　　　　　　E. 36 小时

6. 初产妇急产指总产程不足（　　）

A. 0.5 小时　　　　　　　B. 1 小时　　　　　　　C. 3 小时

D. 4 小时　　　　　　　　E. 6 小时

7. 下列哪项可以应用缩宫素处理（　　）

A. 头盆不称　　　　　　B. 不协调性宫缩乏力　　　C. 协调性宫缩乏力

D. 瘢痕子宫　　　　　　E. 子宫痉挛性狭窄环

8. 不协调性宫缩乏力，为使其恢复极性，应采取的措施为（　　）

A. 肌注杜冷丁（哌替啶）　B. 静脉滴注缩宫素　　　C. 人工破膜

D. 立即剖宫产　　　　　　E. 灌肠

9. 试产的护理要点哪项错误（　　）

A. 专人守护

B. 监测胎心率及宫缩的强弱

C. 破膜后立即听胎心音，观察羊水性状

D. 发现胎儿窘迫，应适当延长试产时间

E. 观察胎先露部下降及宫口扩张情况

10.骨盆入口平面狭窄时主要导致(　　)

A.第二产程延长　　　　　　　B.宫内窘迫　　　　　　　C.持续性枕后位或枕横位

D.胎头长时间受压而致颅内出血　　　E.胎头衔接受阻

11.坐骨结节间径 7 cm,后矢状径 7 cm,足月妊娠应采取哪种分娩方式(　　)

A.自然分娩　　　　　　　　　B.会阴侧切　　　　　　　C.剖宫产术

D.胎头吸引术　　　　　　　　E.产钳术

12.下列哪项不符合持续性枕后位的临床表现(　　)

A.胎头位于母体骨盆后方

B.表现为活跃期晚期及第二产程延长

C.宫口尚未开全就过早使用腹压

D.产妇自觉肛门坠胀及排便感

E.胎头矢状缝位于骨盆横径上

13.臀位分娩助产过程中,从脐部娩出至娩出胎头,最长不超过多少分钟(　　)

A.3 分钟　　　　　　　　　　B.5 分钟　　　　　　　　C.8 分钟

D.10 分钟　　　　　　　　　　E.15 分钟

14.下列哪项可以试产(　　)

A.头位,骨盆出口狭窄　　　　B.头位,骨盆入口狭窄　　　C.头位,中骨盆狭窄

D.臀位,骨盆入口狭窄　　　　E.臀位,骨盆出口狭窄

15.第一产程,用缩宫素加强宫缩时,下列哪项不正确(　　)

A.专人守护

B.静脉点滴,并根据宫缩调节滴速

C.注意观察宫缩和胎心

D.维持宫缩在持续 40~60 秒,间歇 2~3 分钟

E.维特宫缩持续超过 1 分钟,间歇少于 1 分钟

16.持续性枕后位,在第一产程,护士应指导产妇卧位的方向是(　　)

A.向左　　　　　　　　　　　B.向右　　　　　　　　　C.向胎背的方向

D.向胎背对侧的方向　　　　　E.仰卧位

17.跨耻征阳性提示(　　)

A.宫缩乏力　　　　　　　　　B.头盆不称　　　　　　　C.胎位异常

D.前置胎盘　　　　　　　　　E.胎儿畸形

18.关于初产妇臀位分娩第一产程,错误的做法是(　　)

A.卧床休息,禁止灌肠,少做肛查

B.勤听胎心,尤其是胎膜已破者

C.脐带脱垂,胎心好可立即剖宫产

D.见胎足娩出阴道口可行臀牵引术

E.破膜后,应抬高臀部以防止脐带脱垂

19.孕前检查发现胎儿臀位,需要给予胎位矫治。护士应告知其最佳的干预时间是(　　)

A.孕 8 周　　　　　　　　　　B.孕 16 周　　　　　　　C.孕 24 周

D.孕 30 周　　　　　　　　　　E.孕 36 周

【A2 型题】(每一道题是以一个小案例出现的,其下面都有 A、B、C、D、E 五个备选答案,请从中选择一个最佳答案)

20. 初孕妇,26 岁,妊娠 40 周,宫缩持续 40 秒,间歇 5～6 分钟,强度中等,胎心率 154 次/分,胎头拨露已 1 小时无进展,阴道检查无异常,应诊断为(　　)

    A. 协调性宫缩乏力　　　　　　B. 不协调性宫缩乏力　　　　　　C. 骨产道异常

    D. 胎位异常　　　　　　　　　　E. 胎儿窘迫

21. 某初产妇,孕 39 周,宫口开全 2 小时,未见胎头拨露。检查:宫底部为臀,腹部前方可触及胎儿小部分,未触及胎头。肛查胎头已达坐骨棘下 2 cm,矢状缝与骨盆前后径一致,大囟门在前方。诊断为(　　)

    A. 骨盆入口轻度狭窄　　　　　B. 原发宫缩乏力　　　　　　　C. 持续性枕后位

    D. 持续性枕横位　　　　　　　E. 右枕前位

22. 初产妇,40 周妊娠规律宫缩 12 小时,近 2 日进食较少,睡眠差。查:宫口开大 6 cm,宫缩渐弱 20～30 秒/6～7 分,胎心率 130～140 次/分,骨盆外测量正常。遵医嘱缩宫素静脉滴注加强宫缩,下列哪项错误(　　)

    A. 将缩宫素 2.5U 加于 5% 葡萄糖注射液 500 mL 内静脉滴注

    B. 从 4～5 滴/分开始,根据宫缩强弱进行调整

    C. 通常可超过 45 滴/分

    D. 维持宫缩 40～60 秒/2～3 分

    E. 必须专人监护

23. 孕 1 产 0,孕 40 周,枕左前位,临产 16 小时入院。胎心好,宫口开全,先露 S-1,骨盆外测量:髂棘间径 23 cm,髂嵴间径 26 cm,骶耻外径 18.5 cm,坐骨结节间径 7.5 cm,出口后矢状径 6 cm,胎儿估计 3000 g,应选择(　　)

    A. 静滴缩宫素加强宫缩　　　　B. 胎吸术　　　　　　　　　　C. 产钳术

    D. 自然分娩　　　　　　　　　E. 剖宫产术

24. 初产妇,妊娠 39 周。产程进展 24 小时,宫口开大 4 cm 给予静脉点滴缩宫素后,宫缩持续不缓解,胎心 100 次/分。耻骨联合处有压痛,应考虑为(　　)

    A. 前置胎盘　　　　　　　　　B. 胎盘早剥　　　　　　　　　C. 痉挛性子宫收缩

    D. 先兆子宫破裂　　　　　　　E. 子宫收缩过强

【A3 型题】(以下提供若干个案例,每个案例有若干个题。请根据案例所提供的信息,在每道题下面的 A、B、C、D、E 五个备选答案中选择一个最佳答案)

(25～27 题共用题干)

27 岁初产妇,妊娠 40 周,阵发性腹痛 10 小时,宫缩 10～15 分钟一次,持续 30 秒,宫口开大 2 cm。

25. 出现上述临床表现的原因是(　　)

    A. 子宫收缩节律性异常　　　　B. 子宫收缩对称性异常　　　　C. 子宫收缩极性异常

    D. 子宫收缩复作用异常　　　　E. 腹肌和膈肌收缩力异常

26. 此时的处理原则应是(　　)

    A. 静脉滴注缩宫素　　　　　　B. 静脉滴注麦角新碱　　　　　C. 肌内注射杜冷丁

    D. 人工破膜　　　　　　　　　E. 立即行剖宫产

27.若已进入第二产程,胎头+4,胎心 102 次/分,此时的处理应是(   )

A.立即行剖宫产术 　　　　　　　　　B.等待自然分娩

C.行产钳术助娩 　　　　　　　　　　D.静脉滴注缩宫素加强宫缩

E.静脉注射地西泮(安定)加速产程进展

(28～29 题共用题干)

27 岁初产妇,妊娠 39 周,规律宫缩 6 小时,枕左前位,估计胎儿体重 2700 g,胎心 142 次/分。阴道检查:宫口开大 3 cm,未破膜,S+1,骨盆测量未见异常。

28.此时恰当的处理应是(   )

A.抑制宫缩,使其维持至妊娠 40 周 　　B.等待自然分娩

C.人工破膜加速产程进展 　　　　　　D.静脉滴注缩宫素

E.行剖宫产术

29.若此时宫缩逐渐减弱,产程已 18 小时,胎膜已破,宫口开大 8 cm,此时恰当的处理应是(   )

A.静脉注射地西泮加速产程进展 　　　B.静脉滴注缩宫素

C.肌内注射缩宫素 　　　　　　　　　D.静脉注射麦角新碱

E.立即行剖宫产术

(30～31 题共用题干)

初产妇,妊娠 39 周,骨盆各径线为:对角径 13 cm,坐骨棘间径 9.5 cm,坐骨结节间径 7 cm,耻骨弓角度 80°

30.本例的骨盆诊断是(   )

A.扁平骨盆 　　B.中骨盆狭窄 　　C.漏斗骨盆

D.均小骨盆 　　E.畸形骨盆

31.本例估计胎儿体重 3700 g,其分娩方式应为

A.等待自然分娩 　　B.试产 　　C.剖宫产

D.产钳助产 　　　　E.胎头吸引

(王娅茹)

任务七　分娩期并发症妇女的护理

学习目标

1.掌握产后出血、胎膜早破与先兆子宫破裂的护理评估及护理诊断。

2.熟悉羊水栓塞的病理生理分期与急救护理配合。

3.了解胎膜早破、子宫破裂、羊水栓塞的病因。

4.能运用护理程序对产后出血、胎膜早破与先兆子宫破裂的患者实施护理;正确识别产后出血的发生并能初步判断原因。

5.具有对分娩期并发症妇女提供健康指导的能力。

一、胎膜早破患者的护理

案例导入

某孕妇,孕 37 周、阴道流水 30 分钟就诊。查体:血压 16.0/10.7kpa(120/80mmHg),心肺正常。宫高 32 cm,腹围 96 cm,头先露,胎心 144 次/分,按压宫底可见阴道内有液体流出,见有白色脂状物。

请思考:

1.患者是何种疾病? 潜在的并发症有哪些?

2.应做哪些辅助检查及采取相应的护理措施?

(一)概述

胎膜破裂发生在临产前称胎膜早破。发生在妊娠满 37 周后者,称足月胎膜早破,占分娩总数的 10%,发生在妊娠不满 37 周者,称足月前胎膜早破,占分娩总数的 2.0%～3.5%。胎膜早破常引起早产及母婴感染,且孕周越小,围生儿预后越差。

【病因】

导致胎膜早破发病的原因很多,常为多因素作用的结果。

1.生殖道病原微生物上行感染　**感染是引起胎膜早破的主要因素之一**,可能与病原微生物,如细菌、病毒或弓形体等附着于胎膜后,释放弹性蛋白酶,分解胶原蛋白,使局部胎膜抗张能力下降有关。

2.羊膜腔压力增高　如双胎妊娠、羊水过多等使羊膜腔压力升高,加上胎膜局部缺陷,容易引起胎膜早破。

3.胎膜受力不均　胎位异常、头盆不称等使前羊水囊所受压力不均,引起胎膜早破。

4.宫颈内口松弛　由于手术、产伤或先天性因素等使宫颈内口松弛,前羊水囊易于楔入,加之此时胎膜接近阴道,缺乏宫颈黏液保护,易受病原微生物感染,导致胎膜早破。

5.营养素缺乏　维生素 C、铜元素缺乏,使胎膜抗张能力下降,易引起胎膜早破。

此外,妊娠后期性生活,创伤等可能也与胎膜早破发生有关。

【对母儿的影响】

胎膜早破后常会引发宫缩,可导致早产;如先露未衔接,可发生**脐带脱垂**;破膜时间长可引起**宫内感染及产褥感染**;胎儿吸入感染的羊水可发生**肺炎、胎儿窘迫**;若突然破膜有时可引起**胎盘早剥**。

(二)护理评估

1.健康史　了解孕妇是否有下生殖道感染史,是否羊水过多、双胎妊娠,明确胎位,有无宫颈手术及分娩裂伤史,妊娠后期性交史等。

2.身体状况

(1)症状:孕妇常突感较多液体从阴道流出,不能自控;腹压增多时流液量增多,当咳嗽、打喷嚏、负重时,羊水即流出。

(2)体征:肛门检查,触不到羊膜囊,上推胎儿先露部时,见液体从阴道流出,有时可见流出液中有胎脂,或被胎粪污染,呈黄绿色。

3.心理—社会支持状况 注意孕妇及家属情绪及心理状况,了解其是否因对病情及胎儿的担心而产生焦虑、恐惧等。

4.辅助检查

(1)阴道液酸碱度检查:正常阴道液呈酸性,羊水 pH 值为 7.0~7.5,如阴道液 pH 值>6.5,提示胎膜早破可能大,该方法诊断准确率达 90%。

(2)阴道液涂片检查:阴道液涂片干燥后镜检出现羊齿植物叶状结晶为羊水。

(3)羊膜镜检查:可直视胎儿先露部,看不到前羊膜囊,即可诊断为胎膜早破。

(4)其他辅助检查:常用 B 超检查羊水量,如发现阴道流水,羊水量少于该妊娠期的正常值,有助于诊断。

(三)护理诊断及医护合作性问题

1.有感染的危险 与胎膜早破后,下生殖道病原微生物易于上行感染有关。

2.有胎儿受伤的危险 与胎膜早破脐带容易脱垂、胎儿吸入感染羊水、早产儿肺部不成熟等有关。

3.焦虑/恐惧 与胎膜早破、诱发早产、担忧胎儿安危、缺乏相关疾病知识有关。

(四)护理目标

(1)孕妇无发热等感染征兆。

(2)胎儿无并发症发生,胎儿顺利娩出。

(3)孕妇能够认识胎膜早破的预后,对治疗和护理感到满意。

(五)护理措施

1.一般护理 指导孕妇卧床休息,尤其是胎头未衔接者,采取左侧卧位,**抬高臀部,避免坐起或站立,预防脐带脱垂**。应加强生活护理,协助进食,大小便等,勤巡视及时发现生活需要,将患者日常用品置于便于拿取处,呼叫器要保证伸手可及便于有需要时及时呼叫。**做好会阴部护理**,每日消毒外阴 2 次,勤换内衣裤和会阴垫,预防感染。

🔲 考点链接

36 岁孕妇,产前检查漏斗骨盆。现足月妊娠,胎膜早破来诊。查体:胎头未入盆。医嘱:入院行各项检查,拟次日行剖宫产术。护士对其进行健康教育,不正确的是( )

A.讲明产道异常对母儿的影响

B.说明剖宫产的必要性

C.解释剖宫产术前、术后注意事项

D.嘱其保持会阴清洁

E.鼓励术前适当下床活动

解析:胎膜已破,禁止下床活动,以免引起脐带脱垂。故正确选项应为 E。

2.病情观察 护士应注意监测胎心率及 NST,观察羊水性状、颜色、量、气味,同时指导产妇计数胎动,以了解胎儿宫内安危状况。观察孕妇体温,心率,羊水性状,白细胞计数等。

3.治疗配合 **孕妇应住院待产,卧床休息,特别是胎先露未衔接者应绝对卧床**,可采取左侧卧位,抬高臀部,注意避免不必要的阴道及肛门检查。

(1)期待疗法:若胎肺不成熟,无明显临床感染征象,无胎儿窘迫,则期待治疗。绝对卧床,同时密切观察有无感染征象,**避免不必要的肛门及阴道检查,应用抗生素预防感染。使用宫缩抑制剂**,如静脉滴注硫酸镁、利托君等预防早产。妊娠35周前者给予肾上腺糖皮质激素促胎肺成熟。羊水明显减少者可进行羊膜腔输液补充羊水。**破膜后12小时,给予抗生素预防感染。**破膜24小时仍未临产且无头盆不称,应引产。

(2)终止妊娠:**若胎肺成熟或有明显临床感染征象,则在抗感染同时立即终止妊娠。**对缩宫素引产不易成功者,应结合胎儿出生后存活可能性,行剖宫产或更换引产方法。

4.心理护理 胎膜早破发生后,护士应关注孕妇及家属的心理状态,对其进行胎膜早破疾病知识和护理注意事项的讲解,减轻其心理顾虑。

5.健康指导

(1)疾病知识指导:孕期应向孕妇及家属讲解胎膜早破的诱因,以预防其发生。若妊娠期突感较多液体从阴道流出时,要立即平卧,并及时去医院就诊。

(2)卫生、饮食指导:孕妇孕期注意生殖道卫生,尽早治疗下生殖道感染如滴虫性阴道炎、细菌性阴道病等;注意妊娠期营养,预防维生素C和铜元素缺乏;先露部高浮,双胎、羊水过多等子宫过于膨大者,应多休息,避免腹压突然增加,如拎重物,下蹲等,另外,及时治疗咳嗽;宫颈内口松弛者根据情况可于妊娠14~16周行宫颈环扎术;妊娠后期避免性生活。

(六)护理评价

经过治疗与护理,患者是否达到:①积极配合医护人员,平安顺利分娩。②胎儿顺利娩出,未发生脐带脱垂、新生儿肺炎、胎儿窘迫等并发症。③出院时无感染等并发症。

二、子宫破裂患者的护理

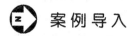 案例导入

某孕妇,33岁,孕2产1,孕38^{+3}周,临产入院,查宫口开大2 cm,先露－2 cm,胎心144次/分。3小时后产妇烦躁不安,主诉腹痛剧烈,脐耻之间见一凹陷,有压痛,检查:心率118次/分,呼吸26次/分,宫缩50~60秒/2~3分钟,导尿见血尿,胎心85次/分,胎心监护出现连续晚期减速,宫口开大3 cm,先露－1 cm,胎膜未破。

请思考:

1.该产妇目前最可能出现了什么问题?

2.应该如何处理?

3.目前的护理措施有哪些?

(一)概述

子宫破裂是指在妊娠期或分娩期子宫体部或子宫下段发生的破裂。是产科严重并发症,若未及时诊治严重威胁母儿生命。多见于经产妇,特别是多产妇。近年来,由于对妇女保健工作的重视,产科质量的提高,其发生率显著下降。

【分类】

根据发生时间可分为妊娠期破裂和分娩期破裂;根据发生原因可分为自发性破裂和损伤

性破裂;根据发生部位可分为子宫体部破裂和子宫下段破裂;根据破裂程度可分为完全性破裂(子宫壁全层破裂,宫腔与腹腔相通)和不完全性破裂(子宫肌层部分或全部断裂,浆膜层未破,宫腔与腹腔未相通,胎儿及其附属物仍在宫腔内)。

【病因】

1.胎先露下降受阻　由于骨盆狭窄,软产道阻塞,胎位异常,胎儿异常等因素,造成分娩过程胎先露下降受阻,致子宫过强收缩,易致子宫下段破裂。

2.瘢痕子宫　如剖宫产史,子宫肌瘤剔除史等,是较常见的原因。妊娠晚期及临产后宫腔压力的升高,以及临产后子宫肌纤维被牵拉,均可能造成瘢痕处肌纤维断裂。特别是前次手术后切口感染伴愈合不良者再次妊娠,瘢痕处更易发生破裂。

3.宫缩剂使用不当　在分娩前宫缩剂使用不当,剂量过大或子宫对宫缩剂敏感性过高,引起子宫收缩过强,加之有产道梗阻,使子宫破裂。

4.手术及外伤　产钳术、胎头吸引术等阴道助产手术运用不恰当或过于粗暴,强行剥离植入性胎盘或严重粘连的胎盘,毁胎或穿颅术时误伤子宫;外伤作用于腹部等均可能引起子宫破裂。

(二)护理评估

【健康史】

询问患者是否有子宫手术史,腹部外伤史,评估产程中催产素使用情况,是否有梗阻性难产,是否行阴道助产手术等。

【身体状况】

子宫破裂多发生于分娩过程中,是一渐进的过程,可分为先兆子宫破裂和子宫破裂两个阶段。

1.先兆子宫破裂

(1)症状:临产后,胎先露下降受阻,子宫收缩过强,**产妇多表现腹痛难忍、拒按,表情痛苦,烦躁不安,呼吸急促,心跳加快。**

(2)体征:临产后过强的子宫收缩,使子宫上段肌纤维增厚变短,子宫下段则被进一步拉长变薄,二者之间形成明显的环状凹陷,**为病理性缩复环**(图7-1)。此环可随产程进展而逐渐上升。膀胱受压过久充血,**可出现血尿和排尿困难。**子宫下段膨隆、压痛明显。胎儿血供受阻,胎心改变或听不清。

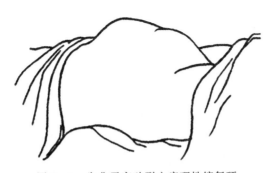

图7-1　先兆子宫破裂之病理性缩复环

2.子宫破裂

(1)症状:完全性子宫破裂,**产妇突感腹部剧烈撕裂样疼痛**,而后宫缩骤停,腹痛可缓解,随着宫腔内容物进入腹腔,腹痛又呈持续性加重。不完全性子宫破裂症状多不典型,若破裂累及子宫动脉可有急性大出血表现。

(2)体征:不完全性子宫破裂体征多不典型,在不全破裂处可有明显压痛,完全性子宫破裂可有产妇出现面色苍白、脉搏细数、血压下降、呼吸急促等休克征象。全腹压痛、反跳痛、肌紧张,可自腹壁清楚地扪及胎体,胎儿侧方可扪及缩小的宫体,胎心、胎动消失。阴道检查可能有鲜血流出,胎先露上升,扩张的宫口缩小,若破口较低,可扪及破裂处。不完全性子宫破裂,体征多不明显,破裂处可有压痛,胎心率多有异常。

【心理—社会支持状况】

观察产妇及家属情绪状态及行为,评估其是否有烦躁不安、恐惧、焦虑、无助等心理状态。

【辅助检查】

腹腔穿刺或后穹窿穿刺可确定腹腔出血情况,一般仅用于产后怀疑子宫破裂者。B超检查可显示子宫破裂部位以及子宫与胎儿的关系,必要时行血、尿常规检查以判断失血程度、感染情况及有无血尿等。

(三)护理诊断及医护合作性问题

1.疼痛　与子宫收缩过强,子宫破裂血液流入腹腔刺激腹膜有关。

2.组织灌注量改变　与子宫破裂后大量出血有关。

3.预感性悲哀　与子宫破裂后胎儿死亡有关。

(四)护理目标

(1)孕妇疼痛减轻至可以忍受并配合治疗及护理。

(2)孕妇休克状态得到纠正,并不出现严重并发症。

(3)孕妇能接受胎儿死亡或子宫被切除的现实,情绪逐步稳定。

(五)护理措施

发现先兆子宫破裂时,及时采取抑制宫缩的措施,立即做好剖宫产手术前准备,发生破裂后应做好抗休克、抗感染及手术治疗。

1.预防　健全和完善孕产期保健三级管理体系,向广大孕产妇及家属宣传围产保健的重要性。瘢痕子宫者,应慎重选择终止妊娠的方式,提前1～2周入院待产。助产士应密切观察产程,注意产妇主诉,生命体征,宫缩情况,腹部体征,有无血尿等及胎心、胎动状况,及时发现异常。严格掌握宫缩剂使用指征,遵医嘱正确使用,避免滥用或误用造成宫缩过强;严格掌握产科手术助产的指征及操作常规;正确掌握剖宫产指征。

2.一般护理　提供舒适的环境,给予生活上的护理,更多的陪伴,鼓励其进食,以更好的恢复体力。定时指导排尿,防止膀胱充盈影响伤口愈合。保持外阴清洁,定时擦洗外阴,防止感染。

3.病情观察　严密观察产程进展,并记录宫缩、胎心音、产妇生命体征,出入量。发现失血表现时,急查血红蛋白,评估失血量,制定护理方案。

4.治疗配合

(1)先兆子宫破裂患者的护理:密切观察产程进展情况,宫缩及胎心状况,若产妇腹部出现凹陷并逐渐上升,宫缩过强,持续腹痛难忍,血尿等应立即停点缩宫素,并报告医生,**遵医嘱给予宫缩抑制剂,做好剖宫产手术准备。**

（2）子宫破裂患者的护理：子宫破裂者，**应迅速开放静脉，输液，输血，补充血容量，给予吸氧，遵医嘱迅速做好剖宫产或剖腹探查手术准备，纠正酸中毒及电解质失衡，进行抗休克治疗。**护士需严密观察患者生命体征，尿量，皮肤情况，意识状态等休克征象，记出入量，遵医嘱急查血常规、血清电解质等。手术前后遵医嘱使用广谱抗生素预防感染。

5.心理护理　子宫破裂病情危重，产妇及家属会表现恐惧，无助，护士对其应表示理解，提供恰当的疾病和治疗信息，减少其心理压力。若胎儿死亡，护士应安慰产妇及家属，倾听痛苦表述，帮助其接受事实，给予积极的引导，面对新生活。

6.健康指导　做好计划生育工作，指导有效避孕的方法，避免多次人工流产；有子宫破裂高危因素者孕期应嘱咐产妇提前入院待产。向产妇及家属讲解疾病知识，包括病因，治疗方案，对以后妊娠分娩的影响等。剖宫产者告知产妇产褥期保健注意事项。手术后出院患者，鼓励进食高热量、高蛋白、高维生素，清淡、易消化饮食；逐渐增加活动量，促进身体恢复；术后禁性生活3个月。告知产后及术后复查的时间，目的。

（六）护理评价

经过治疗与护理，产妇是否达到：①疼痛减轻。②组织灌流量得到及时改善。③出院时情绪稳定。

三、产后出血患者的护理

案例导入

某孕妇，孕39周，宫高41 cm、腹围129 cm、LOA、第1产程16小时，第二产程2小时，胎儿顺利娩出，胎盘娩出后阴道出血520 mL，查：血压90/50mmh g，脉搏118次/分，面色苍白、子宫轮廓不清，患者精神紧张。

请思考：

1.如何判断出血原因并估计出血量？

2.该产妇出血的主要原因是什么？

3.针对此种情况应该采取哪些护理措施？

产后出血是指胎儿娩出后24小时内失血量超过500 mL。产后出血是分娩期严重的并发症，居我国孕产妇死亡原因之首，其中80%以上发生在产后2小时内。产后出血发生率占分娩总数的约2%～3%，但由于临床测量和收集分娩血量主观因素较大，准确测量存在一定误差，实际发病率更高。**产妇在短时间内大量出血和休克时间过长可引起腺垂体梗死和坏死，引起席汉氏综合征。**

（一）病因

临床上引起产后出血的原因有子宫收缩乏力、胎盘因素、软产道裂伤及凝血功能障碍。可由单一因素引起，也可相互影响。

1.子宫收缩乏力　最常见，占70%～80%。胎儿娩出后，子宫肌纤维的收缩和缩复能有效的压迫血管从而止血。若由于各种因素影响子宫肌纤维收缩和缩复功能，均可能引起子宫收缩乏力性出血。这些因素包括产妇精神紧张，对分娩过度恐惧，临产后过多使用镇静剂、麻醉剂，合并全身慢性疾病；羊水过多、双胎等导致子宫肌纤维过分伸展；产程延长，产妇体力消耗过多;前置胎盘、胎盘早剥、妊娠高血压疾病等产科并发症或合并症;子宫畸形、子宫肌瘤者,子宫手术史等。

2.胎盘因素　常见类型包括如下几种。

(1)胎盘、胎膜残留:副胎盘或部分胎盘和(或)胎膜残留于宫腔内可影响子宫收缩致产后出血。

(2)胎盘滞留、嵌顿:胎盘剥离后由于宫缩乏力、膀胱充盈等使胎盘滞留在宫腔内,或因过早牵拉脐带或按摩子宫等操作不当,子宫异常收缩等引起胎盘剥离不全或嵌顿。影响胎盘剥离面血窦关闭,导致产后出血。

(3)胎盘粘连和植入:胎盘粘连于子宫壁或胎盘绒毛植入子宫肌层,胎盘不能自行完全剥离,则部分血窦开放,引起产后出血。

3.软产道裂伤　由于急产、助产操作不规范、保护会阴不当、侧切不恰当或会阴组织弹性差等均可引起软产道裂伤,若裂伤严重可致大出血。

4.凝血功能障碍　产妇合并血液系统疾病,如血小板减少、再生障碍性贫血;合并严重肝脏疾病;或由于妊娠高血压疾病、重度胎盘早剥、死胎、羊水栓塞等,可造成凝血功能障碍引起难以控制的大出血。

(二)护理评估

【健康史】

应重点注意询问与产后出血有关病史,如是否有剖宫产史或其他子宫手术史,有无子宫肌瘤;孕前是否患有影响凝血功能疾病,如血液病,严重肝脏疾病等;有无妊娠高血压疾病、前置胎盘、胎盘早剥、羊水过多、双胎、巨大儿等;有无难产以及产程中镇静剂、麻醉剂的使用情况等。

【身体状况】

产后出血的主要临床表现是阴道流血过多,以及因失血过多引起的休克。

1.症状　大量流血或流血时间长者,可出现休克症状,产妇有头晕、面色苍白、寒战、口渴、心慌,随休克程度不同,产妇可烦躁不安或意识淡漠,甚至昏迷。有时产妇主诉会阴部疼痛,要考虑隐匿性软产道裂伤的可能。

2.体征　阴道流血随不同原因而出现不同特点。**子宫收缩乏力引起的出血多在胎盘娩出后出现,阴道流血多,宫底升高或摸不清,子宫质软如水袋状,流出血液可以凝固。胎盘剥离或娩出延迟,并有大量阴道流血,可考虑胎盘部分剥离,胎盘粘连或植入,胎盘嵌顿等,出血可凝固。若胎儿娩出后立即出现鲜红阴道流血,多为软产道裂伤所致。若阴道持续流血,且血液不凝,应考虑凝血功能障碍引起的产后出血。**出血多者,产妇可能出现血压下降、脉搏细数、呼吸急促等休克体征。

📖 **知识拓展**

失血量的测定及估计方法

产后出血量测定方法包括主观测定法(目测法)和客观测定法,其中目测法不够准确,客观测定法可以较准确地测定出血量,常用测定方法有三种:①容积法:用弯盘或专用的产后聚血器收集血液后用量杯测定失血量;②称重法:失血量(mL)=[分娩后敷料湿重(g)—分娩前敷料干重(g)]/1.05(血液比重 g/ mL);③面积法:血湿面积按 10 cm×10 cm＝10 mL 计算。

对于产后未作失血量收集的产妇,或外院转诊者,可根据失血量休克程度估计失血量,指导休克的抢救。休克指数＝脉率/收缩压;指数＝0.5,为血容量正常;指数＝1.0,失血量 500～1500 mL;指数＝1.5,失血量 1500～2500 mL;指数＝2.0,失血量 2500～3500 mL。

【心理—社会支持状况】

产妇会表现出异常惊慌、恐惧、手足无措,担心自己的生命安危,把全部希望寄托于医护人员,但由于出血过多与精神过度紧张,有些产妇很快进入休克昏迷状态。

【辅助检查】

包括血常规,血型、出凝血时间,凝血酶原时间,纤维蛋白原测定等结果,帮助判断出血原因及病情发展情况。

(三)护理诊断及医护合作性问题

1.组织灌注量不足　与阴道大量出血,不能及时补充,体内灌注血量减少有关。

2.有感染的危险　与失血过多抵抗力降低,多次检查、手术操作有关。

3.恐惧　与失血过多引起死亡临近感有关。

(四)护理目标

(1)产妇 24 小时内血容量得到恢复,无失血性休克表现。

(2)产妇无感染症状。

(3)产妇情绪稳定,积极配合治疗与护理。

(五)护理措施

【预防】

1.加强产前保健　重视孕前妇女保健,对患有可能影响凝血功能疾病者,宜治疗后再妊娠,若已妊娠应在早孕时终止妊娠。对妊娠合并肝脏疾病,血液系统疾病,或患有妊娠期高血压疾病,前置胎盘、多胎妊娠、羊水过多等有产前出血高危因素的孕妇要加强妊娠期管理,并提前入院待产。

2.重视分娩期　第一产程应严密观察产程进展,及时解除可能影响产程进展的因素,鼓励和支持产妇,使其增加对分娩的信心,满足产妇需要,注意饮食,协助产妇保持足够体力,遵医嘱合理使用镇静剂和宫缩药。第二产程应指导产妇采取合适的分娩姿势,正确使用腹压,注意胎儿娩出不宜过快,掌握好会阴切开的时机,保护好会阴。第三产程正确处理胎盘剥离和娩出,并仔细检查胎盘胎膜完整性,避免残留。仔细检查软产道,认真缝合会阴切开伤口及软产道裂伤。

3.产后预防　大多数产后出血发生于产后 2 小时,故产后 2 小时护士应密切观察阴道流血量、子宫收缩情况、生命体征、膀胱充盈情况,督促产妇排尿,并注意其有无头晕,心慌,会阴部疼痛等主诉。鼓励母婴早期开始皮肤接触,帮助婴儿吸吮,有利于促进子宫收缩,预防产后出血。

【一般护理】

提供清洁、安静的休息环境,保证足够的睡眠时间,取半卧位和侧卧位。每日擦洗会阴 2

次,早期指导和协助产妇进行母乳喂养。加强营养,给予高热量、高蛋白、高维生素、富含铁的饮食,宜少食多餐。病情稳定后,鼓励产妇下床活动。

【病情观察】

产后 2 小时内留产房内观察,严密监测生命体征、神志变化,观察皮肤黏膜颜色、四肢的温度、尿量,准确估计阴道出血量,发现阴道出血量多或休克征兆时立即报告医生,并给予初步处理。产妇取平卧位或中凹卧位,及时给予吸氧、保暖,做好输血前准备。立即建立静脉通道,遵医嘱输液、输血维持循环血量。回到病房后需定时检查子宫收缩,给予按摩,如子宫复旧不良应及时报告医生。监测体温变化,观察恶露有无异常,宫腔和伤口有无感染迹象,发现异常也应及时报告医生。

【治疗配合】

协助医生针对原因迅速止血。

1.宫缩乏力性出血的护理

(1)按摩子宫:子宫按摩的方法如下(图 7-2):① 单手按摩子宫法,是最常用的方法。护士将一手置于产妇腹部,用手触摸子宫底部,四指置于子宫后壁,拇指置于子宫前壁,有节律地按摩子宫。② 双手按摩子宫法,护士将一手置于耻骨联合上方的下腹中部,将子宫托起,另一手握住宫体,有节律地按摩宫底,同时也可间断挤压宫底使子宫内积血排出。③ 腹部-阴道双手按摩子宫法 护士一手戴无菌手套后握拳置于阴道前穹窿,挤压子宫前壁,另一手经腹部置于子宫后壁,两手相对按摩子宫。

(2)应用宫缩剂:为加强宫缩,除按摩子宫外,**遵医嘱使用宫缩剂**,缩宫素静脉注入,麦角新碱肌注或宫体注射,米索前列醇舌下含服,卡前列甲酯置于阴道后穹窿等。

(3)宫腔填塞纱条:采取宫腔纱条填塞法压迫止血,24 小时应取出纱条,警惕感染。

(4)结扎盆腔血管止血:主要用于子宫收缩乏力、前置胎盘等所致的严重产后出血的产妇。

(5)其他:去除引起宫缩乏力的因素,改善全身状态,为膀胱过度充盈者导尿。经上述处理仍出血不止,若需行子宫切除术以挽救产妇生命时,遵医嘱做好相应的手术准备。

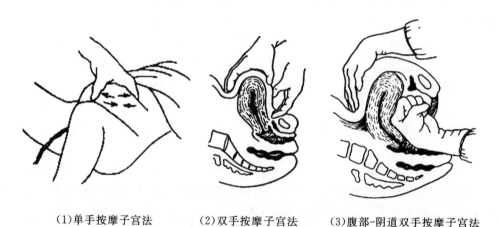

(1)单手按摩子宫法　　(2)双手按摩子宫法　　(3)腹部-阴道双手按摩子宫法

图 7-2　按摩子宫的方法

2.胎盘因素出血的护理　应根据不同情况采取相应护理措施。若胎盘已经剥离但尚未娩出,应帮助产妇排空膀胱,并牵拉脐带,按压宫底协助胎盘娩出;胎盘部分剥离者,可手剥胎盘,协助胎盘剥离和娩出;若是胎盘植入需行子宫切除时,做好手术准备;胎盘胎膜残留需行刮宫者,做好相应准备。

3. 软产道裂伤出血的护理 应仔细检查,逐层缝合裂伤。

4. 凝血功能障碍出血的护理 遵医嘱做好各项检查,输注全血、血小板、凝血因子、纤维蛋白原等,根据病情进展的不同阶段,做好相应的护理。

【心理护理】

产后出血发生时,产妇及家属多会感到恐惧,紧张,无助。抢救工作应有条不紊切忌慌乱,安慰患者,告知家属治疗方案减轻其焦虑和不安全感。出血控制后,产妇经历了高度应激,体质也多虚弱,护士应多关心产妇,给予其积极的心理引导,及时提供生活护理和帮助。

【健康指导】

1. 指导产妇应进食营养丰富,如富含蛋白质、铁、维生素等的食物,如瘦肉、鸡蛋、奶类、绿叶蔬菜、新鲜水果等。出院后应劳逸结合,循序渐进,逐渐增加活动量,以促进身体恢复。

2. 告知产妇产后复查的目的及时间。指导产妇出院后每日清洗会阴部,产褥期禁止性生活、盆浴、游泳、阴道冲洗等,产妇应注意观察阴道流血情况,恶露量、性状、气味,体温等,若出现阴道流血多,恶露异味,腹痛,发热等应及时就诊。

3. 重视避孕,指导产妇适宜的避孕方法。

(六)护理评价

经过治疗与护理,产妇是否达到:①未出现失血性休克的表现,血压、血红蛋白逐渐正常。②产后一周体温正常,未出现其他感染征象。③产妇及家属亲子互动自如。④疲劳感减轻,生活自理。

四、羊水栓塞患者的护理

案例导入

某产妇,孕2产1,孕39^{+2}周,临产后出现宫缩乏力,产程进展缓慢,排除头盆不称后,行人工破膜,破膜后突然出现呼吸困难,烦躁不安,呛咳,发绀,血压迅速下降。

请思考:

1. 护士向产妇解释目前最可能出现了什么问题?

2. 发病的相关因素有哪些?

3. 护士应如何配合医生进行抢救?

(一)概述

羊水栓塞是指在分娩过程中羊水进入母体血循环引起肺栓塞、休克、弥散性血管内凝血(DIC)、肾衰竭等一系列病理生理变化的综合征。是极其严重的分娩期并发症,发生于足月分娩者,其病死率达80%以上。羊水栓塞也可发生于早孕期钳刮术终止妊娠时,但病情相对较缓和。

【病因】

不明确,相关因素如下。

1.子宫血管开放　前置胎盘、胎盘早剥、子宫破裂、剖宫产、分娩过程中宫颈裂伤、钳刮术、羊膜腔穿刺等,羊水通过破损血管或胎盘后血管进入母体血循环。

2.宫腔压力过高　分娩过程中,尤其是第二产程,宫腔压力高,羊水被挤入破损血管。子宫收缩过强或强直性宫缩时更易发生。

3.胎膜破裂　多数羊水栓塞发生在胎膜破裂后,羊水可从宫颈破裂小血管或子宫蜕膜进入母体血循环。

【病理生理】

1.肺动脉高压　羊水含有许多有形物质如毳毛、胎脂、上皮细胞、胎粪等,这些物质随羊水进入母体血循环后,在肺内形成小栓子,造成肺小血管机械性阻塞,导致肺动脉高压。同时这些有形物质可刺激肺释放前列腺素 $F2\alpha$,5-羟色胺等使肺血管反射性痉挛。肺动脉高压使右心负荷加重,引发充血性右心衰竭,同时肺高压引发左心回心血量减少,因此左心室射血减少,从而导致周围循环衰竭。

2.过敏反应　研究认为,过敏反应是羊水栓塞一系列病理生理变化的核心问题。羊水成分作为抗原可引起变态反应,导致过敏性休克。此外,支气管痉挛,分泌物增多,肺通气和换气功能受损,还会反射性引起肺小动脉痉挛,加重肺动脉高压。

3.弥散性血管内凝血(DIC)　羊水中含有大量促凝物质,可激活凝血系统,使得血管内广泛形成微血栓,消耗大量凝血物质。羊水中的纤溶激活酶还可激活纤溶系统,这一切使得血液由凝血亢进转为纤溶亢进,患者表现为全身出血倾向和血液不凝固。

4.急性肾衰竭　周围循环衰竭,弥散性血管内凝血等可导致肾脏急性严重缺血、损伤肾实质时,导致少尿,甚至无尿等一系列肾衰竭表现。

(二)护理评估

【健康史】

评估有无羊水栓塞的诱发因素,如经产妇、高龄初产妇、宫缩过强、急产、前置胎盘、胎盘早剥、子宫破裂、剖宫产、羊膜腔穿刺、胎膜早破等。

【身体状况】

1.症状　羊水栓塞病情多凶险、起病急骤,**大多数患者在破膜后突发寒战、气急、呛咳、呼吸困难、烦躁不安,继而出现抽搐、昏迷等心肺功能衰竭和休克表现。** 有时产妇表现大声惊叫一声后迅速进入昏迷状态,血压骤降甚至数分钟内迅速死亡。渡过该阶段后,进入凝血功能障碍阶段,患者表现为全身皮肤黏膜出血、阴道大量流血、呕血、便血、血尿等。肾衰竭时,患者出现少尿、无尿等。

2.体征　患者血压下降、脉搏细数、肺部可闻及湿啰音、心率增快。全身皮肤黏膜见出血点或淤斑,针眼及切口渗血、不凝,阴道出血不止。

【心理—社会支持状况】

发病急骤,病情凶险,**产妇会感到痛苦和恐惧。** 因担心胎儿的安危而焦虑不安。家属毫无精神准备,当产妇和胎儿的生命受到威胁时而感到焦虑,一旦抢救无效会对医务人员产生抱怨和不满,甚至愤怒。

【辅助检查】

1.血涂片找羊水有形物质　抽取下腔静脉血 5 mL 送检,若发现鳞状上皮细胞、脂肪球、等可确诊为羊水栓塞。

2.床头胸部 X 线检查　双肺弥散点、片状浸润影,向肺门周围融合,伴有轻度肺不张。

3.心功能检查　行心脏彩超、心电图检查,右心房室增大,心输出量减少。

(三) 护理诊断及医护合作性问题

1.恐惧　与病情急而凶险、危及产妇生命有关。

2.气体交换受损　与肺动脉高压、肺水肿有关。

3.潜在并发症　心衰、休克、DIC、肾衰竭。

4.组织灌流量改变　与母体循环衰竭、心力衰竭、DIC 有关。

(四)护理目标

(1)孕妇情绪稳定,配合治疗、护理。

(2)孕妇呼吸困难和缺氧症状得以改善。

(3)胎儿或新生儿安全。

(4)产妇能维持体液平衡及最基本的生理功能。

(五)护理措施

【预防】

1.及时处理前置胎盘、胎盘早剥、子宫破裂等妊娠期及分娩期并发症。

2.分娩过程中需人工破膜时,避免在宫缩期实施,人工破膜需在宫缩间歇期进行,破口不宜过大,使羊水缓慢流出。

3.遵医嘱正确使用催产素,密切监护产程,有宫缩过强、急产等情况时,要正确处理并严密观察。

4.剖宫产时要快速吸尽羊水;钳刮术时应先刺破胎膜,羊水流尽后再钳夹胎儿及胎盘胎膜组织。

【一般护理】

取半卧位,加压给氧,保证氧气供给,减轻肺水肿,改善脑缺氧。对皮下淤斑可给予热敷以促进吸收。增强营养以高蛋白、高热量、高维生素的饮食为主,多食含有铁剂的食物。

【病情观察】

监测产程进展,宫缩强度与胎儿情况。严密监测孕妇的体温、脉搏、呼吸、血压的变化,及时测量并记录。监测皮肤黏膜有无出血点及淤斑。观察阴道出血量,血液凝固情况,如子宫出血不止,应做好子宫切除的术前准备。观察尿量,预防和治疗肾衰竭,监测肺部有无湿啰音。

【治疗配合】

1.紧急处理　置患者于半卧位,吸氧,必要时协助进行气管插管正压给氧、协助医生气管切开;以保证氧气的有效供给,改善低氧血症。

(1)抗过敏:遵医嘱使用肾上腺皮质激素,首选氢化可的松 200 mg 静脉缓慢注射,随后以 300~800mg 加入 5% 葡萄糖静脉滴注,也可选用地塞米松等。

(2)解痉挛:解除肺动脉高压　罂粟碱 30~90mg 加入 50% 葡萄糖 20~40 mL 缓慢静脉推注,直接松弛血管平滑肌,为解除肺动脉高压首选药物。也可与阿托品合用,扩张肺小动脉效果更好。遵医嘱给予阿托品 1mg 加入 5％葡萄糖 10 mL 静脉注射。阿托品可阻断迷走神经反射引起的肺血管痉挛,降低心脏抑制,兴奋呼吸中枢,改善微循环。也可选择氨茶碱、酚妥拉明等药物以缓解肺动脉高压,改善肺及冠脉血流灌注。

(3)纠正休克:输注新鲜血和血浆以扩充血容量;多巴胺可升高血压,一般以多巴胺 10～20mg 加于 5％～10％葡萄糖液 250 mL 静脉滴注,注意根据血压情况调整滴速。

(4)纠正酸中毒:抢救过程中,护士采血做动脉血气及血清电解质测定,若出现酸中毒,可用 5％碳酸氢钠 250 mL 静脉滴注,若有电解质紊乱及时给予纠正措施。

(5)防治肾衰:注意观察患者尿量,及时补足血容量,若血容量补足后仍然少尿,应给予 20％甘露醇 250 mL 滴注,以扩张肾小球前小动脉,滴速要快,每分钟 10 mL 注。若仍少尿,可给予呋塞米 20～40mg 静脉注射。

(6)控制 DIC:早期处于高凝状态时,肝素钠 25mg 加入 0.9％氯化钠 100 mL 中,静脉滴注,以后可用肝素钠 25mg 加入 5％葡萄糖 200 mL 中静脉缓慢滴注。24 小时肝素钠应控制在 100mg 以内。当羊水栓塞由高凝状态向纤溶亢进发展时,在肝素化基础上使用抗纤溶药物,如氨基己酸、氨甲苯酸、氨甲环酸等。

(7)预防感染:遵医嘱选用肾毒性小的广谱抗生素预防感染。

2.产科处理 **原则上应在产妇呼吸循环功能得到明显改善,并已纠正凝血功能障碍后处理分娩**。第一产程发病者应立即考虑剖宫产以除去病因。第二产程可根据情况配合医生实施行阴道助娩术。产后大量出血者,为挽救产妇生命,需行子宫切除术者,做好术前准备。中期钳刮术过程中如发生羊水栓塞现象,应当终止手术,进行抢救,待情况好转后再继续手术。

【心理护理】

羊水栓塞起病急骤,病情凶险,患者会表现焦虑,恐惧等,护理人员应鼓励并安慰产妇。允许家属适当陪伴患者,告知其疾病和治疗信息,患者家属对突然到来不良结局容易表现出否认与激动,护士应给予适当的解释与安慰,帮助其适应和渡过哀伤。

【健康指导】

1.指导产前检查的重要性,对于高龄初产妇及经产妇,有胎膜早破,前置胎盘等羊水栓塞可能的诱发因素者更应注意。

2.护士应指导产妇产褥期保健知识,胎儿存活者,讲解新生儿护理知识与技能。出院前嘱咐其复查,告知目的及时间。

(六)护理评价

经过治疗与护理,患者是否达到:①呼吸困难症状缓解,血压及尿量正常,阴道出血减少。②胎儿或新生儿安全,无生命危险。③出院时无并发症发生。

课后练习

【A1 型题】(以下每一道题下面有 A、B、C、D、E 五个备选答案,请从中选出一个最佳答案)

1.胎膜早破是指(　　)

A.临产前破裂　　　　　　　　　　B.潜伏期破裂

C.活跃期破裂　　　　　　　　　　D.第一产程末破裂

E. 第二产程末破裂

2. 分娩期产妇发现子宫先兆破裂,首选的措施是( )

A. 抗休克,静脉输液、输血   B. 给予抑制宫缩药物

C. 行阴道助产,尽快结束分娩   D. 大量抗生素预防感染

E. 给予吸氧、保暖

3. 产后出血是指( )

A. 胎盘娩出后 24 小时内失血量超过 500 mL

B. 胎儿娩出后 24 小时内失血量超过 500 mL

C. 产后 2 小时内失血量超过 500 mL

D. 产后 24 小时内失血量超过 500 mL

E. 产褥期失血量超过 500 mL

4. 产后出血最常见的原因是( )

A. 宫缩乏力   B. 胎盘残留

C. 胎盘嵌顿   D. 软产道损伤

E. 弥散性血管内凝血会阴Ⅱ度裂伤指

5. 宫缩乏力性产后出血的处理,首选下列哪项( )

A. 双手压迫、按摩子宫   B. 压迫腹主动脉

C. 宫腔填塞纱布   D. 按摩子宫并注射宫缩剂

E. 乙醚刺激阴道黏膜

6. 产后出血原因中,下列哪项应首先考虑以切除子宫止血为宜( )

A. 宫缩乏力   B. 胎盘粘连

C. 胎盘植入   D. 凝血功能障碍

E. 子宫胎盘卒中

7. 产妇于胎盘娩出后,持续阴道出血,检查发现胎盘不完整,首选措施为( )

A. 监测生命体征,注意观察尿量   B. 按摩子宫

C. 按摩子宫,同时肌内注射缩宫素   D. 宫腔探查、清宫

E. 阴道内填塞纱布止血

8. 对胎膜早破患者的护理措施,错误的是( )

A. 立即听胎心并记录破膜时间

B. 每天会阴护理 2 次

C. 注意羊水的性状和颜色,出现胎儿宫内缺氧的表现,应及时给予吸氧

D. 超过 12 小时尚未临产,遵医嘱给予抗生素

E. 一旦脐带脱垂,可等待自然分娩

【A2 型题】(每一道题是以一个小案例出现的,其下面都有 A、B、C、D、E 五个备选答案,请从中选择一个最佳答案)

9. 28 岁,初孕妇,孕 37^{+3} 周,规律宫缩 4 小时、阴道流水 1 小时入院。查宫口开大 6 cm,试纸由红色变为蓝色,胎头尚未入盆。正确的护理措施是( )

A. 温肥皂水灌肠   B. 每 3 小时观察 1 次宫缩

C. 每2小时听1次胎心   D. 注意观察羊水的性状

E. 让产妇沐浴

10. 26 岁,初产妇,妊娠40周,临产后10小时出现烦躁不安,自述下腹痛难忍。检查腹部见病理缩复环,下腹拒按,胎心听不清,导尿为血尿,此病例应诊断为( )

A. 先兆子宫破裂   B. 子宫破裂

C. 重型胎盘早剥   D. 羊水栓塞

E. 妊娠合并急性泌尿系感染

11. 女,25 岁。孕40周,初孕,规律宫缩2小时来院,当时宫口扩张4 cm,因宫缩强,半小时后宫口开全,第二产程仅15分钟即顺利娩出一男婴,胎儿娩出后即有鲜红色血流出,5分钟后胎盘自然娩出。此后出血量仍较多,有血块。此时分析其出血原因最可能的是( )

A. 子宫收缩乏力   B. 胎膜残留   C. 胎盘残留

D. 宫颈裂伤   E. 凝血功能障碍

12. 某产妇,30 岁。G1P0。因胎儿畸形分娩时子宫破裂行子宫修补术。该患者术后再次妊娠至少需要( )

A. 3 个月   B. 6 个月   C. 1 年   D. 2 年   E. 3 年

13. 34 岁孕妇,孕32周。阴道不自主流液3小时住院。指导孕妇预防感染的正确措施是( )

A. 坐浴   B. 外阴热敷   C. 外阴湿敷

D. 保持外阴清洁   E. 外阴远红外照射

【A3 型题】(以下提供若干个案例,每个案例有若干个题。请根据案例所提供的信息,在每道题下面的 A、B、C、D、E 五个备选答案中选择一个最佳答案)

(14～15 题共题干)

孕妇,35 岁,孕34周,今天上班途中,路滑摔倒,突感有一股液体自阴道流出。来医院检查,发现仍有液体自阴道流出,阴道流液 pH 值为 7.0,干燥后可见羊齿状结晶。

14. 该产妇最可能的诊断是( )

A. 先兆子宫破裂   B. 先兆早产   C. 胎盘早剥

D. 膀胱炎   E. 胎膜早破

15. 最合适的处理是( )

A. 缩宫素静滴引产   B. 等待自然分娩   C. 立即剖宫产

D. 绝对卧床,胎心监护   E. 迅速建立静脉通路

(16～18 题共用题干)

35 岁,经产妇,G3 P1,现妊娠40周,本次妊娠从未做过产前检查,临产20小时,宫缩40秒/1～2分,胎儿体重估计 3500 g。检查:左枕前位,胎头高浮,胎膜已破,宫口开大2 cm,胎心140 次/分,耻上有压痛,并伴血尿。

16. 最可能的诊断是( )

A. 胎儿窘迫   B. 先兆子宫破裂   C. 胎盘早期剥离

D. 前置胎盘   E. 子宫破裂

17. 最合适的处理（　　）

A. 缩宫素静滴引产　　　　B. 吸氧　　　　　　　　C. 等待自然分娩

D. 胎心监护　　　　　　　E. 立即剖宫产

18. 不需要的护理措施是（　　）

A. 灌肠　　　　　　　　　B. 导尿　　　　　　　　C. 配血

D. 抑制宫缩　　　　　　　E. 抬高臀部

（19～20 题共用题干）

30 岁妇女，孕 3 产 1，妊娠 39 周，人工流产 2 次，产程进展顺利，胎儿娩出后 30 分钟，胎盘尚未娩出，亦无剥离征象、无明显阴道流血。

19. 最可能的诊断是（　　）

A. 胎盘剥离不全　　　　　B. 胎盘剥离后滞留　　　C. 胎盘嵌顿

D. 胎盘完全植入　　　　　E. 胎盘部分粘连

20. 以下哪项措施最恰当（　　）

A. 肌肉注射缩宫素　　　　B. 按摩子宫　　　　　　C. 徒手剥离胎盘

D. 继续观察　　　　　　　E. 子宫次全切除术

（王娅茹）

项目三 产褥期妇女的护理

任务八 正常产褥期妇女的护理

学习目标

1. 掌握产褥期的概念、生理变化特征及护理要点。
2. 熟悉产褥期妇女的身体状况。
3. 了解产褥期妇女的心理变化特征及辅助检查。
4. 学会对正常产褥期妇女进行护理评估并实施整体护理；指导产褥期锻炼；讲述母乳喂养的优点并指导成功的母乳喂养。
5. 具有给产褥期妇女进行健康指导的能力。

产妇全身各器官（除乳腺外）从胎盘娩出至恢复或接近正常未孕状态所需的一段时期，称为**产褥期**（puerperium），一般为 6 周。在此期，产妇的全身各系统尤其是生殖系统将发生较大的生理变化，并且伴随着新生儿的出生，产妇将经历心理和社会的适应过程。因此，这一段时期是产妇身体和心理恢复的一个关键时期，做好产褥期的护理保健对母婴身心健康具有重要的意义。

一、产褥期妇女的身心变化

（一）产褥期妇女的生理变化

【生殖系统】

产褥期变化最大的是生殖系统，其中又以子宫的变化为最大。

1. 子宫 产褥期子宫变化最大。**妊娠子宫自胎盘娩出后逐渐恢复至未孕状态的过程称子宫复旧**（involution of uterus），需时 6 周。

（1）子宫体：**子宫体的复旧主要是宫体肌纤维缩复和子宫内膜再生**。

①宫体肌纤维缩复：子宫的缩复不是肌细胞数目的减少，而是肌细胞体积的缩小。随着子宫肌纤维不断缩复，子宫体逐渐缩小，于产后 1 周缩小至约妊娠 12 周大小，在耻骨联合上方可触及；**于产后 10 日宫底降至骨盆腔内，在耻骨联合上触不到宫底；产后 6 周子宫恢复至正常大小**。

②子宫内膜再生：分娩时胎盘、胎膜从子宫蜕膜的海绵层分离排出后，遗留的蜕膜分两层，表层蜕膜逐渐变性、坏死、脱落，随恶露自阴道排出；基底层逐渐再生新的功能层，除胎盘附着部位外，约 3 周宫腔表面均由新生内膜覆盖。胎盘附着部位的内膜完全修复约需 6 周。

（2）子宫颈子宫下段变化：分娩后，子宫颈松软、壁薄，外口皱起如袖口状。**产后 1 周，宫颈内口关闭，宫颈管复原。产后 4 周，子宫颈恢复至未孕形态**。因分娩时多发生宫颈外口 3 点及

9点处轻度损伤,初产妇的宫颈外口由产前的圆形(未产型)变为产后的"一"字形横裂(已产型)。产后由于子宫下段收缩,逐渐恢复至非孕时的子宫峡部。

2.阴道　分娩后,阴道腔扩大、壁松弛、肌张力低下,黏膜皱襞减少甚至消失。产褥期上述改变逐渐恢复,黏膜皱襞约在产后3周重新出现,但于产褥结束时阴道尚不能完全恢复至未孕时的紧张度。

3.外阴　分娩后**外阴轻度水肿,产后2～3日自行消退**。会阴部若有轻度撕裂或会阴切口缝合后,均能在3～5日愈合。处女膜因在分娩时撕裂形成残缺痕迹,称处女膜痕。

4.盆底组织　盆底肌及其筋膜,由于分娩时过度扩张导致弹性减弱,且常伴有肌纤维部分断裂。若盆底肌及其筋膜发生严重断裂,加上产褥期过早参加体力劳动,可导致阴道壁膨出,甚至子宫脱垂。如产褥期能坚持康复运动,盆底肌可能恢复接近未孕状态。

【乳房】

产后乳房的主要变化是泌乳。随着胎盘娩出,产妇体内呈现低雌激素、高泌乳激素水平,开始泌乳。当婴儿吸吮乳头时,由乳头传来的感觉信号,经传入神经纤维抵达下丘脑,通过抑制下丘脑多巴胺等抑制因子,使垂体泌乳素呈脉冲式释放,促进乳汁分泌。吸吮动作还反射性地引起神经垂体释放缩宫素,缩宫素使乳腺腺泡周围的肌上皮细胞收缩,喷出乳汁。因此,吸吮是保持不断泌乳的关键,不断排空乳房,也是维持泌乳的重要条件。此外,乳汁的分泌还与产妇的营养、睡眠、情绪及健康状况密切相关,故必须保证产妇的休息、睡眠、饮食,避免精神刺激。哺乳有利于产妇生殖器官及有关器官组织更快地恢复,对母儿均有益处。

【血液循环系统】

产褥早期血液仍处于高凝状态,有利于胎盘剥离面形成血栓,减少产后出血量。纤维蛋白原、凝血酶、凝血酶原于产后2～3周降至正常。红细胞计数及血红蛋白值逐渐增多,白细胞总数可增至$(15～30)×10^9/L$,中性粒细胞和血小板数增多,淋巴细胞稍减少,一般于产后1～2周恢复至正常水平。红细胞沉降率于产后3～4周降至正常。

产后72小时内,由于子宫缩复和子宫胎盘血循环的停止,大量血液从子宫涌入体循环,使循环血量增加15%～25%,患有心脏病的产妇此时易发生心力衰竭。增加的循环血量于产后2～3周恢复至未孕状态。

【消化系统】

产妇因分娩时能量的消耗以及体液大量的流失,产后1～2日内常感口渴,喜进流质或半流质饮食,但食欲差,以后逐渐好转。胃液中盐酸分泌减少,约需1～2周恢复。产褥期缺少运动,肠蠕动减弱,腹肌及盆底肌肉松弛,容易便秘和肠胀气。

【泌尿系统】

产后最初1周内尿量增多。妊娠期发生的肾盂及输尿管扩张,产后约需2～8周恢复正常。因分娩过程中膀胱受压,导致黏膜水肿、充血及肌张力降低,加之会阴伤口疼痛、不习惯卧床排尿等原因,产褥期容易发生尿潴留。

【内分泌系统】

产后雌激素和孕激素水平急剧下降,至产后1周降至未孕水平。胎盘生乳素于产后6小时已测不出。垂体催乳激素因哺乳于产后下降,但仍高于非孕水平;不哺乳者则于产后2周降至非孕水平。产后恢复排卵及月经复潮受哺乳的影响,**不哺乳者一般在产后6～10周月经复**

潮,哺乳期产妇月经复潮较迟,平均在产后 4～6 个月恢复排卵。哺乳期产妇首次月经复潮前多有排卵,因此哺乳期产妇月经未来潮前仍有受孕的可能。

【腹壁】

腹部皮肤受妊娠子宫增大影响,部分弹力纤维断裂,腹直肌呈不同程度分离,使产后腹壁明显松弛。初产妇腹部紫红色妊娠纹变为银白色。

(二)产褥期产妇与家庭成员心理特征

分娩后,许多因素能影响产妇的心理变化,此时期产妇因将要经历不同的心理感受,以及面临着潜意识的内在冲突和初为人母所需的情绪调整等问题,产妇心理处于脆弱和不稳定状态。产妇需要从妊娠期和分娩期的不适、疼痛、焦虑中恢复,需要接纳家庭新成员及新家庭,这一过程称为心理调适。

【影响产褥期妇女心理变化的因素】

1.产妇的年龄　年龄过轻者(<16 岁)由于在生理、心理及社会等各方面发展尚未完全成熟,因此在母亲角色的学习上会遇到很多困难。而年龄较大者(>35 岁),常易产生疲乏感,并且在事业和母亲的角色上面临更多的冲突。

2.社会支持　社会支持系统不但提供心理的支持,同时也提供物质资助。与丈夫、亲友有良好互动关系的产妇,将得到家人更多的理解和帮助,有助于产妇的心理适应,更能胜任新生儿的照顾工作。

3.产妇对分娩过程的感受　产妇对分娩过程的感受与产妇的分娩次数、分娩知识、对分娩的期望、分娩的方式及分娩过程中获得的支持有关。

【产褥期妇女心理调适】

产褥期妇女的心理调适主要表现在两方面:确立家长与孩子的关系和承担母亲角色的责任,一般经历三个时期:

1.依赖期　产后第 1～3 日。表现为产妇的很多需要是通过别人来满足,如对孩子的关心、喂奶、沐浴等,同时产妇喜欢用语言表达对孩子的关心,较多地谈论自己妊娠和分娩的感受。较好的妊娠和分娩经历、满意的产后休息、丰富的营养和较早较多地与孩子间的接触将有助于产妇较快地进入第二期。在依赖期,丈夫及家人的关心帮助,医务人员的悉心指导极为重要。

2.依赖-独立期　产后 4～14 日。产妇表现为较为独立的行为,开始学习和练习护理自己的孩子,亲自喂奶而不需要帮助。但这一时期容易产生压抑,可能因为分娩后产妇感情脆弱,太多的母亲责任,痛苦的妊娠和分娩过程,糖皮质激素和甲状腺素处于低水平等因素造成。由于这一压抑的感情和参与新生儿的护理会使产妇极为疲劳,从而加重压抑。产妇可表现为哭泣,对周围漠不关心,停止应该进行的活动等。及时护理、指导和帮助产妇能纠正这种压抑。加倍地关心产妇,并让其家人参与关心;提供婴儿喂养和护理知识,耐心指导并帮助产妇护理和喂养自己的孩子;鼓励产妇表达自己的心情并与其他产妇交流等,均能提高产妇的自信心和自尊感,促进其接纳孩子、接纳自己,而平稳地应对压抑状态。如能度过压抑,在这一期结束时,产妇能把护理孩子当做自己生活内容的一部分,并能解决孩子喂养和护理中的许多问题。

3.独立期　产后 2 周至 1 个月。此期,产妇、家人和婴儿已成为一个完整的系统,新家庭形成并正常运作。在这一时期,产妇及其丈夫会承受更多的压力,如兴趣与需要、事业与家庭间的矛盾,哺育孩子、承担家务及维持夫妻关系中各种角色的矛盾等。

【产褥期父亲心理特征】

母子之间在整个孕期中,通过胎动、对话等方式,逐步建立了非常亲密的依赖关系,这在父亲是没有的,在母子关系不断深化之中,父亲经常被排斥在这种亲密的交流之外,因此,父亲会有莫名的隔离感。

近年来,在中国社会中由于核心家庭成为主要的家庭存在形式,在照顾培养下一代的过程中,父亲们正在扮演着越来越重要的角色,父亲的作用是绝对不可忽视的。因此,父亲在妊娠、分娩与产后的情绪变化应当引起专业人士的足够重视。

每个父亲常常从自身的幼儿体验中和想象中成为父亲做心理准备,在这个过程中,逐渐形成自己理想的孩子。妊娠开始后,他又进一步的幻想自己的孩子,随着妊娠的进展,幻想变得越来越近,似乎成了眼前的事实。孩子出生了,必须面对现实的时刻到了,但是,现实与理想或幻想终究是有差距的,尽管每个父亲面对的差距各不相同,但他们都必须进行调整才能适应。当父亲们不能面对现实时,就出现了各种各样的负向情绪,养育的情绪可能会降低,甚至会拒绝和虐待孩子。此外,父亲的年龄、婚姻状态、社会经济状态、文化背景、教育水平、是否了解母亲妊娠需要和是否拥有育儿知识等也会影响父亲的情绪。

母婴护理专业人员应重视父亲的感受,及时发现和鼓励父亲表达自己的感受,鼓励和帮助父亲照顾新生儿,教会父亲认识和满足妻子的各种需要并照顾好妻子,勇敢地面对家庭的现实与发展。母亲在这个问题上也应该起到重要作用,帮助丈夫成为一个合格的父亲,否则父亲既希望成为一个自己理想的父亲,又被情绪困扰无法自拔,必然要逃避或否认现实,陷入苦恼之中而呈现抑郁状态。

二、产褥期妇女的护理

案例导入

李女士,会阴侧切产后 2 天,自述下腹阵发性坠痛,哺乳时加剧,经护理评估得知:体温 38.2℃,脉搏 70 次/分,血压 110/65mmHg。脐下二指触及一包块,硬,恶露为红色,量少,会阴切口红肿,乳房胀痛,有硬块。

请思考:

1.请说出李女士下腹疼痛可能的原因。

2.列举两个主要的护理诊断,并提供有效的护理措施。

(一)护理评估

【健康史】

认真阅读产前记录、分娩记录、用药史,特别注意异常情况及其处理经过,如产时出血多、会阴撕裂、新生儿窒息等。

【身体状况】

1.一般情况

(1)生命体征:①体温,产后产妇的体温多正常,部分产妇体温稍升高,但**不超过** 38℃,多在 24 小时内恢复正常,可能与产程中过度疲劳、产程延长或机体脱水有关。产后 3～4 日因乳房血管、淋巴管极度充盈也可有 37.8℃～39℃ 发热,称泌乳热,一般持续 4～16 小时后降至正常。②**脉搏,产后脉搏略缓慢,约 60～70 次/分**。③**呼吸,深慢,约 14～16 次/分**。④血压,产褥期无明显变化,但患妊娠期高血压疾病产妇,血压于产后明显降低。

(2)产后宫缩痛:**产褥早期因宫缩引起下腹部阵发性剧烈疼痛称产后宫缩痛**。子宫疼痛时呈强直性收缩,于**产后 1～2 日出现,持续 2～3 日自然消失。多见于经产妇**,哺乳时疼痛加重。

(3)褥汗:产褥早期,皮肤排泄功能旺盛,排出大量的汗液,以夜间睡眠和初醒时尤为明显,于产后 1 周自行好转

(4)疲乏:由于分娩过程中的用力及不适、频繁的检查、护理新生儿、哺乳等可导致产妇睡眠不足,使得产妇在产后的最初几日感到疲乏,表现为精神不振,自理能力降低以及不愿亲近孩子。

(5)体重减轻:产后由于胎儿、胎盘的娩出,羊水的流失及产时失血,产妇体重约减轻 6 公斤。产后第 1 周,因为子宫复旧以及恶露、汗液、尿液的大量排出,体重又下降约 4 公斤。

2.生殖系统

(1)子宫复旧:产后每日应在同一时间评估宫底高度。评估前,告知产妇排尿后平卧、双膝稍屈曲、腹部放松,评估时先按摩子宫使其收缩,然后手测宫底至耻骨联合上缘的距离。正常子宫圆而硬,位于腹部中央,**产后当日,宫底平脐或脐下一横指,以后每日下降约一指,产后 10 日在耻骨联合上方扪不到宫底**。子宫质地软应考虑是否有产后宫缩乏力;子宫偏向一侧应考虑是否有膀胱充盈。子宫不能如期复原常提示异常。

(2)**恶露**(lochia):**产后随子宫蜕膜的脱落,含有血液、坏死的蜕膜等组织经阴道排出,称为恶露。**

根据其颜色及内容物分为三种(表 8-1)。正常恶露有血腥味,但无臭味,持续 4～6 周干净,总量约 500 mL,个体差异较大。如阴道流血量多于月经量或会阴垫湿透较快,应怀疑子宫收缩乏力或胎盘残留导致的产后出血;如阴道流血量不多,但子宫收缩不良、宫底上升者,提示宫腔内有积血;如产妇自觉肛门坠胀感,多有阴道后壁血肿;子宫收缩好,但有鲜红色恶露持续流出,多提示有软产道损伤;恶露有臭味,提示有宫腔感染的可能。

表 8-1 正常恶露的分类和性状

观察项目	血性恶露	浆液恶露	白色恶露
持续时间	产后最初 3 日	产后 4～14 日	产后 2 周以后
颜色	红色	淡红色	白色
内容物	大量血液,少量胎膜及坏死蜕膜组织	少量血液,较多的坏死蜕膜组织,子宫颈黏液,阴道排液,具有细菌	大量白细胞,坏死蜕膜组织、表皮细胞及细菌等

(3)会阴及会阴伤口:阴道分娩者产后会阴轻度水肿,多于产后 2～3 日自行消退。分娩时因会阴部撕裂或侧切缝合后,于产后 3 日内可出现局部水肿、疼痛,拆线后症状自然消失。若局部出现疼痛加重、红肿、硬结及分泌物应考虑会阴伤口感染。

3.排泄 **产后 2～3 日内产妇往往多尿,但容易发生排尿困难**,特别是产后第 1 次小便。产妇因卧床休息多、食物中缺乏维生素以及肠蠕动减弱,常发生便秘。产后应评估膀胱充盈程

度及第 1 次排尿情况。因膀胱充盈可影响有效的子宫收缩,导致产后出血。第 1 次排尿后需评估尿量,预防尿潴留。因为产后卧床时间长,加之进食较少,产妇在产后 1~2 日多不排大便,但也要评估是否有产后便秘的症状。

4.乳房

(1)乳房的类型:评估有无乳头平坦、内陷。

(2)乳汁的质和量:产后 7 日内分泌的乳汁称初乳,因含 β-胡萝卜素,呈淡黄色,含有较多的有形物质,故质稠。产后 3 日每次哺乳可吸出初乳 2~20 mL。产后 7~14 日分泌的乳汁为过渡乳,呈白色,蛋白质含量逐渐减少,脂肪和乳糖含量逐渐增多。产后 14 日以后分泌的乳汁为成熟乳,含蛋白质、脂肪、糖类、无机盐、维生素等。如两次喂奶之间,婴儿满足、安静、体重增长理想,婴儿尿布 24 小时湿 6 次以上,大便每日几次,说明乳量充足。

(3)乳房胀痛及乳头皲裂:产后 1~3 日若没有及时哺乳或排空乳房,导致乳腺管不通而形成硬结,产妇出现乳房胀痛,触摸乳房时有坚硬感,并有明显触痛。哺乳产妇尤其是初产妇在最初几日哺乳时因孕期乳房护理不良、哺乳方法不当、在乳头上使用肥皂及干燥剂等,容易发生乳头皲裂,表现为乳头红、裂开,有时有出血,哺乳时疼痛。

5.母乳喂养产妇的评估

(1)生理因素:评估产妇是否有影响母乳喂养的生理因素,如严重的心脏病、肝炎的急性期,营养不良,会阴或腹部切口的疼痛等以及乳房的类型、有无乳房胀痛、乳头皲裂及乳腺炎。另外是否使用了某些药物,如麦角新碱、可待因、安乃近、地西泮(安定)、巴比妥类等。

(2)心理因素:评估产妇是否有影响母乳喂养的心理因素,如异常的妊娠史,不良的分娩体验,分娩及产后的疲劳;失眠或睡眠不佳,自尊紊乱,缺乏信心,焦虑和压抑等。

(3)社会因素:评估产妇是否有影响母乳喂养的社会因素,如丈夫及家人的关心、帮助欠佳,工作负担过重,婚姻不和睦,青少年母亲或单身母亲,母婴分离等。

【心理—社会支持状况】

产后最初数日产妇情绪波动明显,容易伤心落泪。分娩的感受,对产妇的产后心理适应影响较大。其他如身体恢复情况、新生儿哭闹、家庭的支持等方面也将影响产妇情绪。母亲的适应性行为应从以下方面评估能否积极学习护理孩子的知识和技能,如:喂奶、拥抱、穿衣、洗澡等能否满足孩子的需要并表现出喜悦。

【辅助检查】

产后常规体检,必要时进行血、尿常规检查等。如产后留置导尿管者需定期做尿常规检查,以了解有无泌尿道感染。

(二)护理诊断及医护合作性问题

1.舒适改变　与褥汗、产后宫缩痛、会阴伤口痛或乳房胀痛有关。

2.活动无耐力　与产后贫血,产程延长,产后虚弱有关。

3.睡眠形态紊乱　与身体不适及新生儿哭闹、哺乳有关。

4.有尿潴留或便秘的危险　与产时损伤、膀胱受压及产后活动减少、饮食不合理、不习惯床上大小便有关。

5.母乳喂养无效　与喂养技能不熟、知识缺乏、新生儿未能有效吮吸等有关。

6.有感染的危险　与分娩时损伤,胎儿的娩出及会阴切开时细菌侵入有关。

7.知识缺乏　缺乏产后自我保健及新生儿哺乳和护理技能。

(三)护理目标

(1)产妇的舒适感增加。

(2)产妇大小便排出正常,未发生感染,出院时体温正常。

(3)产妇情绪稳定,活动适当,营养、睡眠充足。

(4)产妇表现出有效的喂养行为,母乳喂养成功。

(5)产妇获得正确的产褥期健康生活指导,表现出自信和满足。

(四)护理措施

【产后 2 小时内观察】

产后 2 小时内极易发生严重并发症,故应在产房内严密观察产妇生命体征、子宫收缩情况及阴道流血量。最好将弯盘置于产妇臀下收集阴道出血,以利正确评估出血量。阴道出血量多、子宫收缩乏力时应及时汇报医生。

【促进产后心理适应】

1.母婴同室,增进母儿亲情　在产妇获得充分休息的基础上,让产妇更多地接触自己的孩子,逐渐参与护理孩子的日常生活中,培养增进母儿亲情。

2.提供舒适,情感支持　应提供给产妇一个舒适、温暖的环境进行休息。耐心倾听产妇诉说分娩经历或不快,积极热情解答产妇提问,缓解其初为人母的紧张与焦虑情绪,促进心理适应。了解产妇对孩子及新家庭的想法,同时指导和鼓励丈夫及家人参与新生儿的护理活动,培养新家庭的观念。

3.加强宣教,指导护理　提供产妇自我护理指导如饮食、休息、活动,以及常见问题如褥汗、乳房胀痛、宫缩痛等处理方法,减少产妇的困惑及无助感;提供新生儿喂养、沐浴指导,给予新生儿不适及常见问题的观察指导。

【一般护理】

1.环境与卫生　应提供舒适、安静、通风良好、空气清新的环境。保持床单位的清洁、整齐、干净,指导产妇及时更换会阴垫、衣服。

考点链接

产妇顺产一女婴,产后第 2 天门窗紧闭,不让护士为其病室通风。护士给其宣教通风的目的,不恰当的是

A.减少感染的发生　　　　B.减少细菌数量　　　　C.增加氧含量

D.抑制细菌生长　　　　　E.净化空气

解析:病室通风可以净化空气、减少异味、增加氧含量、减少细菌数量、减少感染的发生,没有抑制细菌生长的作用。故正确选项应为 D。

2.睡眠与营养　保证产妇有足够的营养和睡眠,护理活动应不打扰产妇的休息。产后 1 小时可让产妇进流质或清淡半流质饮食,以后可进普通饮食。食物应富有营养、足够热量和水分。若哺乳,应多摄入蛋白质丰富和汤汁类食物,同时适当补充维生素和铁剂。

3.保持大便通畅　产后 4 小时要鼓励产妇及时排尿,如出现排尿困难,应鼓励产妇坐起排

尿,用热水熏洗外阴,用温开水冲洗尿道外口周围诱导排尿;下腹无伤口者于腹正中放置热水袋,刺激膀胱肌收缩;也可用针灸方法促其排尿,必要时导尿。鼓励产妇早日下床活动及做产后操,多饮水,多吃蔬菜和含纤维素食物,以保持大便通畅。

【观察生命体征】

每日测体温、脉搏、呼吸及血压 2 次,如体温超过 38℃,应加强观察,查找原因,并向医生汇报。

【子宫复旧护理】

认真评估恶露情况,入室休养时、入室后 30 分钟、1 小时、2 小时各观察 1 次子宫收缩、宫底高度,每次观察均应按压宫底,以免血块积压影响子宫收缩,同时记录宫底高度、恶露性质和量。以后每日在同一时间评估子宫复旧情况及恶露排出情况。如发现异常应及时排空膀胱、按摩子宫,按医嘱给予子宫收缩剂;如恶露有异味,常提示有感染的可能,配合医生做好相关检查及治疗。产后 24 小时内,禁止用热水袋外敷止痛,以免子宫肌肉松弛造成出血过多。

【会阴护理】

产后用 1:2000 **苯扎溴铵(新洁尔灭)溶液或 1:5000 高锰酸钾溶液冲洗或擦洗会阴,每日 2 次,擦洗的原则为由上到下,从内到外**。会阴切口单独擦洗,以切口为中心向外擦洗。擦过肛门的棉球和镊子应弃之。**会阴水肿者,可用 50% 硫酸镁湿热敷或远红外线灯照射,大的血肿应配合医生切开处理**;有硬结者,用大黄、芒硝外敷或用 95% 酒精湿热敷;切口疼痛剧烈或产妇有肛门坠胀感,应及时报告医生,以排除阴道壁及会阴部血肿。如伤口感染,应提前拆线引流,并定时换药。

【乳房护理】

1.一般护理 分娩后第 1 次哺乳前,应将乳房、乳头用温皂水及温开水洗净,以后每次哺乳前母亲要洗手,用温开水清洁乳房及乳头。注意切忌用酒精之类擦洗,以免引起局部皮肤干燥、皲裂。每次哺乳应吸尽乳房,乳汁过多吸不尽时,应将剩余的乳汁吸挤出。哺乳后佩戴合适棉制乳罩,扶托乳房。

2.平坦及凹陷乳头护理 有些产妇的乳头凹陷,一旦受到刺激乳头呈扁平或向内回缩,婴儿很难吸吮到奶头,可指导产妇做以下练习:

(1)乳头伸展练习:将两拇指平行放在乳头两侧,慢慢地由乳头向两侧外方拉开,牵拉乳晕皮肤及皮下组织,使乳头向外突出。接着将两拇指分别放在乳头上侧和下侧,将乳头向上、向下纵形拉开(图 8-1)。此练习重复多次,做满 15 分钟,每日 2 次。

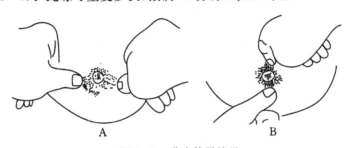

图 8-1 乳头伸展练习

(2)乳头牵拉练习:用一只手托乳房,另一只手的拇指和中、示指抓住乳头向外牵拉,重复10~20次,每日2次(图8-2)。

(3)配置乳头罩:从妊娠7个月起佩戴,对乳头周围组织起到稳定作用。柔和的压力可使内陷的乳头外翻,乳头经中央小孔持续突起。

此外,可指导产妇改变多种喂奶的姿势或使用假乳套以利婴儿含住乳头。

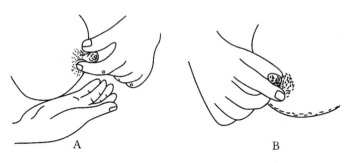

图8-2 乳头牵拉练习

3.乳胀护理 产后乳房过度充盈及乳腺管不畅常致乳房胀满、疼痛、触之有硬块。防治乳房胀痛,促进乳腺管通畅,有如下方法:①产后尽早哺乳。②哺乳前湿热敷3~5分钟。③按摩乳房,从乳房边缘向乳头中心按摩乳房。④频繁哺乳,排空乳房,如婴儿吸吮力不足应将余奶挤出。⑤严重者遵医嘱口服中药或理疗。

4.催乳护理 产妇要保持精神愉快,保证充足睡眠,多食营养丰富汤类的食物,指导产妇增加哺乳的次数和掌握正确的哺乳方法,还可配合催乳中药促使乳汁分泌。

5.退乳护理 产妇因疾病或其他原因不能哺乳者,应尽早退奶。限进汤类饮食,不排空乳房,停止哺乳及挤奶。此外,可用生麦芽60~90g,水煎服,每日1剂,连服3~5日。如乳房胀痛,用芒硝250g分装于两个布袋内,敷于两侧乳房并包扎固定,湿硬后及时更换。

6.乳头皲裂护理 乳头皲裂者,每次哺乳后可涂鱼肝油或蓖麻油铋剂,于下次喂奶时洗净,严重者应停止哺乳,按时将奶挤出或用吸奶器吸出间接喂哺婴儿。轻者可继续哺乳,先在损伤轻的一侧乳房哺乳,增加哺乳的次数,缩短每次哺乳的时间。

【产褥期锻炼】

为正常分娩,鼓励产妇尽早下床活动,以增强血液循环、促进伤口愈合,增强食欲,预防下肢静脉血栓形成,促进康复。由于产后盆底肌肉松弛,应避免负重劳动或蹲位活动,以防止子宫脱垂。产褥保健操(图8-3)可促进腹壁及盆底肌张力的恢复,预防尿失禁、子宫脱垂及膀胱直肠膨出。应根据产妇的情况,由弱到强循序渐进地练习。一般在产后第2日开始,每1~2日增加1节,每节做8~16次。出院后继续做好保健操直至产后6周。

第1节:仰卧,两臂直放于身旁,深吸气收腹部,呼气。

第2节:仰卧,两臂直放于身旁,进行缩肛与放松动作。

第3节:仰卧,两臂直放于身旁,双腿轮流上举和并举,与身体呈直角。

第4节:仰卧,髋与腿放松,分开稍屈,脚底放在床上,尽力抬高臀部及背部。

第5节:仰卧坐起。

第6节:跪姿,双膝分开,肩肘垂直,双手平放床上,腰部进行左右旋转动作。

第7节:全身运动,跪姿,双臂支撑在床上,左右腿交替向背后高举。

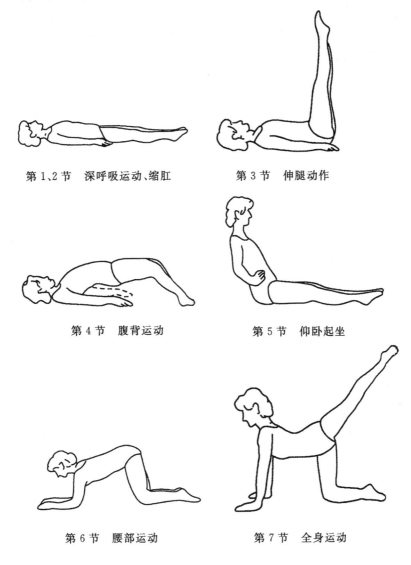

第1、2节 深呼吸运动、缩肛

第3节 伸腿动作

第4节 腹背运动

第5节 仰卧起坐

第6节 腰部运动

第7节 全身运动

图8-3 产褥期保健操

【健康指导】

1.计划生育指导 产褥期内禁止性生活,根据产后检查情况,恢复正常性生活,并指导产妇选择适当的避孕措施。**一般哺乳者宜选用工具避孕,以阴茎套或子宫帽为宜,不哺乳者可选用药物避孕。正常分娩者产后3个月可放置宫内节育器,剖宫产者术后半年可放置。**

2.出院指导(一般指导、产后访视、产后检查)

(1)一般指导:嘱产妇继续保证合理的营养,适当活动,保证睡眠,合理安排家务与新生儿护理,坚持母乳喂养,保持良好心情,适应新家庭。

(2)产后访视:嘱产妇出院后尽快与其进行产前检查的医院联系产后访视,**一般进行3次产后访视,分别在产妇出院后3日内、产后14日、产后28日进行**,通过访视可了解产妇及新生儿健康状况。内容包括:①了解产妇饮食、睡眠及大小便情况。②观察子宫复旧及恶露。③检查乳房,了解哺乳情况。④观察会阴伤口或剖宫产腹部伤口情况,发现异常及时给予指导。

(3)产后检查:**产后健康检查一般在产妇生产的医院进行,嘱产妇于产后42日带孩子一起到医院进行一次全面检查**,以了解产妇全身情况,特别是生殖器官的恢复情况及新生儿发育情况。内容包括:①全身检查:血压、心率、血常规、尿常规。②若有内科合并症或产科并发症,需进行相应检查。③妇科检查了解生殖器官和盆底肌肉恢复情况。④检查乳房与指导母乳喂养。⑤婴儿全身体格检查。⑥计划生育指导。

(五)护理评价

经过治疗和护理,已达到:①产妇舒适感增加。②产妇大小便排出正常,未发生感染,出院时体温正常。③产妇情绪稳定,活动适当,营养、睡眠充足。④产妇表现出有效的喂养行为,母乳喂养成功。⑤产妇获得正确的产褥期健康生活指导,表现出自信和满足。

三、母乳喂养

(一)母乳喂养的优点

母乳喂养对母婴健康均有益。母乳中所含营养物质和丰富的免疫球蛋白,既能为婴儿提供有效地营养促进其发育,还能提高婴儿免疫功能,明显降低婴儿腹泻及呼吸道感染率。母乳喂养有助于母亲减少产后出血,降低患乳腺癌、卵巢癌风险性。此外,母乳温度适宜,经济环保,喂养方便。

(二)正确的喂哺姿势

1.婴儿的头和身体呈一条直线。

2.婴儿的脸对着乳房,鼻尖对着乳头。

3.母亲一只手抱着婴儿贴近自己的身体(即胸贴胸、腹贴腹、下颌贴乳房);另一只手拇指与其余四指分开,四指靠在乳房下的胸壁处,并使食指支撑乳房的基底部,大拇指轻压乳房上方,以改善乳房形态,易于婴儿含接。

(三)促进母乳喂养的措施

1.向所有保健人员常规传达母乳喂养政策。

2.培训所有保健人员,使他们能执行这一政策。

3.向所有孕妇宣传母乳喂养的优点。

4 协助母亲在产后半小时内开始哺乳。

5.指导母亲如何喂奶,以及在必须与婴儿分开的情况下如何保持泌乳。

6.除母乳外,不给新生儿喂任何食物和饮料,除非有医疗上的需要。

7.实行母婴同室。

8.鼓励按需哺乳。

9.不给婴儿吸橡皮奶嘴。

10.促进母乳喂养支持组织的建立,并将出院母亲转给妇幼保健组织。

其中在临床上最重要的是早接触、早吸吮、母婴同室、按需哺乳。

课后练习

【A1 型题】(以下每一道题下面有 A、B、C、D、E 五个备选答案,请从中选出一个最佳答案)

1. 产褥期第 10 日阴道排出的恶露为(　　)

A. 红色　　　　　　　　　　B. 白色　　　　　　　　　　C. 浆液性

D. 脓液性　　　　　　　　　E. 血性

2. 产后腹部检查中在耻骨联合上方扪不到宫底,该产妇大约是产后(　　)

A. 第 1 日　　　　　　　　　B. 第 2～3 日　　　　　　　C. 第 4～6 日

D. 第 8～9 日　　　　　　　E. 第 10～14 日

3. 关于正常产褥,下列哪项正确(　　)

A. 子宫体恢复至未孕大小需 4 周

B. 宫颈内口产后 3 天关闭

C. 血性恶露持续 2 周

D. 产后 10～14 天,腹部检查扪不到宫底

E. 产后 4 周子宫内膜全部修复完毕

4. 关于正常产褥,下列哪项正确(　　)

A. 产后第一天,子宫底稍下降

B. 产后初期产妇脉搏变快

C. 产后宫缩痛多见于初产妇

D. 子宫复旧因授乳而加速

E. 恶露通常持续 2 周

5. 某产妇,足月顺产产后 1 日,评估其身体状况时,可能异常的项目是(　　)

A. 体温 37.7℃　　　　　　　B. 脉搏 100 次/分　　　　　C. 血压 110/70mmHg

D. 宫底脐下一指　　　　　　E. 恶露如月经

6. 产褥期是指(　　)

A. 从胎儿娩出到生殖器官恢复正常

B. 从胎盘娩出到生殖器官恢复正常

C. 从产后到生殖器官恢复正常的一段时间

D. 从胎儿娩出到全身(除乳腺外)恢复或接近正常的一段时间

E. 从胎盘娩出到全身(除乳腺外)恢复或接近正常的一段时间

7. 会阴护理不妥的是(　　)

A. 保持外阴清洁　　　　　　B. 会阴消毒每日 2 次　　　　C. 用消毒会阴垫

D. 会阴侧切产妇应取伤口同侧卧位

E. 外阴有伤口者大便后应清洗

8. 关于产褥期计划生育指导,错误的是(　　)

A. 产褥期内禁止性交　　　　　　　B. 产后 6 周应采取避孕措施

C. 哺乳者可口服短效避孕药　　　　D. 产后 42 天母婴回医院检查

E. 要求绝育者可在产后 24 小时内进行

9. 下列各项中,哪项是子宫复旧的正常表现(　　)

A. 产后第二天子宫底平脐　　　　　　　B. 产后一个月子宫恢复正常大小

C. 产后宫底每天下降 1～2 cm　　　　　D. 产后 I0 天为红色恶露

E. 产后 14 天宫底在耻骨联合上 2 cm

10. 某产妇会阴侧切伤口,用新洁尔灭擦洗,每日的安排(　　　)

A. 每晚一次　　　　　　　B. 每晨一次　　　　　　　C. 每日 2 次

D. 每日大便后　　　　　　E. 每次小便后

【A2 型题】(每一道题是以一个小案例出现的,其下面都有 A、B、C、D、E 五个备选答案,请从中选择一个最佳答案)

11. 经产妇,产后第二天,自诉下腹阵发性坠痛,哺乳时加剧,无恶心、呕吐,检查:体温 37℃,脐下二指可触及一包块,白细胞 $12×10^9$/L,中性 75%,最可能的诊断是(　　　)

A. 产后子宫内膜炎　　　　B. 尿潴留　　　　　　　　C. 产后宫缩痛

D. 卵巢囊肿蒂扭转　　　　E. 子宫复旧不良

12. 初产妇,产后第 2 日起,持续 3 日体温在 37.5℃,子宫收缩好、无压痛,会阴伤口红肿、疼痛,恶露淡红色,无臭味,双乳软,无硬结。发热的原因可能(　　　)

A. 会阴伤口感染　　　　　B. 乳腺炎　　　　　　　　C. 尿道感染

D. 上呼吸道感染　　　　　E. 乳头皲裂

13. 初产妇,25 岁,顺产第 3 天,以下表现异常的是(　　　)

A. 体温 36.8℃　　　　　　B. 分泌的乳汁少　　　　　C. 子宫底脐平

D. 多汗　　　　　　　　　E. 哺乳时有轻微宫缩痛

14. 初产妇,30 岁,顺产。产后 2 天会阴侧切口红肿。给予局部湿热敷,宜选择(　　　)

A. 1% 乳酸溶液　　　　　　B. 5% 碘伏　　　　　　　　C. 2% 碳酸氢钠溶液

D. 50% 硫酸镁溶液　　　　E. 1:5000 高锰酸钾溶液

【A3 型题】(以下提供若干个案例,每个案例下设若干个题。请根据案例所提供的信息,在每一道考题下面的 A、B、C、D、E 五个备选答案中选择一个最佳答案。)

(15～16 题共用题干)

王某,初产妇,昨日顺产一男婴,目前诉说乳房胀痛,下腹阵发性轻微疼痛。查乳房胀痛,无红肿,子宫硬,宫底脐下 1 指,阴道出血不多。

15. 孕妇乳房胀痛首选的护理措施是(　　　)

A. 用吸奶器吸　　　　　　B. 用生麦芽煎汤喝　　　　C. 少喝汤汁

D. 让新生儿多吸吮　　　　E. 芒硝敷乳房

16. 该孕妇下腹疼痛是何原因(　　　)

A. 产后宫缩痛　　　　　　B. 是不正常的子宫痛　　　C. 约一周后消失

D. 要用止痛药　　　　　　E. 可能感染

(17～19 题共用题干)

初产妇,顺产第 3 天,自诉连续 2 天发热,汗多,伴下腹阵痛。查体:体温 37.5℃,子宫底脐下 2 指,无压痛,会阴伤口无肿胀及压痛,恶露暗红,有腥味,双乳胀、有硬结。

17. 该产妇发热的原因是(　　　)

A. 会阴伤口感染　　　　　B. 乳汁淤积　　　　　　　C. 乳腺炎

D. 阴道炎　　　　　　　　E. 宫颈炎

18. 护士为患者采取的护理措施是(　　　)

A.服用抗生素　　　　　B.新生儿多吮吸　　　　　C.生麦芽煎服

D.芒硝外敷乳房　　　　E.停止哺乳,改为人工喂养

19.该产妇腹痛的原因是(　　)

A.产后子宫内膜炎　　　B.宫颈炎　　　　　　　　C.产后宫缩痛

D.产后尿潴留　　　　　E.附件炎

（郑　璇）

任务九　异常产褥期妇女的护理

学习目标

1.掌握产褥感染、晚期产后出血、产后抑郁症的概念及身体状况。

2.熟悉产褥感染的感染途径;产褥感染、晚期产后出血的护理要点。

3.了解产褥感染、晚期产后出血、产后抑郁症的病因及相关辅助检查;产后心理障碍的护理要点。

4.学会运用护理程序对产褥感染、晚期产后出血、产后心理障碍妇女进行护理评估并能为其实施整体护理。

5.具有认识产妇分娩后存在潜在风险的能力,树立高度负责的工作态度。

案例导入

李女士,28岁,孕40周。临产12小时因宫缩乏力行胎头吸引术,产后出血500 mL。现术后第三天,产妇发热,阴道分泌物量多、色红。会阴切口疼痛明显。查体:T38.2℃、P90次/分、R20次/分、BP115/80 mmHg。产妇疲乏,精神较差,听诊心肺无异常。专科检查腹软,下腹正中稍有压痛。恶露量多、色鲜红。外阴伤口红肿,覆盖敷料表面部分浸透。实验室检查白细胞10.9×10^9/L,中性粒细胞76%。与产妇沟通得知其对产褥期卫生知识了解较少,很担心产后身体不能顺利恢复。请根据该产妇目前的情况:

1.分析其恶露量多、色红的原因。

2.提供有效的护理措施并给出制定措施的依据及期望达到的护理目标。

一、产褥感染患者的护理

(一)概述

产褥感染(puerperal infection)是指分娩时及产褥期生殖道受病原体感染,引起局部或全身的炎性变化。发病率为6%。**产褥病率**(puerperal morbidity)是指分娩24小时以后的10日内,每日用口表测量体温4次,有2次体温达到或超过38℃。产褥病率常由产褥感染引起,但也可由生殖道以外的其他感染,如泌尿系感染、急性乳腺炎、上呼吸道感染、血栓静脉炎等原因所致。产褥感染是产妇死亡的重要原因之一。

【诱因】

因产妇体质虚弱、营养不良、孕期贫血、妊娠晚期性生活、胎膜早破、羊膜腔感染、慢性疾

病、产科手术操作、产程延长、产前产后出血过多等,使机体抵抗力下降,分娩降低或破坏女性生殖道的防御功能和自净作用,病原体侵入生殖道的机会增加,导致产褥感染。

【病原体】

孕期及产褥期生殖道内寄生大量需氧菌、厌氧菌、假丝酵母菌、衣原体及支原体等,以厌氧菌为主。常见的病原体有链球菌、大肠杆菌、葡萄球菌等。许多非致病菌在特定环境下也可致病,称为条件致病菌。

【感染途径】

1. **内源性感染** 寄生于正常孕妇生殖道或其他部位的病原体,多数并不致病,当抵抗力降低或因分娩后产道有创面等感染诱因出现时可致病。近年研究表明,内源性感染更重要,因孕妇生殖道病原体不仅可导致产褥感染,还可导致流产、早产、胎儿生长受限、胎膜早破、死胎等。

2. **外源性感染** 指外界的病原体侵入生殖道而引起的感染。可由被污染的衣物、用具、物品、各种手术器械及产妇临产前的性生活等途径侵入机体造成感染。

(二)护理评估

【健康史】

评估孕妇有无营养不良、孕期贫血,有无泌尿生殖系统感染的健康史。了解患者有无孕期、分娩期及产后引起感染的原因和诱因。

【身体状况】

1. **急性外阴、阴道、宫颈炎** 分娩时会阴部损伤或手术产导致感染,表现为局部灼热、疼痛、下坠感,坐位困难,可有低热。局部伤口红肿、发硬、伤口裂开,压痛明显,有脓性分泌物流出。阴道裂伤及挫伤感染表现为黏膜充血、溃疡、脓性分泌物增多,严重者导致阴道壁粘连甚至闭锁。宫颈裂伤感染可向深部蔓延,引起盆腔结缔组织炎。

2. **急性子宫内膜炎、子宫肌炎** 病原体经胎盘剥离面侵入,扩散到子宫蜕膜层称为子宫内膜炎,侵及子宫肌层称子宫肌炎,两者常伴发。临床表现为产后 3～4 天低热、恶露增多有臭味、下腹痛及压痛、白细胞增多等。如为溶血性链球菌感染,局部症状可不明显,但全身症状严重;可突然寒战高热,体温高达 40℃以上,神志不清。如不及时处理,可引起败血症。

3. **急性盆腔结缔组织炎及输卵管炎** 病原体沿宫旁淋巴和血行达宫旁组织而引起盆腔结缔组织炎,累及输卵管时可引起输卵管炎。产妇表现为持续高热,伴寒战、下腹痛伴肛门坠胀;检查时下腹明显压痛、反跳痛、肌紧张。宫旁一侧或两侧可扪及边界不清的肿块,压痛明显。严重者侵及整个盆腔形成"冰冻骨盆"。

4. **急性盆腔腹膜炎与弥漫性腹膜炎** 炎症继续发展,扩散至子宫浆膜,形成盆腔腹膜炎;继而发展成弥漫性腹膜炎。出现全身中毒症状,如高热、恶心、呕吐、腹胀,检查时下腹部有明显压痛、反跳痛。腹膜面分泌大量渗出液,纤维蛋白覆盖引起肠粘连,也可在直肠子宫陷凹形成局限性脓肿,若脓肿累及肠管与膀胱则可出现腹泻、里急后重与排尿困难。急性期治疗不彻底可发展成盆腔炎性疾病而导致不孕。

5. **盆腔及下肢血栓性静脉炎** 胎盘剥离面的感染病原体在多种因素作用下形成感染栓子,引起盆腔栓塞静脉炎,可累及卵巢静脉、子宫静脉等。病变单侧居多,产后 1～2 周多见,表现为寒战、高热并反复发作。如为下肢血栓静脉炎,病变多在股静脉、腘静脉及大隐静脉,表现为弛张热,下肢持续性疼痛,局部静脉压痛或触及硬索条状物,血液回流受阻引起下肢水肿,皮肤发白,称"股白肿"。病变轻时无明显阳性体征,彩色超声多普勒检查可协助诊断。下肢血栓静脉炎多继发于盆腔静脉炎。

6.脓毒血症及败血症 感染血栓脱落进入血循环可引起脓毒血症,若细菌大量进入血循环并繁殖可形成败血症。表现为持续高热、寒战、全身明显中毒症状,可危及生命。

【心理—社会支持状况】

由于持续高热、寒战、局部疼痛使产妇产生焦虑不安的情绪,产妇可因母子分离及自己不能照顾新生儿而感到失落和内疚。丈夫及家庭其他成员对产妇的态度、经济状况等均对产妇的情绪有较大影响。

【辅助检查】

1.血液检查 白细胞计数常超过 $20×10^9/L$,中性粒细胞明显升高;血沉加快。

2.确定病原体 血液细菌培养可查出致病菌;也可采用宫颈与宫腔分泌物、后穹隆穿刺物作细菌培养和药敏试验,有助于诊断。

3.CT、B型超声检查 可显示炎性包块、脓肿,对静脉血栓做出定位诊断。

(三)护理诊断及医护合作性问题

1.体温过高 与生殖道局部及全身感染有关。

2.疼痛 与炎症刺激有关。

3.焦虑 与母子分离和相关知识缺乏有关。

(四)护理目标

(1)产妇感染得到控制,体温正常。

(2)产妇疼痛程度减轻或消失。

(3)产妇焦虑情绪减轻或消失。

(五)护理措施

产褥感染的治疗原则主要以支持疗法和合理使用抗生素为主。

1.一般护理

(1)休息与体位:保持病室安静、清洁和空气新鲜,确保产妇得到充足的休息和睡眠。采取半卧位,促进恶露排出,炎症局限,防止感染扩散。

(2)饮食护理:给予高蛋白、高热量、高维生素饮食,保证足够的液体摄入。

2.病情观察 注意生命体征,观察恶露的量、颜色、性状与气味,疼痛,子宫复旧,腹部体征及会阴切口情况。做好症状护理,如高热,疼痛等,减轻不适。

3.治疗配合

(1)对症护理:患者出现高热、疼痛、呕吐时对症进行护理,解除或减轻患者不适。对下肢血栓性静脉炎患者,应绝对卧床休息并抬高患肢 15 cm,局部保暖、湿热敷,以促进血液回流,减减轻肿胀。

(2)用药护理:遵医嘱应用肾上腺糖皮质激素和抗生素,注意抗生素使用间隔时间,维持有效血液浓度。

(3)手术护理:配合医师做好脓肿引流术、清宫术、后穹隆穿刺术的用物准备及护理。严格执行消毒隔离措施,避免院内感染。

4.心理护理　解答产妇及家属的疑问,让其了解产褥感染诊疗、护理的一般知识,减轻其焦虑。为婴儿提供良好的照顾,提供母婴接触机会,减轻产妇的焦虑情绪。鼓励家属为患者提供良好的支持。

5.健康指导　嘱产妇注意休息,加强营养保持会阴清洁,帮助和指导产妇做好会阴护理,及时更换会阴垫每次大小便后用1∶5000高锰酸钾溶液擦洗外阴伤口。指导产妇定时复查。

(六)护理评价

经过治疗和护理,已达到:①产妇体温波动在正常范围。②产妇疼痛缓解。③产妇情绪良好。

二、晚期产后出血患者的护理

晚期产后出血是指分娩24小时后,在产褥期内发生的子宫大量出血。多见于产后1～2周内,也可在产后6周,又称产褥期出血。阴道流血可为少量或中等量,持续或间断;也可表现为急骤大量流血,同时有血凝块排出。产妇多伴有寒战、低热、贫血或失血性休克。晚期产后出血发生率的高低与产前保健及产科质量水平密切相关。近年来随着剖宫产率的升高,晚期产后出血的发生率有上升趋势。

📖 知识拓展

血崩一证,系指妇人阴道流血,量多势急。发生于产褥期者,谓之产后血崩、为妇产科急危重症。正如《女科经纶》引陈无择言:"血崩不是轻病,况产后有此,是谓重伤。"又如《妇人良方大全》谓:"产后血崩,因经脉未复而劳伤。"《产育宝庆集》谓:"产后伤耗经络,未得平复而劳役损动,致血暴崩下,淋漓不止。"本病的主要临床特点是产褥期内突然大量的阴道流血,或反复多量的阴道流血。

(一)病因

1.胎盘、胎膜残留　**最常见**,多发生于产后10日左右。宫腔内少量残存胎盘或胎膜组织发生变性、坏死、机化,可形成胎盘息肉。当坏死组织脱落时,局部血窦开放而出现大量出血。

2.蜕膜残留　正常蜕膜多在产后1周内脱落,并随恶露排出。如果蜕膜剥离不全,长时间残留,影响子宫复旧,继发子宫内膜炎症,可引起晚期产后出血。

3.子宫胎盘附着部位复旧不全　如果胎盘附着面感染、复旧不全可使血栓脱落,血窦重新开放引起出血。常发生于产后2周左右,可突然发生大量阴道流血。

4.剖宫产术后子宫伤口裂开　多发生于术后2～3周,常见于子宫下段剖宫产横切口两侧端。

5.感染　以**子宫内膜炎为多见**,感染引起胎盘附着面复旧不良和子宫收缩欠佳,血窦关闭不全导致子宫出血。

6.肿瘤　产后滋养细胞肿瘤、子宫黏膜下肌瘤等均可引起晚期产后出血。

(二)护理评估

【健康史】

对于既往有多次人工流产史、胎盘粘连史、产后出血史或分娩时有产程延长、急产、难产、宫腔操作、胎盘形状异常、胎盘缺损或产后出血者应提高警惕;询问剖宫产指征和术式,术后恢复是否顺利。

【身体状况】

1.症状

(1)阴道流血:胎盘、胎膜残留引起的阴道流血多发生于产后 10 日左右。胎盘附着部位复旧不良常发生于产后 2 周左右,可突然发生大量阴道流血。剖宫产术后子宫伤口裂开或愈合不良多发生于术后 2～3 周,常常是子宫突然大量出血,可导致失血性休克。

(2)腹痛和发热:常合并感染,伴恶露增多且有恶臭味。

(3)全身症状:失血多可出现面色苍白、疲乏无力、脉搏增快等继发性贫血的症状,严重者因失血性休克而危及生命。

2.体征　子宫复旧不佳,可扪及子宫增大、变软、宫口松弛,有时可触及残留组织和血块;伴有感染者子宫明显压痛。

【心理—社会支持状况】

出现阴道出血,患者和家属都会比较紧张,可能会担心自己的生命安全,对医护人员依赖性比较强。

【辅助检查】

血、尿常规,了解感染与贫血情况;宫颈、阴道分泌物病原体培养是否呈阳性;B 型超声检查了解子宫大小、宫内有无残留组织以及子宫伤口愈合情况。了解宫腔刮出物病理检查结果。

(三)护理诊断及医护合作性问题

1.潜在并发症　主要有失血性休克。

2.恐惧　与阴道多量出血威胁生命安全有关。

3.有感染的危险　与失血后抵抗力降低有关。

(四)护理目标

(1)产妇血容量得到恢复,生命体征正常。

(2)产妇主诉舒适感增加。

(3)产妇体温正常,未出现感染的症状。

(五)护理措施

1.一般护理

(1)做好妊娠期保健,恰当处理好分娩过程,预防产后出血。对于出血量大甚至休克的患者,给予保暖、给氧,休克卧位。

(2)给予营养丰富、易消化的饮食,多食富含铁的食物如瘦肉、动物内脏等,少量多餐。加强营养,纠正贫血,促进身体康复。

2.病情观察　严密观察体温、脉搏、呼吸、血压、意识、尿量及阴道出血量,进行血常规检查,了解贫血情况。若有异常及时报告医生并协助处理。

3.治疗配合

(1)阴道出血少或中等量出血者:应遵医嘱给予宫缩剂和足量抗生素,促使子宫收缩及控制感染。

(2)出血多者:立即遵医嘱静脉输液、备血、输血,取平卧位,保暖,吸氧,观察生命体征、宫缩情况及阴道出血量,记录 24 小时出入量,配合医生采取有效的止血措施(如按摩子宫、使用宫缩剂、准备缝合物品、配合医生做胎盘取出和必要的刮宫准备)。

(3)预防感染:严格无菌操作,监测体温变化,保持会阴清洁,每日会阴冲洗 2 次,遵医嘱使用抗生素。

4.心理护理　给予产妇更多的关爱,做好产妇及家属的安慰解释工作,及时发现和纠正产妇的一些不正确认识,保持产妇安静,使其积极配合治疗。

5.健康指导　对有产后出血史,多次人工流产史,胎盘滞留及双胎,羊水过多,产程延长者,嘱咐产妇出院后,注意观察阴道流血及恶露情况,发现异常及时就诊;产褥期禁止盆浴,禁止性生活。

(六)护理评价

经过治疗和护理,已达到:①产妇血容量恢复正常。②产妇主观感到安全、舒适。③产妇体温在正常范围。

三、产后抑郁症患者的护理

(一)概述

精神、心理健康问题可发生在妊娠期和产褥期。尽管妊娠和分娩不是造成精神疾患的必然因素,但由妊娠、分娩引起的心理、生理应激和压力以及母亲角色的转换可带来心理和情感的危机。产后心理并发症不如生理并发症常见,但可影响家庭功能和产妇的亲子行为,甚至危及产妇和新生儿的安全及健康。常见的类型可包括:产后沮丧、产后抑郁和产后精神病。

(二)护理评估

【健康史】

资料采集包括抑郁症、精神病的家族和个人史;婚姻家庭关系;有无重大精神创伤史;本次妊娠期心理状态及分娩情况;婴儿健康状况等。

【身体状况】

1.症状

(1)产后沮丧:即短暂的抑郁,其发生率约为 50%～80%。产妇表现为情绪的改变,如情绪不稳定、易哭、情绪低落、觉孤独、焦虑、休息不好、疲劳、易忘、失眠等。这种状态可持续数小时、数日至 2～3 周,可发生在产后任何时间,但通常在产后第 3～4 日出现,高峰期为产后第5～14 日。引起产后沮丧的病因不明,常见的诱发因素可包括生理变化、压力和社会环境因素,如产后孕激素、雌激素水平的变化、应激事件、家庭关系不和、妊娠时对分娩的恐惧、社会适应能力低等。产后沮丧能自发消失或解决。如果产妇能够放开地表达自己的情感,周围的人又能够给产妇以支持、照顾和关爱,产后沮丧则不会成为严重的问题。但产妇沮丧症状严重或时间持续过长,应警惕发生产后抑郁症。

(2)产后抑郁:是一组非精神病性的抑郁综合征,发生率占分娩妇女的 5%～25%。产后抑郁的症状比产后沮丧持续时间长,可持续数周,通常发生在分娩后的数周或数日。产妇表现为疲劳、注意力不集中、失眠、乏力、对事物缺乏兴趣、无用感、罪恶感,另外可有体重的改变(减轻或增加)、社会退缩行为、人际关系困难、担心自己不能照顾婴儿、自己或婴儿会受到伤害等,重者可有伤害婴儿或自我伤害行为。产后抑郁可影响产妇的日常活动。产后抑郁的病因尚不清楚,高危因素可包括激素水平的变化、个人和家庭精神病史、人际关系困难、生活压力事件、严重的产后沮丧、婴儿的健康状况等。

（3）产后精神病:是一种严重的精神错乱状态,发生率约占分娩妇女的$1\%\sim2\%$。多发生在产后 7 日内至 $4\sim6$ 周,症状表现与一般的精神错乱相似,可包括不能休息、烦躁、失眠、幻想、幻觉、思维障碍、错乱行为和退缩行为等。产后精神病病因尚不清楚,可能与个人、家族精神病史、婚姻家庭问题、婴儿健康状况不好、缺乏良好的社会支持系统、负性生活事件等有关。

2.体征　除一般检查和行为监测外,必要时可应用心理测量仪、产后抑郁量表（EPDS）等对产妇的心理状态进行评估。

【心理—社会支持状况】

观察产妇日常活动和行为,如是否有自我照顾、饮食、睡眠、照顾婴儿困难等;观察产妇情绪状态的变化;询问产妇对本次分娩的期盼和实际体验;回想分娩情景的频率,对分娩的感觉,是否有失望、悲哀和丧失的感觉;观察母婴之间接触和交流情况,了解产妇对婴儿的喜恶程度,是否担心婴儿意外情况发生,对婴儿是否有混乱、失望或愤怒的感觉,作为一个新母亲的舒适程度;评估产妇社会活动和社会支持系统,了解产妇与配偶及其他家庭成员的关系,与其他人交流、接触情况,是否有孤独感,是否感受到家人提供情感和物质支持。

【辅助检查】

可采用心理测量仪、产后抑郁量表（EPDS）等对产妇的心理状态进行评估。

知识拓展

目前国内外对于产后抑郁症尚无统一的诊断标准,较常用的标准是爱丁堡产后抑郁量表（EPDS）。EPDS 量表共 10 个项目,分别反映心境、乐趣、自责、焦虑、恐惧、应付能力、失眠等情况。由受试者根据自己症状出现的频度"从未"、"偶尔"、"经常"、"总是"4 个等级进行评分,每个项目设 0、1、2、3 四个等级;其中第 3、5、6、7、8、9、10 项采用反向评分（即 3、2、1、0）。10个项目分值的总和大于 12 或 13 分提示可能有抑郁障碍,9 或 10 分也提示可能有抑郁障碍,对这些妇女应认真评定,观察有无重症抑郁发生。分数低不一定就意味着无抑郁障碍,还需做进一步检查。

(三)护理诊断及医护合作性问题

1.个人应对无效　与产妇的抑郁行为有关。

2.有暴力行为的危险　与产后严重的心理障碍有关。

3.睡眠型态紊乱　与疾病的发生有关。

(四)护理目标

（1）产妇精神愉快。

（2）能够参与新生儿护理。

（3）睡眠良好。

(五)护理措施

1.心理护理　产科医护人员应提供有效的心理护理,聆听产妇倾诉,理解产妇感受,帮助树立生互信心。也可请心理医师协助诊治,根据患者的个性特征、心理状态、发病原因给予个体化心理辅导,解除致病的心理因素,提高患者的自我价值意识。帮助产妇适应母亲角色,指导产妇与婴儿进行交流,培养产妇的自信心。发挥社会支持系统的作用。鼓励家庭成员为产妇创造二个安全舒适的家庭环境,改善家庭生活环境及家庭关系,缓解压力,尽量避免对产妇的不良精神刺激。

2. 病情观察　观察患者情绪变化,是否存在压抑、淡漠、易怒、伤心、缺乏信心、绝望,甚至有自杀或杀婴倾向。

3. 治疗配合　配合医生对重症孕妇给予抗抑郁症药物治疗,同时要高度警惕伤害性行为,注意安全保护。做好出院指导与家庭随访工作,为产妇提供心理咨询,鼓励产妇应对各种压力。

4. 健康指导

(1)加强休息和营养,加强自我调试,保持乐观向上的良好心态;如有情绪变化,到心理咨询门诊。

(2)配偶及亲友要与产妇加强情感交流,关心、体贴产妇,给予产妇更多的关爱。

(3)帮助产妇迅速适应母亲角色,学会护理婴儿。指导抗抑郁等精神病药物的应用,如症状严重,及时到医院就诊。

(六)护理评价

经过治疗和护理,已达到:①产妇精神愉悦。②产妇能主动护理新生儿。③产妇睡眠良好。

◤ 课后练习

【A1 型题】(以下每一道题下面有 A、B、C、D、E 五个备选答案,请从中选出一个最佳答案)

1. 有关产褥感染下列哪项是正确的(　　)

A. 指产后生殖器宫感染后,引起局部和全身的炎性变化

B. 多为单种细菌感染

C. 凡产褥期体温升高均为生殖器感染所致

D. 产后未发生产褥感染,宫腔内培养不出细菌

E. 以上都不正确

2. 产后感染时产妇应取(　　)

A. 平卧位　　　　　　　　　B. 仰卧位　　　　　　　　　C. 半卧位

D. 俯卧位　　　　　　　　　E. 左侧卧位

3. 关于产褥感染,下列哪项是错误的(　　)

A. 产褥感染常见的致病菌是厌氧菌和需氧菌的混合感染

B. 产褥感染一般在产后 3~7 天出现感染症状

C. 产褥感染可引起败血症、感染性休克

D. 产褥期发热必定是产褥感染

E. 急性子宫内膜炎,恶露多而混浊有臭味

4. 最常见的产褥感染是(　　)

A. 外阴、阴道、子宫颈伤口感染　　　　　B. 急性子宫内膜炎、子宫肌炎

C. 急性盆腔结缔组织炎　　　　　　　　　D. 栓塞性静脉炎

E. 急性输卵管炎

5.产褥病率的主要原因是（　　　）

A.呼吸道感染　　　　　　　　　B.泌尿道感染　　　　　　　　C.乳腺炎

D.腹部伤口感染　　　　　　　　E.产褥感染

6.产褥病率的定义是（　　　）

A.指分娩24小时内每小时测体温,测量4次,体温有2次达到或超过38 ℃

B.产褥期内有两次体温达到或超过38℃者

C.产后24小时以后的10日内用口表每日测量4次,体温有2次达到或超过38℃

D.产后24小时以后一周内用口表每日测量4次体温,有2次达到或超过38℃

E.产后24小时以后的1个月内用口表每日测量4次,体温有2次达到或超过38℃

【A2型题】(每一道题是以一个小案例出现的,其下面都有A、B、C、D、E五个备选答案,请从中选择一个最佳答案)

7.产妇,26岁。孕38周时胎膜早破入院,48小时后因持续性枕横位以产钳术助娩一活男婴3300 g,术后3天发热达39℃,检查发现咽部轻度充血,乳房胀满疼痛,局部皮肤不红,按之无波动感。宫底脐下一横指,宫体有压痛,下腹壁无反跳痛,恶露混浊,稍有异味。该患者最可能的诊断是（　　　）

A.急性扁桃体炎　　　　　　　　B.急性子宫内膜及子宫肌炎　　　C.上呼吸道感染

D.乳腺炎　　　　　　　　　　　E.盆腔腹膜炎

8.某初产妇,顺产后发热2天,体温37.8℃,恶露无臭味,宫体无压痛,两侧乳房胀,有硬结,会阴伤口愈合佳,考虑为（　　　）

A.乳汁淤积　　　　　　　　　　B.会阴伤口感染　　　　　　　　C.子宫内膜炎

D.扁桃体炎　　　　　　　　　　E.泌尿道炎

9.产妇,32岁。剖宫产一男活婴,产后一周,寒战,高热,左下肢持续性疼痛一天,恶露量多,头晕,乏力,体温39.5℃,脉搏120次/分,血压110/70 mmHg,此患者最可能的诊断是（　　　）

A.子宫肌炎　　　　　　　　　　B.盆腔结缔组织炎　　　　　　　C.血栓性静脉炎

D.盆腔腹膜炎　　　　　　　　　E.败血症

【A3型题】(以下提供若干个案例,每个案例下设若干个题。请根据案例所提供的信息,在每一道题下面的A、B、C、D、E五个备选答案中选择一个最佳答案)

(10~11题共题干)

某产妇产后1周,出现寒战、高热、下腹疼痛,有人工剥离胎盘史。检查:子宫有压痛,恶露臭,子宫底在脐耻之间。

10.该产妇感染部位最可能在（　　　）

A.泌尿道　　　B.生殖道　　　C.上呼吸道　　　D.乳腺　　　E.胃肠道

11.上述产妇可能为（　　　）

A.会阴伤口感染　　　　　　　　B.输卵管炎　　　　　　　　　　C.子宫内膜炎

D.盆腔结缔组织炎　　　　　　　E.盆腔静脉炎

12.对该产妇应采取的护理措施是（　　　）

A.心理护理　　　　　　　　　　B.足量、高效抗生素　　　　　　C.半卧位

D.物理降温,鼓励产妇多饮水　　E.以上都需要

（郑　璇）

项目四　围产儿的护理

任务十　胎儿窘迫的护理

学习目标

1.掌握胎儿窘迫的主要表现、护理诊断及护理要点。

2.熟悉胎儿窘迫的辅助检查及其意义。

3.了解胎儿窘迫的病因。

4.学会识别引起胎儿窘迫的原因,及时发现胎儿异常并能对其实施整体护理。

5.具有对胎儿父母进行情感支持并使之接受事实的能力。

案例导入

王护士正在产科值夜班,巡视病房时发现孕妇赵女士的胎心监护显示晚期减速。孕妇28岁,宫内妊娠35周,产前检查孕30周出现妊娠期高血压疾病。

请思考:

1.目前的胎儿的情况是否正常?

2.见到晚期减速需要采取什么措施?

胎儿窘迫(fetal distress)**是指胎儿在宫内有缺氧和酸中毒危及胎儿健康和生命的综合症状。**胎儿窘迫主要发生在临产过程也可发生在妊娠后期,发生在临产过程者可以是妊娠后期胎儿窘迫的延续和加重。

一、病因

胎儿窘迫的病因涉及多方面,可归纳为3大类。①母体因素:孕妇患有严重心、肾疾病、重度贫血、高热、吸烟、妊娠期高血压疾病、产前出血性疾病和创伤、急产或子宫不协调性收缩、产程延长、羊水过多、多胎妊娠、胎膜早破等,或者缩宫素、麻醉剂、镇静剂使用不当。②胎儿因素:胎儿心血管系统功能障碍、胎儿畸形,如严重的先天性心脏病、宫内感染、母婴血型不合所致的胎儿溶血等。③脐带、胎盘因素:脐带长度异常、缠绕、打结、扭转、狭窄、血肿、帆状附着;胎盘植入异常、形状异常、发育异常、循环障碍等。

胎儿窘迫根据其临床表现,可分为急性胎儿窘迫和慢性胎儿窘迫。**急性胎儿窘迫多发生在分娩期,主要表现为胎心率加快或减慢,羊水胎粪污染和胎儿酸中毒。**慢性胎儿窘迫常发生在妊娠末期,往往延续至临产并加重,主要表现为胎动减少或消失,胎盘功能减退,胎儿生长受限,羊水胎粪污染等。

二、护理评估

(一)健康史

了解孕妇的年龄、既往生育史、急慢性疾病史,有无严重心肾疾病、贫血、不良嗜好等;本次妊娠经过,有无妊娠期高血压疾病、胎膜早破、子宫过度膨胀;了解分娩经过,有无产程延长或急产、缩宫素及麻醉剂使用不当;了解胎盘功能与脐带情况;了解有无胎儿畸形及宫内感染等。

(二)身体状况

胎儿窘迫的**主要表现为胎心率改变、胎动异常及羊水胎粪污染或羊水过少**,严重者胎动消失。

1.胎动异常　胎动是表明胎儿存活的良好标志,也是对宫内缺氧最为敏感的指标。缺氧初期,胎儿躁动,胎动增加,缺氧严重时胎动减少,进而消失。**胎动＜10 次/12 小时为胎动减少**,一般胎动消失 24 小时内胎心消失。

 知识链接

羊水胎粪污染

单纯羊水胎粪污染已经不被认为是胎儿窘迫的证据,因影响胎粪排出最主要的因素是孕周,孕周越大羊水被胎粪污染的概率越高,所以需要结合胎心监护进行评估。如羊水胎粪污染时,胎心监护异常,则存在胎儿窘迫,有引起胎粪吸入的危险。

2.胎心率改变　胎儿轻微或慢性缺氧时,交感神经受刺激导致胎心率加速,若长时间或严重缺氧则会使胎心率减慢。**正常胎心率应是 120～160 次/分**,胎动时胎心率应增快＞10 次/分。若胎心率＞160 次/分,尤其是＞180 次/分,为胎儿缺氧的初期表现;胎心率＜120 次/分尤其是＜100 次/分,为胎儿危险征。

(三)心理—社会支持状况

孕产夫妇因胎儿的生命遭遇危险会产生焦虑、恐惧,对需要手术结束分娩产生犹豫、无助感。对于胎儿不幸死亡的孕产夫妇,感情上受到强烈创伤,通常会经历否认、愤怒、抑郁、接受的过程,护士应了解其情感创伤过程,评估其情感需要。

(四)辅助检查

1.胎心监测　在无胎动与宫缩时,胎心率＞160 次/分或＜120 次/分,持续 10 分钟以上,NST 无反应型,基线变异频率＜5 次/分,OCT 频繁出现晚期减速、变异减速等。

2.胎盘功能检测　孕妇 24 小时尿雌三醇(E_3)连续监测急剧减少 30%～40%,或于妊娠末期连续多次测定 E_3 值在 10mg/24h 以下;尿雌三醇/肌酐比值＜10;胎盘生乳素＜4m g/L 提示胎盘功能下降。

3.胎儿血气分析　胎儿头皮血 pH＜7.20 提示酸中毒。

4.其他　羊膜镜检查可了解胎粪污染羊水程度。

三、护理诊断及医护合作性问题

1.有胎儿(气体交换)受损的危险　与胎盘子宫的血流改变、血流中断(脐带受压)或血流速度减慢(子宫-胎盘功能不良)有关。

2.焦虑 与担心胎儿和新生儿健康有关。

3.决策冲突 与为抢救胎儿需要手术及胎儿健康不测有关。

4.预期性悲伤 与胎儿可能死亡有关。

三、护理目标

(1)胎儿缺氧情况得到改善,胎心率在 120～160 次/分。

(2)产妇情绪比较稳定,**焦虑减轻、能够接受胎儿死亡的事实。**

四、护理措施

急性胎儿窘迫者,如宫口开全,胎先露部已达坐骨棘平面以下 3 cm 者,应尽快助产经阴道娩出胎儿;宫颈未完全扩张,胎儿窘迫情况不严重者,给予吸氧,嘱产妇左侧卧位,观察 10 分钟,如胎心率变为正常,可继续观察。如因催产素使宫缩过强造成胎心率减慢者,应立即停止使用,继续观察,病情紧迫或经上述处理无效者,立即剖宫产结束分娩。

1.心理护理 向孕产夫妇提供相关信息,对他们的疑虑给予适当地解释,将真实情况告知,有助于孕产夫妇减轻焦虑,也可帮助他们面对现实。对于胎儿不幸死亡的孕产夫妇,可安排一个远离其他婴儿和产妇的单人房间,帮助他们使用适合自己压力的应对技巧和方法,鼓励他们诉说悲伤,接纳其哭泣、抑郁等情绪,陪伴并提供支持及关怀,如果他们愿意,护士可以让他们看看死婴,并同意他们为死产婴儿做一些事情,但事先应向他们描述死婴的情况,使之有心理准备。

2.一般护理 发现有宫内窘迫时,孕妇可取左侧卧位。

3.给氧 应立即给孕妇吸入氧气,给予高流量的纯氧能迅速改善母体及胎儿的缺氧状况,一般要求面罩给氧,每分钟流量 10L,但长时间给氧有可能造成母体、胎儿血管收缩,使胎盘血流量降低,反而减少胎儿血液供应,加重胎儿缺氧,故主张**间断给氧,即给氧 30 分钟停用 10 分钟,**反复进行。在第二产程由于有强烈的阵发性宫缩存在,给氧可持续进行。

4.密切监护 严密监测胎心变化,一般采用连续胎心监护,及时了解胎儿胎心、胎动及胎动时的胎心变化,定时监测胎盘功能,以便积极采取措施。

5.治疗配合

(1)为手术者做好术前准备:根据宫口开大情况、宫口条件、胎儿大小、先露下降情况等综合估计短时间内是否可经阴道分娩,亦或手术助产,必要时施行剖宫产。

(2)做好新生儿抢救和复苏准备:备足所需器械并检查后依次定点安置以备随时取用。若遇到有胎儿窘迫的高危孕妇,预计胎儿娩出时有窒息可能者,应通知受过复苏训练的抢救人员提前到场,产儿科联合进行抢救。

6.健康教育 促进产妇生理及心理状态的恢复,对合并有其他疾病的产妇,指导其积极治疗合并症,为下一次成功妊娠及分娩做好合理计划;如若再次妊娠时注意监测胎动情况,发现异常及时就诊。

五、护理评价

经过治疗与护理已达到:①胎心率在正常范围内。②孕产妇焦虑得到控制,舒适感有所增加。③孕产夫妇能接受胎儿死亡的现实。

考点链接

1.孕妇,28 岁,患妊娠高血压综合征,孕 36^{+3} 周。临产 2 小时后,出现胎儿窘迫,护士向其及家属解释其原因为( )

A.早产

B.胎盘老化

C.母体血氧含量不足

D.先兆子痫

E.脐带受压

解析:本题考核胎儿宫内窘迫的原因。引起胎儿宫内窘迫的因素有母体因素、胎儿因素及脐带胎盘因素三个方面,题干中的孕妇有妊娠高血压综合征,从母体因素和胎儿因素两个方面考虑,题干中无任何支持胎儿因素的证据,故本题正确答案为 C。

2.急性胎儿窘迫最早出现的症状是

A.胎动减少

B.胎动消失

C.胎心率加快

D.胎儿生长受限

E.胎盘功能减退

解析:急性胎儿窘迫病情发展顺序为:胎心率加快或减慢→羊水胎粪污染→胎儿酸中毒,故本题正确答案为 C。

任务十一 新生儿的护理

学习目标

1.掌握正常新生儿与早产儿的特点与护理要点;新生儿常见疾病的临床特点及护理措施。

2.熟悉新生儿常见疾病的病因及治疗要点。

3.了解新生儿常见疾病的辅助检查及其意义。

4.学会区别新生儿生理性与病理性黄疸;对新生儿窒息进行评价与复苏;对正常新生儿及早产儿进行日常护理和各项操作;依据新生儿疾病特点对其实施整体护理。

5.具有对新生儿父母进行健康指导的能力并提供情感支持;具有慎独的精神护理新生儿。

一、概述

新生儿(newborn,neonate)是指从出生后脐带结扎开始到生后 28 日内的婴儿。从胎儿出生到满 28 日,称为新生儿期,是新生儿逐渐适应子宫外生活的过渡阶段。新生儿娩出后机体内、外环境发生了巨大的变化,各器官的生理功能尚未完善,对外界的适应能力差,是小儿时期发病率和病死率最高的阶段。围生儿是指围生期内的胎儿和新生儿。国际上常以新生儿和围生儿死亡率作为衡量一个国家卫生保健水平的标准。因此加强胎儿、新生儿的保健与护理是十分重要的任务。

新生儿分类方法有以下四种。

(一)根据胎龄分类

1.早产儿(premature infant):指胎龄满 28 周至未满 37 周的新生儿。

2.足月儿(term infant):指胎龄满 37 周至未满 42 周的新生儿。

3.过期产儿(post-term infant):指胎龄达到或超过 42 周的新生儿。

(二)根据体重分类

1.低出生体重儿(low birth weight infant):指出生(1 小时内)体重不足 2500g 的新生儿,其中体重不足 1500g 者称为极低出生体重儿,体重不足 1000g 者称超低出生体重儿或微小儿。

2.正常出生体重儿(normal birth weight infant):指出生体重为 2500～3999g 的新生儿。

3.巨大儿(giant infant):指出生体重达到或超过 4000g 者。

(三)根据出生体重和胎龄的关系分类

1.小于胎龄儿(small-for-gestational age,SGA):指出生体重在同胎龄儿平均体重的第 10 百分位以下者。我国习惯上将胎龄足月但体重小于 2500g 者称足月小样儿,是小于胎龄儿中最常见的一种。

2.适于胎龄儿(appropriate-for-gestational age,AGA):指出生体重在同胎龄儿平均体重的第 10～90 百分位之间者。

3.大于胎龄儿(large-for-gestational age,LGA):指出生体重在同胎龄儿平均体重的第 90 百分位以上者。

(四)高危儿

高危儿(high risk infant):指已发生或有可能发生危重情况的新生儿。包括:①母亲有异常妊娠史的新生儿,如母亲有糖尿病、妊娠期高血压疾病、母亲为 Rh 阴性血型、过去有死胎或死产史等。②母亲有异常分娩史的新生儿,如各种难产、手术产、分娩过程中使用镇静剂和止痛药物等。③出生时异常的新生儿,如窒息儿、早产儿、过期产儿、极低出生体重儿、巨大儿、小于胎龄儿、大于胎龄儿、各种先天畸形儿、有疾病的新生儿等。

二、正常足月新生儿的护理

 案例导入

新生儿豆豆,女,母亲妊娠 39 周分娩,日龄 4 日,足月顺产,出生体重 3400 g。近 2 日出现体重下降。体温 36℃,食欲好,睡眠好,皮肤黄染,心肺正常,脐带未脱落,脐周干燥,无分泌物,血清胆红素检查未见异常。

请思考:

1.豆豆是早产儿吗?

2.豆豆体重下降考虑是什么原因?

3.豆豆为什么会出现皮肤黄染?

正常足月新生儿(normal full term infant)是指出生时胎龄≥37 周至<42 周,体重≥2500g 至≤4000 g,无畸形或疾病的活产婴儿。

(一)护理评估

【健康史】

评估新生儿基本情况,包括:性别、胎龄、日龄、出生时 Apgar 评分、出生体重、体温、呼吸、心率以及娩出方式。

【身体状况】

评估新生儿生理情况,主要依据新生儿各系统生理特点进行,包括:意识、前囟饱满程度、面色、哭声强弱、肌张力、肢体活动度、吸吮力、大小便情况、腹胀、呕吐、皮肤有无黄染、硬肿、脐带结扎情况、有无先天畸形等。

1.足月儿的外观特点　皮肤红润,胎毛少,有胎脂,头发可多可少,耳郭软骨发育良好,乳晕清楚,有乳房结节,肌肉有一定张力,四肢屈曲,指(趾)甲长到或超过指(趾)尖,足跖纹理遍及足底,男婴睾丸下降,女婴大阴唇完全覆盖小阴唇。

2.足月儿的生理特点

(1)呼吸系统:新生儿出生后约 10 秒钟发生呼吸运动;因新生儿肋间肌较弱,故主要**以腹式呼吸为主**;新生儿代谢快,需氧量多,呼吸浅而快,每分钟 40～60 次,2 日后降至每分钟 20～40 次;可有呼吸节律不齐。

(2)循环系统:出生后,胎儿循环中断、新生儿肺循环开始,血液循环及血流动力学发生重大改变。卵圆孔及动脉导管功能性闭合。新生儿出生最初几日,可在其心前区听到心脏杂音,与动脉导管未完全关闭有关;新生儿耗氧量大,故心率较快,睡眠时平均心率为 120 次/分,醒时可增至 140～160 次/分,且易受啼哭、吸乳等因素影响而发生波动,**范围为 90～160 次/分**。新生儿血流多集中分布于躯干及内脏,因此,肝脾常可触及,四肢容易发冷、发绀;新生儿红、白细胞计数较高,以后逐渐下降至婴儿正常值。

(3)消化系统:新生儿胃容量较小,肠道容量相对较大,胃肠蠕动较快以适应流质食物的消化;新生儿吞咽功能完善,但食管无蠕动,胃贲门括约肌不发达,故哺乳后**易发生溢乳**;消化道可分泌除胰淀粉酶外的其他消化酶,故新生儿消化蛋白质的能力较好,**消化淀粉的能力相对较差**。胎粪一般在出生后 12 小时内排出,呈墨绿色糊状,约 2～3 日排完,若出生后 24 小时仍未排出胎粪,应检查有无肛门闭锁等消化道畸形。

(4)血液系统:红细胞数和血红蛋白量较高,以胎儿血红蛋白(HbF)为主,但寿命较短,故生后易发生黄疸。

(5)泌尿系统:新生儿肾单位数量与成人相似,滤过能力、浓缩功能及调节功能较低,**容易发生水、电解质紊乱**;肾盂和输尿管较宽,弯曲度大,容易受压或扭转而**发生尿潴留或泌尿道感染**。

(6)神经系统:新生儿动作慢而不协调,肌张力稍高,哭闹时可有肌强直;大脑皮层兴奋性低,睡眠时间长;眼肌活动不协调,对明暗有感觉,具有凝视和追视能力,有角膜反射及视、听反射;味觉、触觉、温觉较灵敏,痛觉、嗅觉、听觉较迟钝;有吸吮、吞咽、觅食、握持、拥抱等先天性反射活动。

(7)免疫系统:新生儿在**胎儿期通过胎盘从母体获得** IgG,故出生后 6 个月内具有抗传染病的免疫力,如麻疹、风疹、白喉等;新生儿**缺乏** IgA,易患消化道、呼吸道感染;新生儿主动免疫发育不完善,巨噬细胞对抗原的识别能力差,免疫反应迟钝;新生儿自身产生的 IgM 不足,又缺少补体及备解素,对革兰阴性菌及真菌的杀灭能力差,易引起败血症。

(8)体温调节:新生儿体温调节功能差,皮下脂肪少,体表面积相对较大,容易散热,因此,**其体温易受外环境温度的变化而波动。**

(9)能量及体液代谢:新生儿基础能量需要为209kJ/kg(50kcal/kg),每日总能量需要为418~502kJ/kg(100~120kcal/kg)。体液总量占体重的70%~80%,生后头几日每日需水量为60~100 mL/kg,以后增至每日100~150 mL/kg。钠每日需要量为1~2mmol/kg,生后10日内血钾较高,一般不需补充,以后每日需要量为1~2mmol/kg。

3.几种特殊的生理状态

(1)乳腺肿大及假月经:由于受胎盘分泌的**雌孕激素**影响,新生儿出生后3~4日可出现乳腺肿大,2~3周后自行消失。女婴出生后1周内,阴道可有白带及少量血性分泌物,持续1~2日后自然消失。

考点链接

足月新生儿,女,出生5天。阴道流出少量血性液体,无其他出血倾向,反应好,吸吮有力,大小便正常。正确的护理措施(   )

A.无需处理

B.换血治疗

C.局部包扎止血

D.静脉滴注安络血

E.连续肌注维生素K

解析:由于受胎盘分泌的雌孕激素影响,女婴出生后1周内,阴道可有白带及少量血性分泌物,持续1~2日后自然消失,故本题正确答案为A。

(2)生理性黄疸:由于新生儿出生后体内红细胞相对过多、破坏亦多,产生大量间接胆红素并在体内积聚,表现为新生儿出生后2~3日出现皮肤、巩膜发黄,持续4~10日后自然消退,称生理性黄疸。如黄疸出现早、症状明显、持续时间长,则有病理性黄疸可能。

(3)生理性体重减轻:新生儿出生后2~4日由于摄入少,经皮肤及肺部排出的水分相对较多,可出现体重下降,属生理现象。下降范围一般不超过10%,4日后回升,7~10日恢复到出生时水平。

(4)口腔内改变:新生儿上腭中线两旁有散在黄白色小点称上皮珠,齿龈上有白色韧性小颗粒,系上皮细胞堆积或黏液腺分泌物积留形成,称"上皮珠",俗称"板牙",出生后数周至数月自行消失。新生儿口腔黏膜血管丰富,两侧面颊部有较厚的脂肪垫隆起,有利于吸吮乳汁,故称"吸奶垫",俗称"螳螂嘴"。以上改变均属正常现象,切勿挑破,以免发生感染。

【心理—社会支持状况】

主要评估新生儿家长情况,包括:文化程度、职业、心理素质、对疾病的认知程度、家庭经济状况等。

(二)护理诊断及医护合作性问题

1.清理呼吸道无效　与分娩时吞入黏液、血液或羊水有关。

2.体温调节无效　与体温调节中枢发育不完善有关。

3.脐带出血、感染　与脐带结扎不紧、护理中无菌操作不严有关。

4.母乳喂养无效　与母亲缺乏基本喂养知识有关。

(三)护理目标

(1)新生儿体温保持在正常范围内。

(2)新生儿未发生窒息。

(3)新生儿未发生各种类型的感染。

(4)新生儿获得足够营养,体重增长在正常范围。

(四)护理措施

1.出生时即刻护理　立即擦干新生儿,清除口、鼻、咽的黏液,结扎脐带,擦去身上血迹,并用热毯包好。

2.维持正常体温　要求室内阳光充足,空气流通,室温在 24℃～25℃左右,湿度为 55％～65％。各种护理操作时注意保暖,定时测量体温,低温者及时采取保暖措施,夏季及时通风降温,避免体温升高。

3.保持呼吸道通畅　给予合适的卧位,一般取右侧卧位,防止溢乳或分泌物吸入。晚间喂奶要抱起,避免堵塞婴儿鼻孔引起窒息。

4.正确喂养　母乳为首选,提倡生后尽早开奶(生后半小时),按需哺乳;教会母亲正确喂奶和判断婴儿是否吃饱的方法,促进母子感情交流。若母亲因故不能喂奶时可采用人工喂养法,以婴儿配方奶粉为宜。

5.皮肤护理　新生儿出生 24 小时体温稳定后即可沐浴,每日 1 次,每次沐浴后换尿布。每日用温水清洗头、面部、颈部皮肤,轻轻拭去双眼及鼻腔分泌物,选用柔软、吸水、浅色棉布作婴儿衣被、尿布,以防皮肤擦伤感染。尿布必须柔软、吸水性好,以防尿布疹发生。

6.脐带护理　新生儿脐带的直径约 1～2 厘米左右,一般情况下,脐带残端 1～2 周脱落并愈合。脐带剪断后残端的创口愈合期如果护理不当易导致病原菌侵入机体,引起新生儿破伤风、新生儿败血症等疾病。因此,做好新生儿脐部护理,保持脐部清洁干燥,可及时预防和发现疾病。护士应随时观察脐带有无出血及感染,如分泌物呈现绿色、黑色或产生臭味、脐部发红、发烧时应立即报告医生。

新生儿沐浴后,用 75％酒精沾湿的无菌棉棒 2 支,一次用 1 支棉棒于脐根部由内向外做环形消毒,消毒范围约直径 3 厘米,约为 1 元硬币大小。用无菌纱布覆盖脐部并用护脐带绕腹部一周固定,松紧适宜。应注意:①若护脐带有潮湿或沾上粪便,则需随时更换。②若脐带脱落前后 2～3 天出现少量淡黄色或淡咖啡色分泌物,勤加消毒即可。③若有出现分泌物或脐带残端接近脱落时,可用纱布覆盖脐带,并以护脐带固定。

7.预防感染　新生儿室严格执行无菌消毒制度,工作人员或居家照顾新生儿的人员应衣、帽、鞋整洁,戴口罩,勤洗手,有呼吸道感染时不接触婴儿。

8.心理护理　新生儿出生时已经具有视、听、嗅、味等各种基础功能,并能对怀抱的方式、环境中的种种刺激产生应答。为了避免出生后因与母亲分离产生不安情绪,需要亲子间增进交流,零距离沟通。新生儿抚触可增进父母与宝宝的情感交流,减少婴儿哭闹,增加睡眠时间,增强免疫力,起到促进新生儿健康成长的作用。

9.日常观察并记录　严密观察新生儿的面色、哭声、体温、呼吸、脉搏、奶量、大小便、体重与活动等,发现异常及时报告医生。

10.健康教育 主要包括三个方面的内容:①健康检查,尽早发现先天性、遗传性疾病。②指导预防接种知识(表 11-1)。③指导正确的新生儿喂养方法、日常护理方法,提倡母婴同室和母乳喂养。

表 11-1 新生儿接种程序

接种疫苗	乙肝疫苗	乙肝免疫球蛋白	卡介苗
适应症	体重≥2kg	母亲为乙肝病毒携带者	体重≥2.5kg
接种方法	肌注	肌肉注射	皮内注射
接种部位	上臂三角肌处	臀部肌肉	左上臂三角肌上端
初种剂量	30μg	100IU	0.1 mL(0.05mg)
接种时间	出生后 24 小时内	出生后 24 小时内(最好在出生后 12 小时)	出生后 2~3 天到 2 个月内
不良反应	少有不良反应,偶见注射部位红、肿、热、痛,一般不需特殊处理,可自行缓解,必要时可对症治疗。	一般无不良反应	接种后 2~3 周左右,接种部位会出现红肿浸润、小硬节,中间逐渐软化,形成白色小脓疱,并有少量脓性分泌物溢出,一般 8~12 周后结痂。要保护注射部位干净,避免着水,不要碰破痂皮,让其自然脱落,形成疤痕。如遇局部淋巴结肿大软化形成脓疱,应及时诊治。

(五)护理评价

经过治疗和护理,新生儿已达到:①体温保持在正常范围内。②未发生窒息。③获得足够营养,体重增长在正常范围。

三、早产儿的护理

案例导入

张护士正在值班,接到产科电话通知将有一个胎龄 32 周的早产儿出生,请预热暖箱,准备接诊。

请思考:

1.如何根据患儿体重调节箱温?

2.早产儿氧疗时有哪些注意事项?

早产儿(premature infant)又称未成熟儿,是指胎龄<37 周的活产婴儿。早产儿大多体重低于 2500 g,身长不足 47 cm,头围不到 33 cm,哭声弱,肌张力偏低。近年来,我国早产儿的发生率呈逐年上升趋势,母孕期感染、妊娠期高血压疾病、胎膜早破、辅助生殖技术及多胎妊娠等是引起早产的主要原因。早产儿的死亡率远远高于足月儿,约为 12.7%~20.8%,且胎龄越

小、体重越轻,死亡率越高。因此,预防早产、加强早产儿护理对于降低新生儿死亡率,减少儿童伤残率具有重要意义。

(一)护理评估

【健康史】

详细询问产妇孕期健康史,了解有无妊娠高血压疾病、孕期感染等;有无糖尿病、心肾疾病、严重贫血等慢性疾病;有无胎膜早破、胎盘早剥、前置胎盘;有无生殖系统畸形,是否多胎妊娠或应用辅助生殖技术等。了解羊水、胎盘、脐带、用药情况及产程等;了解新生儿出生后情况,如胎龄、出生体重、Apgar 评分等。

【身体状况】

评估早产儿生理情况,主要依据早产儿各系统生理特点进行,包括:意识、前囟饱满程度、面色、哭声强弱、肌张力、肢体活动度、吸吮力、大小便情况、腹胀、呕吐、皮肤有无黄染、硬肿、脐带结扎情况、有无先天畸形等。

1.早产儿的外观特点　皮肤薄而红嫩,毳毛多,胎脂丰富,皮下脂肪少,头发细而乱,耳郭软,耳周不清,指(趾)甲未达指(趾)端,乳晕不清,乳腺结节小或无结节,足底纹理少,男婴阴囊皱褶少,睾丸未降或未全降至阴囊,女婴大阴唇不能遮盖小阴唇。

2.早产儿的生理特点

(1)呼吸系统:早产儿呼吸中枢及呼吸器官发育不成熟,呼吸浅快不规则,易出现周期性呼吸、呼吸暂停及喂奶后暂时性青紫。胸廓呈圆筒形,肋骨软,肋间肌无力,吸气时胸壁易凹陷。因肺泡表面活性物质缺乏,早产儿易发生肺透明膜病。

(2)循环系统:早产儿心率快,血压较足月儿低,部分可伴有动脉导管未闭,且缺氧、酸中毒易引起持续性肺动脉高血压。

(3)消化系统:早产儿胎龄越小吸吮力越差,吞咽反射越弱,胃容量越小,贲门括约肌松弛,容易发生溢乳、胃食管反流及乳汁吸入性肺炎。消化酶分泌不足,尤其是胆酸分泌较少,对脂肪的消化吸收较差,在缺血、缺氧、喂养不当时易发生坏死性小肠结肠炎。由于胎粪形成较少,肠蠕动无力,胎粪排出常延迟。肝脏功能不成熟,肝脏酶活性不足,黄疸常较重且持续时间长,易致胆红素脑病。肝内糖原储存少,且合成蛋白质的功能不足,易发生低血糖和低蛋白血症。

(4)血液系统:早产儿周围血中有核红细胞较多,白细胞和血小板数量较足月儿稍低。由于早产儿红细胞生成素水平低下、铁储备少、血容量增加迅速,贫血常见,而且胎龄越小,贫血持续时间越长,程度越重。维生素 K、维生素 D 及铁、钙储备均较足月儿少,更易发生出血、贫血和佝偻病。

(5)泌尿系统:早产儿肾脏功能较足月儿差,浓缩功能更差,肾小管对醛固酮反应低下,易发生水、电解质紊乱。葡萄糖阈值低,尿糖常呈阳性。碳酸氢根阈值低、肾小管排酸能力差,而牛奶中蛋白质含量及酪蛋白比例较高,普通牛奶喂养可发生面色苍白、反应差、体重不增和代谢性酸中毒,为晚期代谢性酸中毒。

(6)神经系统:早产儿神经系统成熟度与胎龄有密切关系,胎龄越小,原始反射越难引出或反射越差。由于早产儿脑室管膜下存在丰富的胚胎生发层组织,因而易发生脑室周围-脑室内出血及脑室周围白质软化。

(7)免疫系统:新生儿特异性和非特异性免疫功能均不够成熟,早产儿尤甚。早产儿皮肤黏膜娇嫩易损伤,屏障功能差,体液免疫和细胞免疫功能均不完善,分泌型 IgA 缺乏,虽然母体的 IgG 可通过胎盘传递给胎儿,但其含量随胎龄增加而增多,故胎龄越小,早产儿感染性疾病的发病率越高,且病情重,预后较差。

(8)体温调节:早产儿体温调节功能比足月儿更差,棕色脂肪含量少,产热能力差,基础代谢率低,体表面积相对较大,皮下脂肪少,更易散热,因此低体温及体温不升多见,常因寒冷导致寒冷损伤综合征。且早产儿汗腺发育差,缺乏物理产热方式,体温易随环境温度波动。

【心理—社会支持状况】

早产儿并发症多,住院时间长,预后不确定等,父母往往存在焦虑,应评估患儿父母的心理状况;评估父母对早产儿需要特殊照顾的观念接受情况及照顾早产儿的能力;评估家庭经济状况和社区环境。

(二)护理诊断及医护合作性问题

1.体温过低　与体温调节功能差有关。

2.自主呼吸障碍　与呼吸中枢、呼吸器官发育不成熟有关。

3.营养失调:低于机体需要量　与吸吮、吞咽、消化功能差有关。

4.有感染的危险　与免疫功能低下有关。

5.潜在并发症　主要有胆红素脑病、颅内出血等。

(三)护理目标

(1)患儿能维持正常体温。

(2)患儿能维持正常呼吸,动脉血气维持在正常范围内。

(3)患儿能摄取充足营养素,体重增加理想。

(4)患儿住院期间不发生感染,发生并发症能及时被发现并正确处理。

(5)家长能掌握正确的早产儿护理知识和理念,母婴依附关系良好。

(四)护理措施

1.维持体温稳定　早产儿室必须阳光充足,空气流通(避免对流风),室温一般维持在 24℃～26℃,相对湿度在 55%～65%。早产儿生后立即擦干身体,根据体重、成熟度及病情,给予不同的保暖措施,加强体温监测。**一般体重小于 2000g 者,应尽量放入温箱中保暖,体重大于 2000g 者可在箱外保暖**,方法因地制宜,如戴帽、母亲怀抱、应用热水袋,远红外辐射床等均可,以减少散热。早产儿应根据体重、日龄选择中性温度,在此温度下身体耗氧量、蒸发散热量最少,新陈代谢率最低。早产儿中性温度一般在 32℃～36℃,与胎龄、日龄及出生体重有关。

2.密切观察病情　早产儿并发症多见,病情变化快,常出现呼吸暂停等生命体征改变。除日常观察体温、呼吸、脉搏外,还应注意观察其精神反应、面色、哭声、反射、哺乳情况、皮肤颜色、有无化脓感染、出血点、肢体末梢的温度及大小便及睡眠情况等,并详细记录,如发现异常,应及时报告医生。若摄入不足或因疾病影响需药物治疗及补液时,剂量要绝对精确,输液最好使用输液泵,严格控制补液速度,定时观察并记录,防止高血糖、低血糖的发生。

3.维持有效呼吸　经常检查早产儿呼吸道是否通畅,及时清除呼吸道内的分泌物、保持呼吸道通畅。保持早产儿舒适体位,仰卧时可在肩下放置软垫,避免颈部前屈或过度后仰而导致呼吸道梗阻。勿常规为早产儿供氧,应仅在发绀及呼吸困难时才给氧,且不宜长期持续使用,以免引起晶状体后纤维组织增生,导致视力障碍,**一般主张间歇、低流量给氧**,氧浓度以 30%～40%为宜,维持动脉血氧分压在 50～80mmHg(6.7～10.7kPa),或经皮血氧饱和度 90%～95%。发生呼吸暂停时,可先弹或拍打足底、刺激皮肤或托背,有条件的可使用水囊床垫,反复发作者可遵医嘱给予氨茶碱静脉滴注,必要时机械正压通气。

4.合理喂养　**尽早开奶,以防发生低血糖。应以母乳或母乳存奶喂养为宜**,无母乳者可选用早产儿配方奶人工喂养,开始先试喂 5%～10%葡萄糖水,无呕吐、腹胀,给 1:1(奶:水)稀释奶,以后渐增至 2:1、3:1、4:1 至全奶。根据胎龄、出生体重和日龄选择喂养方式,对吸吮能力差,吞咽功能不协调者,可间歇或持续管饲喂养,经胃肠道摄入能量不足者以静脉营养补充。哺乳量因人而异,原则上胎龄越小、出生体重越低,开始哺乳量越少,每次增加奶量越少,哺乳间隔时间越短,**以不呕吐、无腹胀及胃潴留为宜**。早产儿喂乳量与间隔时间见表 11-2。

表 11-2　早产儿喂乳量与间隔时间

出生体重(g)	<1000	1000～1499	1500～1999	2000～2499
开始量(mL)	1～2	3～4	5～10	10～15
每次增加量(mL)	1	2	5～10	10～15
喂奶间隔时间(小时)	1	2	2～3	3

早产儿出生后应及时补充维生素 K,以防出血;并应补充维生素 C、维生素 A、维生素 D、维生素 E 和铁剂。

5.预防感染　工作人员应相对固定,严格控制入室人数,严格执行无菌操作规程及消毒隔离制度,护理每个婴儿前应严格进行手消毒,限制探视,患感染性疾病或带菌者应暂时避免接触早产儿。早产儿的用物应单独使用,并定期更换消毒,以免引起交叉感染。室内宜用湿法进行日常清洁,每日定时紫外线照射,并应有定期大扫除及消毒制度。加强皮肤黏膜、脐部及臀部护理,防止发生皮肤脓疱疮、脐炎、红臀等。

6.健康教育　鼓励并指导母乳喂养,提供预防接种、新生儿筛查、观察、随诊等知识,使他们得到良好的信息支持,树立照顾早产儿的信心。对有严重合并症需要母婴分离的产妇,应告诉家长患儿目前的情况,提供心理支持,如丈夫、家人和护理人员的陪伴可帮助孕产妇重建信心,以良好的心态承担早产儿母亲的角色;可在严格执行消毒隔离制度的前提下,鼓励父母探视和参与照顾早产儿,如为早产儿更换尿布、沐浴、抚触、喂奶等,以促进亲子感情交流,利于早产儿身心发育。

 知识链接

发展性照顾

发展性照顾(developmental care)是 20 世纪 80 年代在美国、日本等国家发展起来的一种新生儿护理新理念,根据每个早产儿的不同情况,采取个性化护理,尽可能排除环境中妨碍其生长发育的因素,并创造更良好的环境,注重患儿行为上的呼唤及环境对生长发育的影响,使刺激适度。当早产儿承受压力过大时会引起呼吸暂停或急促、叹气、颤抖、肤色改变、肌张力降低、凝视等。发展性照顾能促进早产儿更好地适应宫外环境,有效减少早产儿的行为发育问题。

发展性照顾包括模拟宫内环境、提供非营养性吸吮、"鸟巢"护理和保持合适的体位、抚触、减少不良刺激、袋鼠式照顾和父母参与等。

(五)护理评价

经过治疗与护理,患儿已达到:①能维持正常生命体征,维持动脉血气维持在正常范围内。②能摄取充足营养素,体重增加理想。③住院期间不发生感染,发生并发症能及时被发现并得到正确处理。④家长能掌握正确的早产儿护理知识和理念,母婴依附关系良好。

考点链接

某胎龄 35 周早产儿,生后 12 天,冬天出生,母乳喂养。体重已由出生时 2.0kg 增加至 2.5 kg。现在可以添加的辅食和添加的目的是( )

A. 米汤,以补充热量

B. 菜汤,以补充矿物质

C. 软面条,以保护消化道

D. 蛋黄,以补充铁

E. 鱼肝油,以补充维生素 D

解析:早产儿出生后应及时补充维生素 K,以防出血;并应补充维生素 C、维生素 A、维生素 D、维生素 E 和铁剂,对淀粉类食物消化不良,故本题正确答案为 E。

四、新生儿窒息患儿的护理

案例导入

孕妇陈女士 30 岁,宫内妊娠 39 周临产,由于宫缩乏力,胎儿娩出时全身青紫,不哭,呼吸不规则,心率 100 次/分,插鼻无反应,四肢肌张力减低。

请思考:

1.目前是否存在新生儿窒息?

2.应采取什么措施?

新生儿窒息(asphyxia of newborn)**是指新生儿出生后 1 分钟内无自主呼吸或未建立规律性呼吸的缺氧状态。**新生儿窒息多因胎儿窘迫或娩出过程中发生呼吸、循环障碍,从而导致低氧血症和混合性酸中毒,是围生儿死亡及儿童致残的主要原因之一。国内发病率约 5%～10%。

凡是影响母体与胎儿间血液循环和新生儿肺气体交换的因素均可引起窒息,90%发生在宫内和产时,产后较少。新生儿窒息多为胎儿窘迫的延续。常见的病因有:①**母亲因素**:孕母患有慢性或严重全身疾病,如严重贫血、心肾疾病、糖尿病、严重肺部疾患等;妊娠合并症,如妊娠期高血压疾病、先兆子痫、子痫、急性失血;孕母吸烟、吸毒、酗酒;孕母年龄大于 35 岁或小于 16 岁等。②**胎盘及脐带因素**:如前置胎盘、胎盘早剥、胎盘功能不足,脐带绕颈受压、打结、过短、过细、脱垂等。③**分娩因素**:产程延长,产力异常,头盆不称,胎位不正;难产、手术助产;产程中使用催产素、镇静剂或麻醉剂不当等。④**新生儿自身因素**:早产儿、低体重儿、巨大儿、小于胎龄儿、先天畸形儿、宫内感染、呼吸道阻塞(羊水或胎粪吸入)或重度贫血等也可致出生时窒息。

（一）护理评估

【健康史】

详细了解产妇孕期身体状况,有无影响胎盘血流灌注的疾病,如心脏病、严重贫血、肺部疾患、宫内感染等,有无妊娠合并症及不良嗜好;了解产妇分娩过程和产程中用药情况;了解有无胎盘及脐带异常;了解患儿出生前后情况,如胎心、胎动、羊水情况、胎位、出生体重,是否早产,有无先天畸形等。

【身体状况】

1.新生儿窒息分度　根据新生儿出生后1分钟的Apgar评分将窒息分为轻度和重度。

（1）轻度窒息:又称青紫窒息,生后1分钟Apgar评分4～7分。此时新生儿面部及全身皮肤发绀,呼吸表浅或不规则,肌张力存在,对刺激有反应,血管轻微收缩,血压稍升高,循环尚好,如病因解除、清理呼吸道和适当刺激,可恢复自主呼吸,如复苏不及时可转为重度窒息。

（2）重度窒息:又称苍白窒息,生后1分钟Apgar评分0～3分。此时新生儿面色及全身皮肤苍白,无呼吸或仅有喘息样呼吸,肌张力消失,对刺激无反应,心率和血压持续下降,如无外界正压通气帮助则无法恢复自主呼吸而死亡。

2.各器官受损表现　窒息、缺氧缺血可造成多器官功能受损,但不同组织细胞对缺氧的耐受性各异,根据窒息的程度、窒息持续时间不同,各器官可发生不同程度的损伤,甚至功能衰竭。①中枢神经系统:缺氧缺血性脑病和颅内出血。②心血管系统:传导系统和心肌受损、持续肺动脉高压,严重者出现心源性休克和心力衰竭。③呼吸系统:吸入性肺炎、肺出血、肺透明膜病等。④泌尿系统:尿少、蛋白尿、血尿,肾功能不全等;⑤消化系统:应激性溃疡、坏死性小肠结肠炎、病理性黄疸等。⑥血液系统:DIC,血小板减少等。⑦代谢方面:常见低血糖、高血糖、低钙血症、低钠血症等。

【心理—社会支持状况】

新生儿窒息经抢救后大多能恢复,但严重窒息者仍可遗留不同程度的后遗症,应评估家长的心理状况,了解患儿父母对疾病相关知识的了解程度,对疾病预后及后遗症康复护理知识与方法的了解程度;评估患儿的家庭经济状况和居住环境。

【辅助检查】

对窒息新生儿应作动脉血气分析,血气分析可见 $PaCO_2$ 升高,PaO_2 及 pH 下降;血生化可见血清钾、钠、氯、钙、磷、镁和血糖降低,尿素氮、血肌酐增高;头颅 B 超或 CT 能发现颅内出血的部位和范围。

（二）护理诊断及医护合作性问题

1.自主呼吸障碍　与缺氧致低氧血症和高碳酸血症有关。

2.体温过低　与缺氧有关。

3.潜在并发症　颅内压增高,吸入性肺炎等。

4.焦虑（家长）　与病情危重及预后不良有关。

（三）护理目标

（1）患儿能维持有效的呼吸,呼吸道保持通畅,无缺氧症状。

（2）患儿体温及其他生命体征能恢复正常。

（3）能减少患儿住院期间并发症的发生，神经系统症状消失。

（4）家长了解疾病相关知识，减轻焦虑，能配合医护人员进行早期康复干预。

（四）护理措施

对有窒息危险的胎儿，娩出前应充分做好复苏准备，包括人员、仪器、物品等，并由产科、儿科医护人员及麻醉师共同合作完成。**按 ABCDE 复苏方案及时进行复苏。** A（air way）：清理呼吸道；B（breathing）：建立呼吸，增加通气，保证供氧；C（circulation）：维持正常循环，保证足够的心搏出量；D（drug）：药物治疗；E（evaluation and environment）：评价与环境（保温）。**其中前三项（ABC）最重要，A 是根本，B 是关键，E 是贯穿始终。**

1. 复苏　复苏程序：严格按 A→B→C→D 复苏步骤进行，顺序不能颠倒。执行 ABCD 每一步的前后，均应对呼吸、心率和血氧饱和度进行评估，并遵循：评估→决策→执行→再评估→再决策→再执行的程序循环往复，直至复苏完成。复苏的成败与争取时间密切相关，必须分秒必争。

（1）Air way（清理呼吸道）：**快速评估与初步复苏**（要求在生后 30 秒内完成）。①快速评估：出生后立即评估新生儿是否足月儿？羊水是否清亮？有哭声或呼吸吗？肌张力好吗？若 4 项中有 1 项为否定的，则立即进行初步复苏。②初步复苏：新生儿胎头娩出后助产者先用手轻挤新生儿面、额部，排出口、鼻中黏液，新生儿娩出后立即置于预热好的开放式抢救台上，设置抢救台温度 32℃～34℃；迅速用预热好的干毛巾揩干头部及全身，以减少散热；摆好体位，取仰卧位，使颈部轻微仰伸（图 11-1）。立即清除口、咽、鼻及气道内黏液，多采用负压吸引，负压 80～100mmHg（10.0～13.3kPa），吸引时间不超过 10 秒，先吸口咽，再吸鼻腔。③当羊水有胎粪污染时，新生儿娩出后先评估有无活力（有活力是指：规则呼吸或哭声响亮、肌张力好及心率＞100 次/分的新生儿，以上 3 项中有一项不好者为无活力儿）：新生儿有活力时，继续初步复苏；如无活力，采用胎粪吸引管进行气管内吸引。④触觉刺激：用手拍打或弹足底 1～2 次，或沿脊柱方向摩擦婴儿背部 1～2 次，以促使自主呼吸出现，如有效，可观察到新生儿呼吸恢复正常，心率＞100 次/分，肤色红润或仅手足青紫。

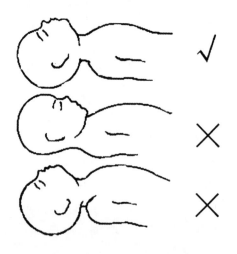

图 11-1　摆好体位

（2）Breathing（**建立呼吸**）：如触觉刺激后仍未建立规律自主呼吸或心率<100次/分，应立即用复苏器正压通气（图11-2），氧流量5~10升/分，给氧浓度视胎龄而定，足月儿可以用空气进行复苏，早产儿开始给30%~40%的氧，用空气-氧混合仪根据氧饱和度调整，通气频率为40~60次/分（胸外按压时30次/分），吸呼比为1:2，压力以可见胸廓起伏、听诊呼吸音正常为宜。30秒充分正压通气后再进行评估，如出现自主呼吸，心率≥100次/分，可逐渐减少并停止正压通气；如自主呼吸不充分，或心率<100次/分，须继续用气囊面罩或气管插管进行正压通气，并检查及矫正通气操作；如心率<60次/分，予气管插管正压通气并开始胸外按压。

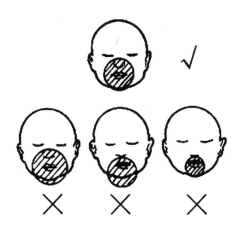

图11-2 面罩正压通气

（3）Circulation（**恢复循环**）：气管插管正压通气30秒后，如心率<60次/分，应同时进行胸外心脏按压。应在新生儿两乳头连线中点的下方，即胸骨体下1/3进行按压，可采用双拇指法或中、示指法：①拇指法：双手拇指端压胸骨，根据新生儿体型不同，双拇指重叠或并列，其他手指围绕胸廓支撑背部（图11-3）。②双指法：操作者一手中、示指尖放在胸骨上，另一只手支撑患儿背部。按压深度为前后胸直径的1/3，按压有效时可摸到股动脉搏动，按压时间稍短于放松时间，放松对手指不应离开胸壁。按压频率为90次/分（双人操作每按压3次，正压通气1次，即每分钟完成90次按压和30次正压通气，即2秒内3次胸外按压加1次正压通气）。胸外心脏按压30秒后评估心率恢复情况，如心率仍<60次/分，继续胸外心脏按压，考虑使用肾上腺素。

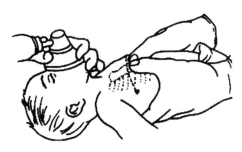

图11-3 复苏气囊面罩正压通气＋双拇指胸外按摩

(4)Drug(药物治疗)：建立有效的静脉通路,保证药物的应用。在胸外心脏按压 30 秒后仍不能恢复正常循环时,遵医嘱给予 1:10000 肾上腺素 0.1～0.3m/kg 静脉注射或 0.5～11 mL/kg 气管内注入,必要时 3～5 分钟后可重复一次,但重复给药需选择静脉途径。有低血容量、怀疑失血或休克的新生儿对其他复苏措施无反应时,考虑扩充血容量,推荐选用生理盐水,剂量为 10 mL/kg,静脉缓慢注射。

2. 保温　整个复苏及护理过程中应注意患儿的保温,可将患儿置于远红外保暖床上,待病情稳定后再放置于暖箱中保暖或用热水袋保暖,维持患儿肛温 36.5℃～37℃,产房温度维持在 24℃～26℃。

3. 复苏后护理与转运　复苏后仍需密切观察,加强护理,继续保暖,保持呼吸道通畅,必要时给氧。监测患儿体温、呼吸、心率、血压、尿量、肤色、血气,以及有无窒息所导致的神经系统症状、酸碱失衡、水与电解质紊乱、大小便异常、感染和喂养等问题,认真观察并逐项做好记录,如有异常,及时通知医生。复苏后如发生并发症需转运到 NICU 治疗,转运中需注意保暖、监护生命体征,并予以支持及对症治疗。

4. 健康教育　抢救过程中各种操作应沉着、有秩序,同时安慰产妇,避免产妇情绪紧张引起产后出血,并选择适宜的时间告知新生儿具体情况。告知家长患儿目前的情况和该病可能的预后,帮助家长树立信心,促进父母角色的转变。对恢复出院的患儿,应指导定期复查,及时发现异常情况并进行早期干预。

(五)护理评价

经过治疗与护理,患儿已达到：①能维持有效的呼吸,无缺氧症状。②生命体征恢复正常。③无并发症。④家长能配合医护人员进行早期康复干预。

五、新生儿黄疸患儿的护理

 案例导入

女婴,生后第 3 天出现皮肤轻度黄染,一般情况良好,血清胆红素 171μmol/L(10mg/dl)

1. 女婴可能是什么疾病?

2. 应该对其进行什么治疗和护理?

(一)概述

新生儿黄疸(neonatal jaundice)**是新生儿时期因胆红素在体内积聚而引起的皮肤、巩膜、黏膜等黄染的现象。**新生儿血清总胆红素超过 5～7mg/dl(成人超过 2mg/dl),即可出现肉眼可见的黄疸。新生儿黄疸有生理性与病理性之分,部分高未结合胆红素血症可导致中枢神经系统损害,引起胆红素脑病(bilirubin encephalopathy),常留有严重后遗症,严重者可死亡。

【新生儿胆红素代谢特点】

大多数新生儿黄疸为生理性黄疸,主要是由于新生儿胆红素代谢特点所致。

1. 胆红素生成过多　新生儿每日生成胆红素约 8.5mg/kg,而成人仅为 3.8mg/kg。这是由于胎儿血氧分压低,红细胞代偿性增加,出生后血氧分压升高,大量红细胞破坏;新生儿红细胞寿命比成人短 20～40 日,且胎儿型血红蛋白半衰期短,形成胆红素的周期也缩短;旁路胆红素生成较多。

2.转运胆红素的能力不足 刚娩出的新生儿常有不同程度的酸中毒,影响血中胆红素与白蛋白的结合,且新生儿白蛋白含量低,早产儿更甚,均使转运胆红素的能力不足。

3.肝功能不成熟 新生儿肝细胞内摄取胆红素的 Y 蛋白和 Z 蛋白含量低;肝内尿苷二磷酸葡萄糖醛酸转移酶(UDPGT)的含量和活力不足,因此生成结合胆红素的能力差;肝细胞将结合胆红素排泄至肠道的能力不足,早产儿尤为突出,易致暂时性肝内胆汁淤积。

4.肠肝循环增加 新生儿肠道内正常菌群尚未形成,不能将进入肠道的结合胆红素还原成尿胆原、粪胆原排出;而肠内葡萄糖醛酸酶活性较高,能很快将结合胆红素水解成未结合胆红素,迅速被肠壁回吸收,经门静脉返回肝脏。

总之,新生儿摄取、结合、排泄胆红素的能力不足,仅为成人的 $1\%\sim2\%$,故极易出现黄疸,特别是在饥饿、缺氧、胎粪排出延迟、脱水、酸中毒及头颅血肿等情况下黄疸加重。

【新生儿黄疸分类】

1.生理性黄疸 由于新生儿胆红素代谢特点,约 $50\%\sim60\%$ 的足月儿和 80% 以上的早产儿于生后 2~3 日内出现黄疸,4~5 日达高峰,一般情况良好,足月儿持续 7~10 日自然消退,最迟不超过 2 周,早产儿消退较慢,可延迟到 3~4 周。生理性黄疸(physiological jaundice)的血清总胆红素上限值目前国内多沿用足月儿血清胆红素 $<205.2\mu mol/L$(12mg/dl),早产儿血清胆红素 $<256.5\mu mol/L$(15mg/dl),但也有小早产儿血清胆红素 $<171\mu mol/L$(10mg/dl)也可能并发胆红素脑病的报道。国外规定足月儿生理性黄疸血清胆红素 $<220.59\mu mol/L$(12.9mg/dl)。据调查发现足月儿胆红素超过 $205.2\mu mol/L$ 者占 $31.3\%\sim48.5\%$,故生理性黄疸必须在排除引起病理性黄疸的原因后方可诊断。

2.病理性黄疸 具备以下任何一项即为病理性黄疸(pathologic jaundice):①黄疸在生后 24 小时内出现。②黄疸程度重,血清胆红素 $>205.2\mu mol/L$(足月儿)或 $>256.5\mu mol/L$(早产儿)。③黄疸进展快,血清胆红素每日上升超过 $85\mu mol/L$。④黄疸持续时间长,足月儿 >2 周,早产儿 >4 周;⑤黄疸退而复现。⑥血清结合胆红素 $>26\mu mol/L$。

引起新生儿病理性黄疸的主要原因可分为感染性和非感染性两大类。

(1)感染性:①新生儿肝炎:大多因病毒通过胎盘传给胎儿或胎儿在产道中被感染所致,以巨细胞病毒最常见,其次为乙型肝炎病毒、风疹病毒、单纯疱疹病毒、肠道病毒、EB 病毒及弓形体等。一般起病较慢,于生后 1~3 周或更晚出现黄疸,并进行性加重,大便色浅或灰白,尿色深黄,同时伴有厌食、呕吐、体重不增、肝脏肿大、肝功能异常。②新生儿败血症及其他感染:由于细菌毒素的侵入加快红细胞破坏、损害肝细胞所致。患儿除黄疸外,还伴有全身中毒症状,有时可见感染灶。

2.非感染性:①新生儿溶血病(见本任务第八小节)。②胆道阻塞:先天性胆道闭锁、先天性胆总管囊肿或胆汁黏稠综合征,使肝内或肝外胆管阻塞,结合胆红素排泄障碍,多数与宫内感染有关。于生后 2~4 周出现黄疸并持续加重,皮肤呈暗黄色,大便颜色变浅,尿色黄,肝脏明显增大,质地硬,血清胆红素增高,以结合胆红素增高为主,如不及时治疗可发展为胆汁性肝硬化。③母乳性黄疸:是一种病因不明的非溶血性高未结合胆红素血症,大约 1% 母乳喂养儿可发生母乳性黄疸,足月儿多见,常与生理性黄疸重叠,但持续不退,血清胆红素可高达 $342\mu mol/L$(20mg/dl).新生儿一般情况良好,生长发育正常,肝脏不大,肝功能正常,无引起黄疸的其他原因,持续 4~12 周后消退,停止母乳喂养 48~72 小时黄疸即可明显减轻。④遗传性疾病:如红细胞葡萄糖-6-磷酸脱氢酶(G6PD)缺陷、红细胞丙酮酸激酶缺陷病、遗传性球形红细胞增多症与椭圆形红细胞增多症、地中海贫血、半乳糖血症、α_1-抗胰蛋白酶缺乏症等,均可使黄疸加重,消退延迟。⑤药物:如磺胺、水杨酸盐、维生素 K_3、吲哚美辛、新生霉素等可诱发或加重黄疸。

(二)护理评估

【健康史】

了解患儿的胎龄、出生体重、分娩方式、有无窒息史、喂养方式及保暖情况;母婴血型;孕母既往有无孕期感染史,有无不明原因的流产、早产及死胎史及输血史等;家族中有无遗传代谢性疾病及新生儿期不明原因的高胆红素血症等。详细询问黄疸出现的时间、高峰期、进展情况,大便和尿的颜色,有无其他伴随症状,如发热、呛咳等;有无感染、用药史。

【身体状况】

黄疸、贫血与肝脾肿大是新生儿黄疸常见的临床表现,其程度与引起黄疸的病因密切相关。**皮肤黄染首先从面部开始出现**,逐渐波及躯干与四肢,生理性黄疸范围多不超过四肢近端。黄疸患儿可合并不同程度的贫血及肝、脾大,严重者伴有水肿、皮肤出血点、心力衰竭及胆红素脑病症状,部分患儿还可见原发病表观。应观察患儿精神状态、反应、吸吮力及肌张力等情况,评估黄疸的部位、范围、色泽,尿色的深浅、大便颜色,有无贫血、水肿、肝脾肿大和心力衰竭等伴随体征及胆红素脑病征象,注意有无感染灶。

【心理—社会支持状况】

严重的新生儿黄疸可引起神经系统损伤及预后不良,原发病的严重程度等都将给家长带来心理压力,评估家长有无焦虑、恐惧等心理反应,了解家长对本病病因、护理、预后等相关知识的认识程度。

【辅助检查】

黄疸患儿血清胆红素测定除总胆红素增高外,根据其病因不同未结合胆红素或结合胆红素有不同程度增高。为明确病因可根据病情选择母婴血型测定,红细胞、血红蛋白、网织红细胞、特异性抗体检测;必要时做血培养、红细胞形态、影像学检查等。

(三)护理诊断及医护合作性问题

1.知识缺乏:患儿家长缺乏新生儿黄疸的相关知识。

2.潜在并发症:胆红素脑病。

(四)护理目标

(1)患儿黄疸逐渐消退至正常。

(2)家长了解病情,并能够配合医护人员对患儿采取各种护理措施。

(五)护理措施

新生儿生理性黄疸无须处理,病理性黄疸则需要:①找出引起黄疸的病因,**去除病因是治疗的关键**。②降低血清胆红素,首选蓝光照射。血清未结合胆红素过高有胆红素脑病危险者可考虑换血疗法。提早哺喂可加快黄疸消退。③药物治疗,使用肝酶诱导剂、输血浆或白蛋白等,可降低游离胆红素,防止胆红素脑病的发生。④保护肝脏、控制感染、保暖、供给充足的水分和营养、纠正酸中毒、纠正低氧血症及低血糖等。

1. 一般护理 提早喂养,可刺激肠蠕动,以利于胎粪排出,也可尽早建立肠道正常菌群,减少肠肝循环,同时防止低血糖的发生;加强保暖可避免低体温影响白蛋白与胆红素结合。保持皮肤、口腔清洁,防止感染。

2. 密切观察病情 观察黄疸出现的时间、色泽、范围、程度、进展情况及伴随症状,根据黄疸出现的范围和部位估计血清胆红素的近似值。观察神经系统的表现,如患儿出现拒食、嗜睡、肌张力减退等胆红素脑病的早期表现,立即通知医生,作好抢救准备。观察大小便次数、量及性质,如存在胎粪延迟排出,应予以灌肠处理。

3. 治疗配合 实施**光照疗法**,并做好相应护理;做好换血的准备及换血后的护理(见本任务第八小节)。

4. 用药护理 遵医嘱给予白蛋白、肝酶诱导剂等治疗,以利于胆红素和白蛋白的结合,降低胆红素,预防胆红素脑病的发生。维持水、电解质平衡,保持输液通畅,合理安排补液计划,调节输液速度,切忌快速输入高渗性液体,以免血-脑脊液屏障开放,诱发胆红素脑病。避免使用可加重黄疸的药物。

5. 健康教育 帮助家长了解新生儿黄疸发生的原因、可能的预后和患儿病情,并给予心理支持,取得家长的配合。对母乳性黄疸者,可继续母乳喂养,若患儿黄疸严重,可暂停母乳喂养,黄疸消退后再逐渐恢复母乳喂养,血清胆红素值过高者可参考新生儿黄疸干预推荐方案考虑光疗。对红细胞 G6PD 缺陷者,需忌食蚕豆及其制品,禁用樟脑丸,并注意药物的选用以免诱发溶血。对胆红素脑病患儿的家长解释患儿预后及早期干预的重要性,指导家长进行康复训练和护理。

(六)护理评价

经过治疗与护理,患儿已达到:①黄疸逐渐消退,血清胆红素降至正常,无胆红素脑病、心衰等并发症征象。②家长能了解病情,并能够配合医护人员对患儿采取各种护理措施。

考点链接

某新生儿,出生 5 天。面部黄染,血清胆红素 5mg/dl,吃奶好,大小便正常。家属询问出现黄疸的原因,护士正确的回答是( )

A. 生理性黄疸

B. 新生儿肝炎

C. 新生儿败血症

D. 新生儿溶血症

E. 新生儿胆道闭锁

解析:生理性黄疸大多数在生后 2～3 日内出现,4～5 日达高峰,一般情况良好故本题正确答案为 A。

六、新生儿产伤患儿的护理

(一)概述

产伤是指在分娩过程中因机械因素对胎儿或新生儿造成的损伤。多数与难产有关,多因胎儿体重过大、臀位产、剖宫产以及其他难产所致。近年来随着产前检查及产科技术的提高,产伤发生率已明显下降,但仍是引起新生儿死亡及远期致残原因之一。

常见的产伤有骨折、神经损伤、软组织损伤、出血、脊柱及脊髓损伤等。本节仅介绍产伤性骨折和神经损伤。

1.产伤性骨折　大多是由于产程延长、难产、巨大儿、胎儿窘迫需要快速分娩,助产过程中用力不当或动作粗暴,技术不够熟练等因素所致。常见的有锁骨骨折、颅骨骨折、肱骨骨折、股骨骨折等,**以长管状骨在密质骨部位完全性骨折最常见。**

(1)锁骨骨折:是产伤性骨折中最常见的一种。多发生于巨大儿、胎儿娩肩困难或牵引术牵拉肩部时用力过猛,自然分娩时也可发生。

(2)颅骨骨折:临床较少见,但颅骨被挤压则为常见损伤,由于应用产钳不当,相对挤压形成凹陷,又称乒乓球骨折,也可发生于自然分娩者。使用产前、胎头吸引器、骨盆狭窄或牵引用力不当导致颅骨不均匀受压时可能发生颅骨骨折。胎头吸引易并发顶骨骨折,产钳术易导致凹陷性骨折。

(3)肱骨骨折:多发生于难产、臀位分娩或进行内倒转术操作时,助产者强力牵控上肢,或头位分娩时,肩部降入产道后,助产者用力牵拉腋部时发生。

(4)股骨骨折:在臀位产、横位产时,用手勾出下肢,或握住双下肢左右旋转,或过分牵拉伸直的下肢所致。偶尔也可发生于剖宫产。

2.神经损伤　产伤性周围神经以臂丛神经和面神经损伤较多见,可引起上肢肌肉和面部肌肉麻痹。

(1)臂丛神经麻痹:是新生儿周围神经损伤最重要的一种。较常发生于巨大儿。经阴道分娩的头位产中50%的臂丛神经损伤存在肩难产。目前新的观点认为产妇内在力量对胎儿不均衡的推力可能是造成肩难产时臂丛神经损伤的主要原因。

(2)面神经麻痹:常由于产钳放置不当,压迫茎乳孔,伤及面神经与下颌神经支的交叉部所致。自然分娩过程中,当胎头下降受阻,偏向一侧肩部,位于耳前的面神经受到肩部的压迫可造成损伤。

(二)护理评估

【健康史】

详细了解新生儿出生情况,出生体重、分娩过程及助产经过,有无难产、臀位产、产程延长、手术产等,有无助产过程中用力不当、动作粗暴等。

【身体状况】

1.产伤性骨折

(1)锁骨骨折:骨折多发生于中央或中外1/3段,呈横行骨折,也有不完全性骨折(青枝骨折)者。患儿患侧上臂不愿移动或运动不灵活,或完全失去运动能力。在移动患侧上臂时患儿啼哭,触诊局部有肿胀、压痛及骨擦感,锁骨上凹可消失,胸锁乳突肌呈痉挛状态,使骨折向上向后移位,造成重叠或成角畸形。青枝骨折易漏诊,至骨折愈合、局部骨痂隆起时才被发现。

(2)颅骨骨折:多发生于颞骨,为较浅的凹陷性骨折,常不出现症状。如额部或顶部有较深的骨折,则可有前囟门饱满、患侧瞳孔扩大或局部受压迫的神经症状。

(3)肱骨骨折:骨折多发生于骨干中段和上1/3,以横形或斜形骨折多见。患臂不能移动,局部肿胀,骨折部缩短弯曲变形,可移位或成角畸形。骨膜大片剥离可导致周围形成大的血肿,且很快发生钙化。

(4)股骨骨折:骨折多见于股骨上中段,呈斜形骨折。骨折后局部有剧烈疼痛及肿胀,两断端间出现骨摩擦感,同时由于新生儿屈肌张力较高,呈屈膝屈髋姿势,使近侧断端向前移位,造成向前成角畸形,患肢缩短。

2.神经损伤

(1)臂丛神经麻痹:第 5 与第 6 颈神经根(臂丛上根)最易受损,占臂丛神经麻痹的 90%,可引起上肢继发性麻痹,即 Erb 麻痹,临床表现为患肢垂于体侧,上臂内收、内旋,前臂旋前,肩外展及屈肘不能,肱二头肌反射消失,受累侧拥抱反射消失。如仅限下根受累则表现为手的瘫痪,可有大小鱼际肌萎缩,腕部不能动,即 Klumpke 麻痹。整个臂丛神经根发生不同程度的损伤而引起的全臂型麻痹较严重,但极少见,临床表现为全上肢松弛,反射消失。如第 1 胸椎根的交感神经纤维受损,可引起 Horner 综合征,表现为眼睑下垂,眼裂变小,眼球稍陷,瞳孔缩小,患侧面部少汗等。

(2)面神经麻痹:面神经损伤多发生于面神经的末梢部分,患侧面部肌肉麻痹,眼睑不能完全闭合,鼻唇沟平坦,哭时口角斜向健侧,吸吮困难,口角有乳汁溢出。多为面神经单纯受压所引起,预后良好,如症状逐渐加重,则应考虑面神经的核上部或颅侧部分损伤的可能性。

【心理—社会支持状况】

患儿家长往往因担心患儿预后而存在焦虑、恐惧心理,可能会由于对出现损伤的原因不理解而表现抵触情绪。

【辅助检查】

X 线、CT 或 MRI 有助于骨折的诊断。

(三)护理诊断及医护合作性问题

1.肢体活动障碍　与患肢骨折和神经损伤造成运动障碍有关。

2.疼痛　与骨折损伤有关。

3.焦虑　与家长担心患儿损伤的治疗效果及是否留下残疾有关。

(四)护理目标

(1)患儿损伤程度减轻,肢体功能或面部活动恢复正常。

(2)患儿疼痛缓解,损伤减轻,患肢功能得以恢复。

(3)患儿家长能了解病情,理解原因,树立治愈的信心,配合治疗。

(五)护理措施

妥善固定患肢,促进功能恢复,并积极采取预防措施减少新生儿产伤发生。

【治疗配合】

1.固定患肢

(1)采取适当的固定方法:锁骨骨折可在患儿腋下置一棉垫,将患臂用绷带固定在躯干上,使患侧手部达到对侧锁骨水平;肱骨骨折可在患侧腋下置一棉垫,使关节处于直角位,前臂屈曲置于胸前,然后加以固定;股骨骨折可用小夹板固定或悬垂牵引。一般骨折经固定 2 周后可愈合。

(2)避免压迫患处或牵动患肢:遵医嘱保持固定位置,避免移位。注意避免患儿患肢受压,避免患肢过度外展、前屈、后伸及上举,锁骨骨折患儿避免从腋下将其抱起。

(3)日常护理时减少患肢移动:采取有利于减少患肢移动的体位喂奶,指导产妇采取环抱式或健侧卧位姿势哺乳。给其沐浴时脱衣服应先脱健侧,再脱患侧,穿衣服则先穿患侧再穿健侧,动作轻柔。必要时温水擦浴,擦浴过程中注意观察局部有无肿胀、压痛,患肢的血液循环及活动情况,每日轻柔按摩远端肢体。

2.促进功能恢复 臂丛神经损伤患儿应保持患肢呈松弛状态,将患肢置于外展、外旋、肘部屈曲位,一周后开始进行按摩及被动运动,以防肌肉萎缩。大部分约80%~95%的患儿会复原,6个月内完全恢复功能,少部分患儿若无法恢复可考虑外科手术治疗。

【健康教育】

与家长沟通,使其了解患儿病情及预后,争取其积极配合治疗与护理。介绍有关患儿骨折、神经损伤的护理知识,耐心指导产妇及家属正确的喂养方法及抱患儿的姿势,教会家长细心照顾患儿,减少患侧肢体的移动,保持功能位,保护神经损伤患儿的患肢,以及被动运动的方法,鼓励其积极配合治疗,树立治愈的信心。注意避免不良语言刺激家长。

【预防】

1.及时筛查巨大儿 认真进行产前检查,结合B超提示,正确估计胎儿体重,尤其是对糖尿病合并妊娠、身材高大、过期产、曾分娩过巨大儿的孕妇,阴道分娩时应警惕肩难产发生。

2.熟练掌握助产技术 熟悉头先露的分娩机制,掌握正确的娩肩技巧。掌握臀位助产指征、技巧,胎儿躯干娩出后,立即协助双肩内收,双肩娩出后再牵拉胎头,助产过程中用力适度,切忌暴力牵引。不断提高接产技术,是避免和防止新生儿产伤的关键。

3.正确处理肩难产 当胎儿头部娩出后,如有胎肩回缩,胎儿颈部紧压会阴部,考虑发生肩难产,立即采取屈大腿法,令产妇双手抱大腿或抱膝尽力屈曲大腿,使双大腿紧贴腹壁,以减少腰骶段脊柱的弯曲度,缩小骨盆倾斜度,升高耻骨联合,以增大出口平面,有助于嵌顿耻骨后的前肩自然松解,此法简单有效。

(六)护理评价

经过治疗与护理,患儿已达到:①损伤程度减轻,肢体功能或面部活动恢复正常。②疼痛缓解,患肢功能恢复。③患儿家长能了解病情、理解原因,有治愈的信心,能配合治疗。

考点链接

新生儿颅内出血主要是由于(　　　)

A.高热

B.缺氧和产伤

C.过期产

D.低钙血症

E.新生儿黄疸

解析:颅骨被挤压则为新生儿产伤常见损伤,最易导致硬脑膜下出血,可有前囟饱满、患侧瞳孔扩大或局部压迫等颅内出血症状,故本题正确选项为B。

七、新生儿颅内出血患儿的护理

新生儿颅内出血(intracranial hemorrhage of the newborn)是新生儿期常见的严重脑损

伤,死亡率高,存活者常留有神经系统后遗症,是新生儿早期死亡及致残的主要原因之一。**常由缺氧和产伤所致**,前者多见于早产儿,后者多见于足月儿和异常分娩新生儿。近年来随着产科技术的进步,产伤引起的颅内出血已明显减少,早产儿尤其是胎龄 32 周以下或出生体重 1500g 以下者,及由缺氧引起的脑室周围-脑室内出血(periventricular-intraventricular hemorrhage)已经成为新生儿颅内出血的主要病理类型,输注高渗液体不当、频繁负压吸引等医源因素及新生儿自身凝血因子不足等也是引起出血的原因。

(一)护理评估

【健康史】

详细询问母亲孕期的健康状况,产前的胎心、胎动、羊水,有无胎儿窘迫征象;了解新生儿胎龄、出生体重,出生时有无难产、窒息等;了解患儿有无抽搐、尖叫等神经系统表现。

【身体状况】

颅内出血的临床表现主要与出血量及出血部位有关,轻者可无症状,大量出血者可在短时间内死亡。一般生后 1～2 日内出现症状,重度窒息及产伤所致者生后即可出现,以中枢神经系统兴奋和抑制症状相继出现及呼吸改变为特征。

1.常见症状与体征

(1)意识形态改变:激惹、过度兴奋或淡漠、嗜睡、昏迷等。

(2)眼症状:凝视、斜视、眼球震颤、上转困难等。

(3)颅内压增高:前囟饱满、张力增高,脑性尖叫、惊厥等。

(4)呼吸改变:呼吸增快或减慢、不规则或暂停等。

(5)瞳孔:不等大,固定或扩大,对光反射迟钝或消失。

(6)肌张力改变:早期增高,以后减低或消失。

(7)其他:不明原因的苍白、贫血和黄疸。

2.几种常见类型颅内出血的特点

(1)硬脑膜下出血:**多为产伤所致**,大脑镰、小脑天幕撕裂和大脑表浅静脉破裂所造成的急性大量出血,足月儿、巨大儿多见。急性大量出血者在数分钟或数小时内出现脑干受压症状,神经系统症状恶化、呼吸停止,迅速死亡;亚急性者在出生 24 小时后出现惊厥、偏瘫和斜视,逐渐出现颅内压增高及脑干功能紊乱症状;出血量少者可无症状;亦有新生儿期症状不明显,数月后出现慢性硬脑膜下积液者,患儿发育迟缓、贫血,可有惊厥发作。

(2)原发性蛛网膜下腔出血:出血原因多为缺氧引起蛛网膜下腔毛细血管内血液外渗,而非静脉破裂出血,故大多数出血量少,无临床症状,预后良好。典型症状为生后第 2 日出现惊厥,发作间歇情况良好。大量出血者常于短期内死亡。个别病例可因粘连出现脑积水。

(3)脑室周围-脑室内出血:多见于早产儿,胎龄越小、体重越低,发病率越高。症状多在出生 3 日内出现,最常见症状为淡漠、嗜睡、呼吸暂停、拥抱反射消失及肌张力低下。根据头颅 CT 检查分为四级:Ⅰ级:脑室管膜下出血;Ⅱ级:脑室内出血但无脑室扩大;Ⅲ级:脑室内出血伴脑室扩大;Ⅳ级:脑室内出血伴脑实质出血。少量Ⅰ、Ⅱ级出血可无症状,预后较好;Ⅲ、Ⅳ级出血神经系统症状进展快,于数分钟至数小时内意识障碍迅速加重,瞳孔固定,对光反射消失,惊厥及去大脑强直状态,血压下降,心动过缓,呼吸停止而死亡。部分患儿病程中有好转间隙,有的患儿病情不再加重,有的经过稳定期后出现新症状,存活者常遗留脑积水和其他神经系统后遗症。

(4)小脑出血:多发生在胎龄＜32周的早产儿、低出生体重儿,或有产伤史的足月儿,常合并肺透明膜病、肺出血,严重者除一般神经系统症状外主要表现为频繁呼吸暂停、心动过缓,可在短时间内因呼吸衰竭而死亡。

【心理—社会支持状况】

由于颅内出血可直接威胁患儿生命,病情及预后严重,家长多存在焦虑、恐惧等心理反应,家庭应对无效。应评估家长对本病严重性及预后的认识及心理反应,评估家庭的经济情况。

【辅助检查】

脑脊液检查、头颅超声或CT检查有助于诊断、了解出血的部位和范围、判断预后。

(二)护理诊断及医护合作性问题

1.潜在并发症　颅内压增高。

2.低效性呼吸型态　与颅内压增高、呼吸中枢受损有关。

3.有窒息的危险　与惊厥、昏迷有关。

4.体温调节无效　与体温调节中枢受损有关。

5.焦虑(家长)　与家长担心患儿预后有关。

(三)护理目标

(1)患儿颅内压降至正常,神经系统症状消失。

(2)患儿能维持正常呼吸,呼吸道通畅,无缺氧征象。

(3)患儿能维持正常体温,摄入充足营养素。

(4)患儿家长能了解疾病相关知识,配合医护人员治疗及早期干预。

(四)护理措施

使用药物,控制出血、控制惊厥、降低颅内压。梗阻性脑积水可行侧脑室穿刺引流,必要时行脑室-腹腔分流术。

1.一般护理　减少刺激,绝对静卧,抬高头肩部15°～30°,有利于头部血液回流,降低颅内压。尽量减少对患儿的移动和刺激,一切必要的操作要集中进行,动作应做到轻、稳、准,静脉穿刺最好使用留置静脉穿刺针,减少反复穿刺操作,以免加重出血。

2.维持体温稳定　维持中性温度,体温过高时给予物理降温,体温过低时注意保暖。

3.密切观察病情变化　注意生命体征、意识状况、眼部症状、前囟的大小和张力、呼吸型态、肌张力、原始反射和瞳孔变化等。应注意观察惊厥发生的时间、性质、次数,做好病情记录,并及时与医生取得联系。

4.治疗配合　及时清理呼吸道分泌物,根据缺氧程度合理给氧,并注意给氧的方式和浓度,维持血氧饱和度在85%～95%,防止氧浓度过高或长时间用氧导致氧中毒。有呼吸衰竭或严重呼吸暂停时需气管插管、机械通气。配合医生行侧脑室穿刺引流术。

5.用药护理　遵医嘱准确给药,对颅内压增高者用呋塞米、甘露醇,应用维生素 K_3、酚磺乙胺及巴曲酶等药物止血。严重患儿可少量多次输新鲜血浆或全血。

6.健康教育　及时向家长介绍患儿病情,耐心解答家长的疑问并给予心理安慰,减轻其紧张情绪。对有后遗症者,鼓励坚持治疗和随访,教会家长康复训练的技术,增强战胜疾病的信心。

(五)护理评价

经过治疗与护理,患儿已达到:①颅内压降至正常,神经系统症状消失。②能维持正常呼吸,保持呼吸道通畅,无缺氧征象。③能维持正常体温,营养素摄入充足。④患儿家长能了解疾病相关知识,能配合医护人员进行治疗及干预。

考点链接

足月儿,产钳术娩出,有窒息史。生后第2天出现嗜睡、拒乳,阵发性青紫及呼吸暂停,前囟饱满,拟诊为新生儿颅内出血。应做下列哪项辅助检查(　　)

A. X 线检查

B. 血常规

C. 大小便常规

D. 头颅 CT 检查

E. 血生化

解析:明确颅内出血位置、大小最适宜的检查就是头颅 CT,故本题正确答案为 D。

八、新生儿缺氧缺血性脑病患儿的护理

新生儿缺氧缺血性脑病(hypoxic-ischemic encephalopathy,HIE)是由于围生期窒息引起的缺氧、脑血流减少或暂停而导致的胎儿或新生儿脑损伤。临床上以**意识障碍、肌张力及原始反射异常为主要特征,是新生儿窒息后的严重并发症**,也是引起新生儿死亡和神经系统后遗症的主要原因之一,部分患儿可遗留智力低下、癫痫、脑性瘫痪等永久性神经系统功能障碍。

HIE 发生的主要原因是围生期窒息,所有引起胎儿窘迫或新生儿窒息的原因都可导致本病,只要有缺氧、缺血因素存在就有可能产生脑损害。①缺氧因素:围生期窒息、反复呼吸暂停、严重呼吸系统疾病、右向左分流型先天性心脏病等。②缺血因素:心跳呼吸骤停或严重的心动过缓、重度心力衰竭、周围循环衰竭等。

(一)护理评估

【健康史】

了解胎儿在母体内的发育情况,详细询问有无胎动、胎心率异常的病史;出生时有无产程过长、羊水污染;新生儿 Apgar 评分和复苏经过;出生后有无心、肺、脑等严重疾病。

【身体状况】

主要表现为意识障碍、肌张力低下、原始反射改变、惊厥等,严重者可伴有脑干功能障碍。根据病情程度不同,临床分为轻、中、重三度(表 11-3)。

表 11-3　新生儿缺氧缺血性脑病临床分度

分度	轻度	中度	重度
意识	兴奋、激惹	嗜睡、反应迟钝	昏迷
肌张力	正常或稍增高	减低	松弛
拥抱反射	活跃	减弱	消失

续表

分度	轻度	中度	重度
吸吮反射	正常	减弱	消失
惊厥	无	常有	多见,且发作频繁
中枢性呼吸衰竭	无	有	明显
瞳孔改变	正常或扩大	常缩小 对光反射迟钝	不对称或扩大 对光反射差
前囟张力	正常	正常或稍高	饱满、紧张
病程及预后	症状在 24 小时内明显,3 日内消失,预后好	症状在 72 小时内明显,14 日内消失,可有后遗症	症状可持续数周,病死率高,后存活者多有后遗症

【心理—社会支持状况】

家长对本病预后会产生恐惧、焦虑,应评估家长对该病治疗、预后及疾病严重性的认识,是否有恐惧、焦虑、失望、悲观等心理反应,评估家长对后遗症康复治疗的了解程度。评估家庭的经济状况及社区环境。

【辅助检查】

脑电图、血清磷酸肌酸激酶同工酶(CK-BB)、B 超、CT 或 MRI 检查有助于诊断。

(二)护理诊断及医护合作性问题

1.低效性呼吸型态　与缺氧引起的呼吸中枢抑制有关。

2.潜在并发症:颅内压增高、呼吸衰竭。

3.有失用性综合征的危险　与缺氧缺血所致脑功能障碍的后遗症有关。

4.恐惧(家长)　与病情严重、预后不良有关。

(三)护理目标

(1)患儿能维持有效呼吸,保持呼吸道通畅,无缺氧征象。

(2)患儿能减少并发症的发生。

(3)患儿神经系统症状体征能尽快消失,不发生后遗症。

(4)家长能减轻焦虑、恐惧心理,配合医护的治疗,进行早期干预。

(四)护理措施

本病的治疗主要是支持治疗和控制惊厥、降颅压等,支持治疗主要是维持氧分压、酸碱平衡及血糖的稳定;维持良好的血流灌注,使心率、血压保持在正常范围。近年来亚低温治疗已被应用于 HIE 治疗,但目前仅适用于足月儿,对早产儿尚不宜采用。

1.一般护理　保持患儿安静,尽量减少刺激,保证热量供给,维持血糖水平在正常高值,以提供脑代谢所需能源,但应防止高血糖。

2.密切观察病情　监测患儿体温、呼吸、心率、血压、血氧饱和度等,密切观察患儿的神志、前囟张力、瞳孔大小和对光反射、肌张力和抽搐等。检测血气、血糖、血电解质、肾功能等,一旦发现颅内高压和其他器官受损的表现时,应通知医生给予处理。

3. 治疗配合

(1)给氧:及时清除呼吸道分泌物,在确保患儿呼吸道通畅的情况下,根据缺氧程度,可选用鼻导管或头罩吸氧,如缺氧严重,可考虑气管插管及机械辅助通气。保持 $PaO_2 > 6.7 \sim 9.3 kPa$(50~70mmHg)、$PaCO_2 < 5.32 kPa$(40mmHg),但要防止 PaO_2 过高和 $PaCO_2$ 过低。

(2)亚低温治疗的护理:亚低温是采用人工诱导全身性或选择性头部降温的方法,将患儿体温降低 2℃~4℃,以减少脑组织的基础代谢,保护神经细胞。全身性降温能迅速、稳定地将脑部温度降到预期的温度,但易出现新生儿硬肿症,故目前多采用选择性头部降温,既能避免其缺点又能发挥脑保护作用。选择性头部降温是使头颅温度维持在 34℃~35℃,由于头部降温,体温也会随之下降,易引起新生儿硬肿症,因此在亚低温治疗的同时必须注意体部保暖。采用循环水冷却法进行选择性头部降温,起始水温 10℃~15℃,至体温降至 35.5℃时开启体部保暖,脑温下降至 34℃的时间应控制在 30~90 分钟,脑温监测采用鼻部温度。体温维持在 35.5℃左右。亚低温结束后缓慢复温,时间 5 小时以上,保证每小时体温上升不超过 0.5℃。亚低温治疗过程中要进行动态心电监护,并持续监测肛温、SpO_2、呼吸、血压等,同时观察患儿面色、反应、末梢循环情况,记录 24 小时出入量,出现异常及时报告医生。

(3)早期康复干预:关注新生儿神经行为能力,进行新生儿神经行为评分(NBNA),对疑有功能障碍者,将其肢体固定于功能位。早期给予患儿动作训练及感知刺激的干预,促进脑功能恢复。

4. 用药护理　维持静脉输液的通畅,严格控制输液速度。遵医嘱给予抗惊厥、降颅压药物。抗惊厥首选苯巴比妥钠,负荷量为 20 mg/kg,15~30 分钟内静脉滴入,如惊厥不能控制,1 小时后可加用 10 mg/kg,每日 3~5 mg/kg。频繁抽搐,惊厥不能控制者可加用地西泮静脉注射,但应注意与苯巴比妥钠合用时易发生呼吸抑制。降颅压首选呋塞米,每次 0.5~1 mg/kg,静推,如效果不佳可用 20% 甘露醇,每次 0.25~0.5 g/kg,静注,每 6~12 小时给药 1 次。同时要限制液体入量,每日液体总量不超过 60~80 mL/kg。维持各脏器良好的血流灌注,可酌情应用多巴胺、多巴酚丁胺。维持酸碱平衡稳定,在改善通气的基础上酌情应用碳酸氢钠纠正酸中毒。

5. 健康教育　应向家长耐心地解答病情,介绍本病治疗及预后的相关知识,得到他们的理解与配合。指导家长掌握康复干预的方法,鼓励家长早期给予患儿动作训练和感知刺激的干预措施,促进脑功能的恢复,并坚持定期随访。

(五)护理评价

经过治疗与护理,患儿已达到:①能维持有效呼吸,保持呼吸道通畅,无缺氧症状。②无严重并发症的发生。③神经系统症状体征消失,无后遗症征象。④家长焦虑、恐惧心理减轻,能配合医护的治疗和进行早期干预。

考点链接

某胎龄 38 周的新生儿,因围生期休息出现嗜睡,肌张力低下,拥抱,反射减弱,诊断为新生儿缺血缺氧性脑病,进行亚低温(头部降温)治疗。治疗时,护士应持续监测的是(　　　　)

A. 头罩温度　　　　　B. 暖箱温度　　　　　C. 腋下温度

D. 肛门温度　　　　　E. 环境温度

解析:由于头部降温,体温也会随之下降,易引起新生儿硬肿症,因此在亚低温治疗时监测肛门温度可实时反应体核温度,避免下降过多引起新生儿硬肿症。故本题正确答案为D。

九、新生儿溶血病患儿的护理

新生儿溶血病(hemolytic disease of newborn)**是指母儿血型不合,母亲的血型抗体通过胎盘进入胎儿血液循环,与胎儿相应的红细胞抗原(致敏红细胞)结合,导致胎儿、新生儿红细胞破坏而引起的一种同种免疫性溶血。以 ABO 血型系统不合最为多见,其次是 Rh 血型系统不合。**

ABO 溶血多发生在母亲为 O 型血,而胎儿为 A 型或 B 型血,若母亲为 AB 型或婴儿为 O 型则不发生 ABO 溶血,约 50% 的 ABO 溶血可以发生在第一胎。Rh 溶血多见于母亲为 Rh 阴性,而胎儿 Rh 阳性,一般不会发生在第一胎,症状随胎次增多越来越重,但若 Rh 阴性母亲曾接受过 Rh 阳性者的输血,或母亲与外祖母 Rh 血型不合,则第一胎亦可发病。多数 ABO 溶血病患儿除黄疸外,可无其他明显异常,病情较轻、进展较慢;而 Rh 溶血病症状较重、进展快,严重者甚至胎死宫内。

(一)护理评估

【健康史】

详细了解母亲既往生育史,有无不明原因的流产、早产及死胎史,有无输血史等;了解孕期身体状况,高危孕妇应详细询问孕期羊水、抗体监测情况,有无胎儿水肿;了解患儿胎次、胎龄、出生体重、母婴血型,患儿黄疸出现时间、进展速度、程度,有无伴随症状及诱发因素等。

【身体状况】

新生儿溶血病的临床表现差异较大,其轻重与溶血程度基本一致,轻者类似生理性黄疸,重症生后 24 小时内迅速出现黄疸、严重贫血,伴水肿、肝脾大、心力衰竭、胆红素脑病等。

1.胎儿水肿　多见于严重病例,不少胎儿水肿者为死胎,活产的水肿患儿多为早产儿,病情重,死亡率高。患儿生后可见全身水肿,苍白,心率快,心音低钝,呼吸困难可有胸、腹水及肝脾肿大。

2.黄疸　大多在生后 24 水时内出现黄疸并迅速加重,3～4 日达高峰,ABO 溶血可在生后 2～3 日出现。黄疸出现早、程度重、进展快是 Rh 溶血的特点。黄疸程度与溶血程度有关,血清胆红素超过 $340\mu mol/L$(20mg/dl)者并不少见,以未结合胆红素为主。少数患儿恢复期出现胆汁淤积综合征,结合胆红素明显升高。

3.贫血　与溶血程度有关,Rh 溶血者贫血出现早、程度重,ABO 溶血较轻。溶血严重者血红蛋白可低于 80 g/L,且常伴有胎儿水肿及心力衰竭。

4.肝脾肿大　由于髓外造血所致,Rh 溶血者多有不同程度的肝脾肿大,ABO 溶血患儿则不明显。

5.胆红素脑病(bilirubin encephalopalhy)　**是新生儿黄疸最严重的并发症**,是血清未结合胆红素通过血-脑脊液屏障引起的脑组织病理性损伤,**又称核黄疸**。一般在生后 2～7 日发生,早产儿尤易发生。临床将其分为 4 期:警告期、痉挛期、恢复期和后遗症期(表 11－4)。

表 11 - 4　新生儿胆红素脑病的典型临床表现

分期	典型表现	持续时间
警告期	嗜睡,反应低下,肌张力下降,吸吮无力及原始反射减弱	12～24 小时
痉挛期	凝视,肌张力增高,角弓反张,呼吸暂停,抽搐和发热等	12～48 小时
恢复期	抽搐减少,肌张力恢复,症状逐渐好转	2 周
后遗症期	听觉障碍、眼球运动障碍、手足徐动、牙釉质发育不良,智力落后、运动障碍	终生

【心理—社会支持状况】

溶血程度重的患儿家长往往因患儿预后不良存在焦虑、恐惧等心理反应,评估患儿家长的心理状况及对本病相关知识的认识程度。

【辅助检查】

母婴血型不合,红细胞、血红蛋白降低,网织红细胞、有核红细胞增高,改良直接抗人球蛋白试验阳性,红细胞释放试验阳性,血清游离抗体试验阳性,血清胆红素增高。

(二)护理诊断及医护合作性问题

1.潜在并发症　胆红素脑病、心力衰竭。

2.焦虑(家长)　与患儿病情重、预后不良有关。

3.知识缺乏　缺乏疾病的相关知识。

(三)护理目标

(1)患儿黄疸消退,胆红素脑病的早期征象得到及时发现和处理,不发生心衰。

(2)患儿家长能减轻焦虑,配合医护治疗。

(3)患儿家长能根据黄疸的原因采取正确的护理。

(四)护理措施

产前治疗可采用孕妇血浆置换术、胎儿宫内输血。**新生儿治疗首选光照疗法**,严重者考虑换血疗法,纠正贫血与酸中毒,输注白蛋白、免疫球蛋白等。

1.一般护理　加强喂养,减少肠肝循环,同时防止低血糖的发生;加强保暖,避免低体温影响白蛋白与胆红素结合;保持皮肤、口腔清洁,防止感染。

2.密切观察病情,防止并发症

(1)降低胆红素,预防胆红素脑病:绝大多数患儿经光疗即能达到降低胆红素的目的,但少数需换血治疗。密切观察患儿黄疸进展情况和神经系统表现,如患儿出现嗜睡、拒食、肌张力下降等胆红素脑病早期表现,立即通知医生,做好抢救准备。

(2)减轻心脏负担,防止心力衰竭:保持室内安静,减少不必要的刺激,缺氧时给予吸氧,控制输液量及速度。如有心力衰竭的表现,立即联系医生,遵医嘱给药,并密切监测用药的反应。密切观察小儿面色及精神状态,监测体温、呼吸、心率、血压、尿量的变化及有无肝脾肿大等情况。

3.治疗配合　**换血疗法是治疗黄疸最迅速的方法**,主要用于重症母婴血型不合的溶血病,可及时移去抗体和致敏红细胞,减轻溶血,降低胆红素浓度,防止胆红素脑病,同时纠正贫血,防止心衰。由于换血偶有血栓、空气栓塞、心衰、心脏停搏等危险,必须严格掌握指征:①已确诊溶血病,出生时脐血 Hb<120 g/L,伴水肿、肝脾大、心衰者。②总胆红素≥342 μmol/L(20mg/dl),且以未结合胆红素增高为主。③有早期核黄疸症状者,不论胆红素高低。④早产儿及前一胎病情严重者,需适当放宽指征。

 知识链接

换血疗法

换血疗法主要用于 Rh 血型不合溶血,血源应采用 Rh 血型与母亲相同,ABO 血型与患儿相同,或抗 A、抗 B 效价不高的 O 型供血者;ABO 血型不合多用光疗等方法治疗,需要换血治疗的病例较少,血源可用 O 型红细胞加 AB 型血浆或抗 A、抗 B 效价不高的 O 型血。换血量约为患儿全身血量的 2 倍,尽量选用新鲜血,库存不应超过 3 天。可选用脐静脉或其他较大静脉插管换血,也可选用脐动、静脉或外周动、静脉同步换血。

换血过程中严格无菌操作,注意保暖,监测生命体征、静脉压等,持续心电监护,详细记录出入量,防止凝血与空气栓塞。

换血前应对患儿进行身体评估,了解其病史、诊断、日龄、体重、生命体征及黄疸情况等,进行血源、物品及环境准备。配合医生进行换血,并密切观察患儿全身情况,监测生命体征,详细记录每次出入量和累积出入量。换血后密切观察病情变化,继续监测生命体征及血常规、血糖、胆红素等,注意黄疸消退情况及伤口有无出血;保持伤口局部清洁,未拆线前不宜沐浴;换血后禁食 6 小时,开始试喂葡萄糖水,若吸吮正常无呕吐,可进行正常喂养。

4.用药护理(见新生儿黄疸的用药护理)

5.健康教育　向家长介绍病因及病情,做好产前咨询,高危妊娠的孕妇预防性服药。对可能有后遗症者指导家长进行早期功能训练。

(五)护理评价

经过治疗与护理,患儿已达到:①黄疸消退,不发生胆红素脑病、心衰等并发症。②患儿家长能减轻焦虑,配合医护治疗。

考点链接

新生儿,出生 20 小时,出现黄疸、烦躁、惊厥、面色苍白,最可能的诊断是(　　　)

A.新生儿颅内出血　　　　B.新生儿败血症　　　　C.新生儿溶血症

D.新生儿硬肿症　　　　E.新生儿肺炎

解析:结合病例描述,最大可能为新生儿溶血症导致的病理性黄疸(出生后立即发生)、贫血(面色苍白)、核黄疸(烦躁、惊厥),故本题正确答案为 C。

课后练习

【A1 型题】(以下每一道题下面有 A、B、C、D、E 五个备选答案,请从中选出一个最佳答案)

1.新生儿第一次接种乙肝疫苗在出生后(　　　)

A.24 小时　　　　B.36 小时　　　　C.48 小时

D.60 小时　　　　E.72 小时

2.蓝光疗法的适应证为( )

A.新生儿硬肿症 　　　　 B.新生儿破伤风 　　　　 C.新生儿颅内出血

D.新生儿败血症 　　　　 E.新生儿高胆红素血症

3.新生儿出生体重为下列哪项则需使用暖箱( )

A.2000g 以下 　　　　 B.2000g 　　　　 C.2100g

D.2200g 　　　　 E.2500g

4..早产儿护理中哪项不妥( )

A.预防窒息 　　　　 B.及早输液输血 　　　　 C.预防感染

D.合理营养 　　　　 E.注意保暖

5.关于生理性黄疸描述错误的是( )

A.生后 2～3 天开始出现黄疸

B.表现为食欲下降,哭声低弱

C.一般 7～14 天自然消退

D.早产儿可延迟 3 周消退

E.血清胆红素浓度<205.2mmol/L

6.对新生儿颅内出血的护理,下列哪项是错误的( )

A.保持安静,避免各种惊扰

B.注意保暖,必要时给氧

C.经常翻身,防止肺部淤血

D.喂乳时应卧在床上,不要抱起患儿

E.头肩部抬高 15°～30°,以减轻脑水肿

7.哪项不属于新生儿颅内出血病情观察的主要内容( )

A.神志状态 　　　　 B.瞳孔大小 　　　　 C.囟门状态

D.各种反射 　　　　 E.饮食情况

8.新生儿出现生理性黄疸主要是因为( )

A.新生儿胆道狭窄 　　　　 B.新生儿胆汁黏稠 　　　　 C.新生儿胆囊较小

D.生后过多的红细胞破坏 　　　　 E.肝脏形成胆红素能力强

9.新生儿的正常呼吸表现为( )

A.浅表、不规则呼吸 　　　　 B.主要靠膈肌呼吸 　　　　 C.以腹式呼吸为主

D.可有短暂的呼吸暂停 　　　　 E.以上都正确

10.胆红素脑病的早期征象不包括( )

A.喂养困难 　　　　 B.肌张力减退 　　　　 C.拥抱反射减退

D.惊厥 　　　　 E.腹泻

11.新生儿出生后开始排出胎便的正确时间是( )

A.24 小时内 　　　　 B.28 小时内 　　　　 C.30 小时内

D.36 小时内 　　　　 E.48 小时内

12.新生儿生理性体重下降恢复时间一般为( )

A.5 天左右 　　　　 B.10 天左右 　　　　 C.15 天左右

D.20 天左右 　　　　 E.25 天左右

13. 新生儿早期哺乳,要求在出生后( )

A. 20 分钟内　　　　　　　　B. 30 分钟内　　　　　　　　C. 45 分钟内

D. 60 分钟内　　　　　　　　E. 2 小时内

14. 新生儿适宜的室温为( )

A. 26～28℃　　　　　　　　B. 22～24℃　　　　　　　　C. 20～21℃

D. 18～20℃　　　　　　　　E. 16～18℃

15. 新生儿对某些传染病有一定免疫力,主要是通过胎盘从母体获得了那种抗体( )

A. IgG　　　　　B. IgA　　　　　C. IgM　　　　　D. IgE　　　　　E. IgD

【A2 型题】(每一道题是以一个小案例出现的,其下面都有 A、B、C、D、E 五个备选答案,请从中选择一个最佳答案)

16. 足月臀位产儿,生后即不安,前囟饱满,唇微发绀,双肺呼吸音清,心率 128 次/分。最可能的诊断是( )

A. 维生素 D 缺乏性手足搐搦症

B. 化脓性脑膜炎

C. 新生儿败血症

D. 新生儿颅内出血

E. 感染性肺炎

17. 孕 39 周刚出生的男婴,出生体重 3500 g,身长 50 cm,皮肤红润,胎毛少,足底纹理遍及整个足底。最可能为( )

A. 足月小样儿　　　　　　　B. 足月儿　　　　　　　　　C. 早产儿

D. 巨大儿　　　　　　　　　E. 低出生体重儿

18. 新生儿,早产,轻度窒息,3 天后出现烦躁、脑性尖叫、前囟饱满,肌张力增高,最可能的诊断是( )

A. 新生儿低血糖　　　　　　B. 新生儿化脓性脑膜炎　　　C. 新生儿颅内出血

D. 胆红素脑病　　　　　　　E. 新生儿缺氧缺血性脑病

19. 6 天女婴,其母换尿布时发现阴道分泌物呈粉红色的黏液,护士应该解释这种黏液是下列哪种情况的结果( )

A. 阴道腺未成熟　　　　　　B. 阴道黏膜炎症　　　　　　C. 霉菌感染

D. 受母体雌激素影响而出现的假月经　　　　　　　　　　E. 处女膜破裂

20. 患儿生后 7 天,母乳喂养。吃奶好,皮肤黏膜黄染,血清胆红素 153 μmol/L。应采取的措施是( )

A. 光照疗法　　　　　　　　B. 口服泼尼松　　　　　　　C. 准备换血

D. 输血浆　　　　　　　　　E. 不需处理

【A3 型题】(以下提供若干个案例,每个案例下设若干个题。请根据案例所提供的信息,在每一道题下面的 A、B、C、D、E 五个备选答案中选择一个最佳答案)

(21～23 题共用题干)

某女,7 日龄。因皮肤黄疸较重,按医嘱置于蓝光箱内照射。

21. 用物准备中应除外的物品是( )

A. 护眼罩　　　　　　　　　B. 尿布　　　　　　　　　　C. 蓝光箱

D. 记录单　　　　　　　　　　E. 爽身粉

22. 将患儿置入蓝光箱中不妥的护理操作是（　　）

A. 灯管与患儿距离为 40 cm

B. 调节箱温至 26℃～28℃.

C. 给患儿洗澡清洁皮肤、剪短指甲

D. 戴上护眼罩，系好尿布

E. 裸体置入蓝光箱

23. 蓝光疗法常见的不良反应是（　　）

A. 呕吐　　　　　　　　　B. 体温低于正常　　　　　　　C. 抽搐

D. 食欲减退　　　　　　　E. 腹泻

（华嘉志）

项目五　产科手术及计划生育妇女的护理

任务十二　产科手术妇女的护理

学习目标

1. 掌握产科手术的用物准备、护理要点。
2. 熟悉产科手术的目的、适应证、禁忌证。
3. 了解产科手术的操作步骤及方法。
4. 学会对不同的产科手术进行相应术前准备。
5. 具有应用护理程序对剖宫产手术妇女进行整体护理的能力。

一、会阴切开缝合术妇女的护理

会阴切开缝合术是产科最常用的手术。阴道分娩时,为了避免会阴严重裂伤,减少会阴阻力,以利于胎儿娩出,缩短第二产程,预防晚期盆底松弛综合征,多行会阴切开术,以初产妇为多见。常用的切开方式有会阴斜侧切开(图 12-1)及正中切开(图 12-2)两种。临床上以前者多用。

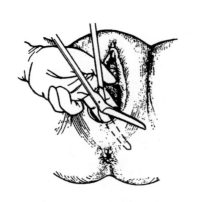
　　图 12-1　会阴斜侧切开

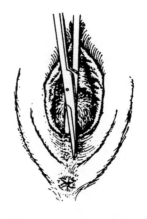
　　图 12-2　会阴正中切开

(一)目的

为了避免因会阴条件不良所造成的分娩阻滞或会阴损伤。

(二)适应证

1. 初产妇、部分经产妇需阴道助产者(产钳术、胎头吸引术及臀位助产术)。

2.第二产程过长、宫缩乏力、产妇有妊娠期高血压疾病、合并心脏病、胎儿宫内窘迫等需缩短产程。

3.会阴坚韧,胎儿较大,预防会阴严重撕裂。

4.巨大儿、早产儿为预防因会阴阻力引起的颅内出血。

(三)禁忌证

1.不经阴道分娩,拒绝接受手术干涉。

2.出血倾向难以控制。

3.胎儿较小、前次分娩会阴完整的经产妇。

(四)操作步骤

1.会阴切开

(1)侧斜会阴切开术:常做左侧斜会阴切开术。用左手中指、示指伸入阴道内,撑起左侧阴道壁,自会阴后联合中线,向左侧45°方向放入,待宫缩时作会阴全层剪开,切口长 3~5 cm,角度可以适当扩大为 60°~70°。出血处用压迫法或结扎法进行止血。

(2)正中会阴切开术:即切开会阴中心腱,方法是沿会阴后联合中间做垂直切口,长 2~3 cm,注意不得损伤肛门括约肌。特点是出血少,容易对合,缝合后伤口愈合较好,适用于会阴体较长者不宜用于阴道助产术者。

2.会阴缝合　缝合前阴道内放一纱布卷,用无损肠线连续缝合阴道黏膜,缝针应超过切口顶端 0.5 cm,间断缝合肌层或皮下组织,不留无效腔。皮肤用 1 号丝线间断缝合,两切缘对齐。

3.术后检查　缝合完毕取出阴道内纱布卷,常规作肛门指检,检查有无缝线穿透直肠黏膜。

(五)护理措施

1.术前准备　给产妇解释会阴侧切的目的是缩短第二产程,或者避免会阴撕裂伤,切口整齐有利于愈合等,取得患者知情同意和积极配合。

2.术中配合

(1)护士应陪伴在产床旁,安慰和关心患者,消除紧张心理。

(2)指导产妇屏气用力,利用宫缩间隙休息。

(3)为医生提供会阴切开所需要的各种器械、药物、敷料、针、线及其他物品。

3.术后护理

(1)术后为产妇更衣,垫好会阴垫,注意保暖。提供易消化且营养丰富的食物和饮料。定时查看宫缩及阴道流血情况,观察 2 小时无异常后送入休息室。

(2)嘱产妇保持外阴清洁、干燥,勤换会阴垫,每次大小便后及时清洗外阴。

(3)会阴侧切一般取左侧切口,故产妇以右侧卧位休息为宜,以免恶露浸渍切口,影响愈合。

(4)外阴伤口处水肿、疼痛明显者,24 小时以内可以用 95% 乙醇湿敷或冷敷,24 小时后可用 50% 硫酸镁纱布湿热敷,或者进行超短波红外线照射,1 次/日,每次 15 分钟。

(5)注意观察切口有无渗血、血肿、硬结或脓性分泌物,若有异常及时报告医生处理。

(6)缝线于术后 3~5 日拆线;若发现感染,应立即拆线,彻底清创、引流、换药。

二、胎头吸引术妇女的护理

(一)目的

胎头吸引术是利用负压原理,将胎头吸引器放置并吸附于胎头顶部按分娩机制牵引吸引器,配合产力,协助胎儿娩出的一种助产手术。达到缩短第二产程,减少母儿并发症、降低剖宫产率的目的。

(二)吸引器种类与结构

1.硅胶喇叭形吸引器 形似喇叭,胎头端直径5.5 cm,内表面有许多均匀一致的小孔和隆突,可使负压均匀地分布与胎头上并增加与胎头间的摩擦力。目前常用的胎头吸引器有金属空筒或牛角形空筒(图12-3)、扁圆形金属或硅胶罩。

2.橡皮导管 为一橡胶管,连接吸头器和抽吸器。

3.抽吸器 可用胎头吸引器泵或50 mL注射器代替,前者产生负压较快,且有压力表,压力恒定,并可随时调整负压。

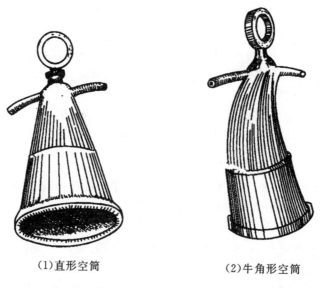

(1)直形空筒　　　　　　　　(2)牛角形空筒

图12-3 胎头吸引器种类

(三)适应证

1.子宫收缩乏力,第二产程延长者。

2.妊娠合并心脏病患者,避免分娩过程中屏气用力,加重心脏负担,诱发心力衰竭。

3.产妇曾经有过子宫手术史,不适宜在分娩时用力者。

4.必备条件 ①无头盆不称,顶先露,活胎。②胎膜已破,宫口已开全,宫缩协调。③头先露,双顶径已达坐骨棘以下3 cm。

(四)禁忌证

1.头盆不称,胎位异常(颜面位、额位、横位、臀位)。

2.产道畸形、阻塞、子宫颈癌。

3.子宫脱垂手术后,尿瘘修补术后。

4.孕周小于34周。

(五)操作步骤

1.**体位**　产妇取膀胱结石位,冲洗后消毒外阴,铺巾,导尿排空膀胱。

2.**阴道检查**　确认宫口开全,阴道口见胎头,已破膜,明确胎位。

3.**放置胎头吸引器**　①将胎头吸引器开口端外面涂润滑油,左手分开两侧小阴唇,以中、示指掌侧向下,撑开阴道后壁,右手持胎头吸引器使开口端缓慢进入阴道后壁。②以左手中、示指掌面环形撑开阴道右侧壁,使胎头吸引器开口端侧缘滑入阴道内。③右手指转向上撑起阴道前壁,使其开口端上缘滑入阴道。④右手中、示指撑开阴道左侧壁,使胎头吸引器开口端完全进入阴道内,并与胎头顶部紧贴。调整吸引器横柄与胎头矢状缝一致,作为旋转胎头的标记。

4.**抽吸负压**　用橡胶管连接胎头吸引器泵或50 mL注射器,抽吸150～180 mL空气即可(图12-4)。

5.**牵引**　胎头与吸引器衔接紧密后,沿产轴方向缓慢牵引,当胎头枕部达耻骨联合下缘,可触及胎儿颌骨时撤下吸引器,随之按分娩机制娩出胎体(图12-5)。

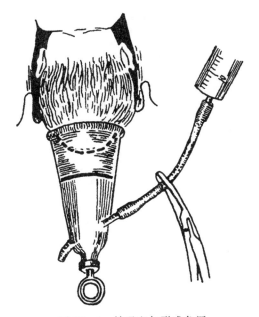

图12-4　抽吸空气形成负压

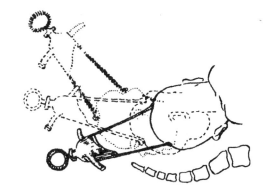

图12-5　胎头牵引

(六)护理措施

1.术前准备

(1)心理准备:向产妇及家属说明胎头吸引术的目的取得产妇配合。

(2)体位准备:产妇取膀胱截石位,常规消毒外阴,导尿及阴道检查。

(3)建立静脉通路。

（4）牵拉胎头吸引器前,检查吸引器有无漏气,吸引器负压要适当,压力过大容易使胎儿头皮损伤,压力不足容易引起滑脱。滑脱后重新放置不应超过 2 次,牵引时间不应超过 20 分钟,否则改行产钳或剖宫产。

2.术中配合

（1）陪伴在产妇床边,给予安慰和支持,解除其紧张情绪。指导产妇配合宫缩正确屏气用力。

（2）分娩过程中注意观察宫缩和胎心音的变化,每 15 分钟在宫缩间歇时听胎心音 1 次,有异常及时报告手术者。

（3）将消毒器械、物品置于无菌手术台。配合完成会阴切开术。

（4）术者放置吸引器后,护士连接注射器与吸引器的橡皮管,分次缓慢抽出空气 150～180 mL,使吸引器内形成负压,用血管钳夹住橡皮管后取下注射器。

（5）当胎头娩出时,护士协助保护会阴。胎头枕部娩出后,即放开止血钳,解除负压,取下吸引器。

（6）准备好吸痰管和新生儿急救物品,胎儿娩出后及时清理呼吸道,配合医生抢救新生儿窒息。

（7）缝合会阴时注意缝合线及纱布的补充和合适灯光照射。

3.术后护理

（1）术后为产妇更衣,垫好会阴垫,注意保暖。提供易消化且营养丰富的食物和饮料。定时查看宫缩及阴道流血情况,观察 2 小时无异常送入休息室。

（2）嘱产妇保持外阴清洁、干燥,勤换会阴垫,每次大小便后及时清洗外阴。

（3）必要时术后留置导尿管 24～48 小时,保持尿管通畅。能自行排尿者尽早拔出尿管。

（4）新生儿护理:①密切观察新生儿头皮产瘤的大小、位置,有无头皮血肿及头皮损伤。②密切观察新生儿面色、反应、肌张力等,警惕颅内出血,给予维生素 K15mg 肌内注射,预防出血。③新生儿静卧 24 小时,避免搬动,3 日内禁止洗头。

（5）拆线:同会阴侧切后护理。

三、产钳术妇女的护理

（一）目的

产钳术是利用产钳作为牵引器,牵拉胎头,娩出胎儿的手术,达到缩短第二产程,减少母儿并发症,降低剖宫产率的目的。

（二）产钳的分类及结构

1.产钳的分类　根据操作时胎头在骨盆内的位置可分为出口产钳、低位产钳、中位产钳和高位产钳。目前临床仅行出口产钳和低位产钳术。出口产钳适用于胎头双顶径达骨盆底,先露部在阴道口。低位产钳适用于胎头双顶径已达到 S^{+3},骨质最低部已达盆底。

2.产钳的构造　产钳由左叶即左下叶和右叶即右上叶组成。每叶又分钳匙（钳叶）、钳胫、钳锁及钳柄四个部分（图 12-6）。钳匙有两个弯度,一为头弯,二为盆弯,头弯曲环抱胎头。盆弯曲以适应产道弯曲,减少对胎头和产妇产道的损伤。

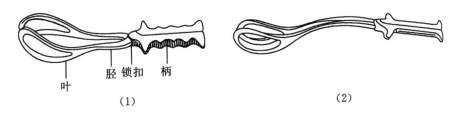

叶　　胫 锁扣 柄

（1）　　　　　　　　（2）

图 12 - 6　产钳构造

(三)适应证

除胎头吸引术的适应证外,产钳术的其他适应证如下。

1.胎头吸引术失败者。

2.臀先露后出胎头娩出困难者。

3.剖宫产娩出胎头困难者。

(四)禁忌证

1.绝对和相对头盆不称,胎头没有衔接。胎方位异常如颏后位、额先露、高直位或其他异常胎位。

2.严重的胎儿窘迫,估计短时间内不能结束分娩者。

3.畸形儿、死胎应采用毁胎术。

4.宫口未开全。

(五)操作步骤

1.体位　产妇取膀胱截石位,冲洗后消毒外阴,铺巾,导尿。行单侧或双侧阴部神经阻滞麻醉,根据会阴条件判断是否行会阴切开术。

2.阴道检查　明确胎位及实施条件,检查产钳是否完好。

3.放置产钳　①左叶产钳的放置 手术者左手持左叶产前柄,将左叶沿手掌面伸入手掌与胎头之间,在右手引导下将钳叶缓缓向胎头左侧及深部推进,将钳叶置于胎头左侧,钳叶与钳柄处于同一水平面上,由助手持钳柄固定。②右产钳的放置 手术者右手持右叶钳柄,左手四指伸入阴道右壁与胎头之间,引导产钳叶置胎头右侧,达左叶产钳对应位置。

4.扣合钳锁　如两钳叶放置位置正确,则锁易于对合。

5.检查钳叶位置　伸手入阴道内,检查钳叶是否放置胎耳前,钳叶有无夹住宫颈组织及其他软产道。并试牵引产钳,确定位置正确后即可正式牵引。

6.牵引　术者左手掌面朝上,中、示指由钳柄下面钩住横突,另一只手掌面朝下,中、示指由钳柄上面钩住横突。宫缩时使用臂力向下、向外牵引。宫缩间歇时,将锁扣稍放松,以缓解产钳对胎头的压力,按产轴方向进行牵引。

7.撤出产钳　当看到胎儿颌骨时松解锁扣,撤出右钳叶,左钳叶随上提胎头时滑出,随之按分娩机制娩出胎体。

(六)护理措施

1.术前准备　备产钳,其余同胎头吸引术。

2.术中配合

(1)陪伴在产妇床边,给予安慰和支持,解除其紧张情绪。指导产妇配合宫缩正确屏气用力。

(2)分娩过程中注意观察宫缩和胎心音的变化,每15分钟在宫缩间歇时听胎心音1次,有异常及时报告手术者。

(3)手术过程中做好巡回并保证必需的物品供应,如适用的产钳、合适的灯光、接生者的坐凳、缝合用丝线、肠线、新生儿急救物品等。

(4)产程长的产妇因双腿架于腿架上会出现麻木感及肌肉痉挛,应及时为其做局部按摩,协助伸展下肢。

(5)手术护士注意传递、扶持产钳,待手术者牵拉时,协助保护会阴。胎头枕骨娩出后,取下产钳,继之协助娩出前肩、后肩、胎体。

(6)臀位后出头困难者使用产钳助产时,协助按压产妇耻骨上方胎头使之俯屈娩出。

3.术后护理

(1)预防出血:胎儿娩出后立即注射缩宫素,胎盘娩出后立即检查是否完整;仔细检查软产道,尤其是宫颈、阴道壁是否裂伤,侧切口是否延裂,一经确定,立即修补,以免引起出血及感染。

(2)其余同胎头吸引术。

四、剖宫产术妇女的护理

(一)目的

剖宫产术是指妊娠28周及28周以上,经切开腹壁及子宫壁取出胎儿及其附属物的手术,是解决难产最终的手段,同时也是为有母婴合并症、并发症,不能经阴道分娩的有效分娩方式。

(二)适应证

1.母体方面

(1)产道异常:骨盆狭窄或畸形,明显头盆不称,软产道异常,瘢痕子宫等。

(2)产力异常:子宫收缩乏力经处理无效或强直性子宫收缩致胎儿窘迫者。

(3)胎位异常:如持续性枕后位、枕横位不能经阴道分娩者,初产妇臀先露,应适当放宽指征。

(4)其他:妊娠并发症或合并症,不宜经阴道分娩者,珍贵儿等。

2.胎儿方面　胎儿窘迫,胎盘功能明显减退或脐带脱垂、羊水过少不能在短时间从阴道分娩者。

(三)操作步骤

1.子宫下段剖宫产术　消毒手术视野并铺巾,行下腹正中切口或横切口,依次打开腹壁及腹膜腔,呈弧形切开子宫下段的膀胱腹膜反折,行分离并下推膀胱,使子宫下段充分暴露。于子宫下段前壁正中处做一小横形切口,并用手指向两侧撕开子宫下段肌层宽约10 cm后破膜,吸出羊水后相继取出胎儿和胎盘胎膜;胎头娩出后应立即挤出新生儿口鼻黏液,取出胎盘胎膜时应检查是否完整。依次缝合子宫切口及腹膜反折,并清理腹腔,经清点辅料及器械无误后,再依次缝合腹壁各层直至皮肤。子宫下段剖宫产术,因其切口愈合好,术后与盆腔粘连少,再次妊娠发生子宫破裂的机会少,故被临床广泛应用。

2. 子宫体部剖宫产术 也被称为古典式剖宫产术。于子宫前壁正中做一纵行切口约 10 cm,行破膜后吸出羊水,取出胎儿和胎盘胎膜,再缝合子宫切口。子宫体剖宫产术因书中出血多,切口易发生粘连,再次妊娠时容易发生子宫破裂,故仅适用于子宫下段前壁前置胎盘或急于娩出胎儿者。

3. 腹膜外剖宫产术 是指利用解剖特点,在腹膜外切开子宫下段,取出胎儿及其附属物的手术。该手术因不打开腹膜,故术后反应小,故一般只用于疑有宫腔感染者。但因操作较复杂,费时亦长,有胎儿宫内窘迫、胎儿巨大者或者操作不熟练者不适用。

(四)护理措施

1. 术前准备

(1)告知产妇家属剖宫产的目的,耐心解答有关疑问,缓解其焦虑。

(2)当日清晨禁食,备皮、留置尿管,遵医嘱交叉配血、备血,急诊剖宫产立即禁食禁水。

(3)禁用呼吸抑制剂,以防新生儿窒息。

(4)测量生命体征,听胎心,备好抢救新生儿窒息的用品。

2. 术中配合

(1)巡回护士 ①术前核查术中所用物品是否准备齐全,并处于完好备用状态。②协助麻醉医生摆好产妇体位。完成静脉穿刺。③注意观察产妇生命体征,保证手术所需的各种物品供应。必要时按医嘱输血。

(2)器械护士 熟悉手术步骤,手术中递送器械及敷料要及时、准确、灵活、方法正确。

(3)助产士 携带新生儿衣被、抢救器械、药品到手术室候产。胎儿娩出后及时清理呼吸道,并协助医生抢救新生儿窒息。

2. 术后护理

(1)观察产妇生命体征、子宫收缩及阴道流血情况,产后 24 小时产妇取半卧位,以利恶露排出。

(2)术后 6～12 小时进流质饮食,根据胃肠道功能恢复情况改半流质、普食。术后按需补液及抗生素预防感染。

(3)鼓励产妇尽早下床活动,留置导尿管 24 小时,拔管后注意能否自行排尿,保持外阴清洁。

(4)鼓励产妇母乳喂养,指导避孕,至少避孕 2 年,教会产后保健操,促进骨盆肌及腹肌张力恢复,避免腹部皮肤过度松弛,产后 42 日去医院做健康检查。

(吴肖晓)

任务十三　计划生育妇女的护理

学习目标

1. 掌握药物避孕、宫内节育器、人工流产的适应证、禁忌证、不良反应及并发症的防治。
2. 熟悉药物避孕和工具避孕的原理。
3. 了解女性绝育手术、药物引产的适应证和禁忌证。
4. 学会为不同时期女性提供知情选择的避孕方法。
5. 具有指导避孕失败女性采取补救措施的能力。

一、避孕妇女的护理

案例导入

张女士,33 岁,已婚,在门诊咨询恰当的避孕方法。G_3P_1,3 年前足月自然分娩 1 男婴,2 次人工流产。月经周期 28～35 天,经期 5～6 天,末次月经于 1 周前。既往体健。体型偏胖,面部蝴蝶斑,心肺正常,腹部无压痛未及包块。妇科检查:外阴已婚经产式;阴道通畅,分泌物正常;宫颈光滑;宫体及附件区未及异常。辅助检查:乳腺红外线扫描—双侧乳房小叶增生。
请思考:

1. 张女士选择何种避孕方式较为妥当?
2. 如何为张女士说明常见的避孕方法?

(一)药物避孕

药物避孕具有方便、经济、安全、有效的特点,是育龄妇女采取的主要避孕措施之一。 我国自 1963 年开始推广使用人工合成的甾体激素避孕药,制剂大致分为三类:①睾酮衍生物。②孕酮衍生物。③雌激素衍生物。我国女性常用甾体避孕药制剂类型(表 13 - 1)。

【避孕药物的作用机制】

1. 抑制排卵　避孕药中的雌、孕激素负反馈抑制下丘脑释放促性腺激素释放激素(Gn-RH),从而抑制垂体分泌的卵泡刺激素 (FSH)和黄体生成素(LH),同时直接影响垂体对 Gn-RH 的反应,不出现排卵前 LH 高峰,故不发生排卵。

2. 改变宫颈黏液性状　宫颈黏液受药物中孕激素成分的影响,量变少而黏稠度增加,不利于精子穿透。

3. 改变子宫内膜形态与功能　避孕药中孕激素成分干扰了雌激素效应,子宫内膜增殖变化受抑制,并使腺体及间质提早发生类分泌期变化,造成子宫内膜分泌不良,不适于孕卵着床。

4. 输卵管蠕动的变化　使孕卵提前或延迟进入宫腔,造成子宫内膜变化与孕卵发育不同步,而干扰孕卵的着床。

【适应证和禁忌证】

1. 适应证　一般健康育龄妇女均可服用。

2. 禁忌证　①严重的心血管疾病。②急、慢性肝炎或肾炎。③癌前病变、恶性肿瘤、子宫或乳房肿块患者。④血液病或血栓性疾病。⑤内分泌疾病,如糖尿病需用胰岛素控制者、甲状腺功能亢进者。⑥哺乳期不宜服用。⑦月经异常,如月经稀少或年龄＞45 岁者、闭经者。⑧年龄＞35 岁吸烟的妇女不宜长期服用,以免造成卵巢功能早衰。⑨精神病生活不能自理者。

表 13-1 国内女性常用甾体避孕药种类

类别			名称	雌激素含量（mg）	孕激素含量（mg）	药型	给药途径
口服避孕药	短效片	单相片	复方炔诺酮片（避孕片1号）（1/4量）	炔雌 0.035	炔诺酮 0.625	片、滴丸、纸型	口服
			复方甲地孕酮片（避孕片2号）（1/4量）	炔雌 0.035	甲地孕酮 1.0	片、滴丸、纸型	口服
			复方左炔诺酮片	炔雌醇 0.03	左炔诺酮 0.3	片	口服
			复方去氧孕烯片（妈富隆）	炔雌醇 0.03	去氧孕烯 0.15	片	口服
		双相片	去氧孕烯双相片				
			第一相（1—7片）	炔雌醇 0.04	去氧孕烯 0.025	片	口服
			第二相（8—21片）	炔雌醇 0.03	去氧孕烯 0.125	片	口服
		三相片	复方左炔诺酮三相片				
			第一相（1—6片）	炔雌醇 0.03	左炔诺孕酮 0.05	片	口服
			第二相（7—11片）	炔雌醇 0.04	左炔诺孕酮 0.075	片	口服
			第三相（12—21片）	炔雌醇 0.03	左炔诺孕酮 0.125	片	口服
	长效片		复方左旋18甲长效避孕片	炔雌醚 3.0	左炔诺孕酮 6.0	片	口服
			三合一炔雌醚片	炔雌醚 2.0	氯地孕酮 6.0	片	口服
					炔诺孕酮 6.0		
	探亲避孕药		炔诺酮探亲片（探亲避孕丸）		炔诺酮 5.0	滴丸	口服
			甲地孕酮探亲避孕片1号		甲地孕酮 2.0	片	口服
			炔诺孕酮探亲避孕片		炔诺酮 3.0	片	口服
			53号避孕药		双炔失碳酯 7.5	片	口服
长效针	复方		复方己酸羟孕酮注射液（避孕针1号）	戊酸雌二醇 5.0	己酸羟孕酮 250.0	针	肌注
			美尔伊避孕注射液	雌二醇 3.5	甲地孕酮 25.0	针	肌注
	单方		庚炔诺酮注射液		庚炔诺酮 200.0	针	肌注
缓释避孕药	皮下埋植剂		左炔诺孕酮埋植剂Ⅰ		左炔诺孕酮 36/根×6	根	皮下埋植
			左炔诺孕酮埋植剂Ⅱ		左炔诺孕酮 70/根×2	根	皮下埋植
	阴道避孕环		甲硅环		甲地孕酮 200.0 或 250.0	支	阴道放置

【常用剂型和用法】

1.短效口服避孕药　从月经周期第 5 日开始,每晚 1 片,连服 22 日,不间断,若漏服,应在 12 小时内补服 1 片。以免发生突破性出血或避孕失败。一般停药后 2～3 日发生撤药性出血,即月经来潮。若停药 7 日尚无月经来潮,则当晚开始服第 2 周期药。

2.长效口服避孕药　在月经来潮第 5 日服第 1 片,第 10 日服第 2 片,以后按第 1 次服用日期每月服 1 片。服用 1 次可避孕 1 个月,效果可靠。

3.长效避孕针　第 1 个月于月经周期第 5 日和第 12 日各肌注 1 支,以后在每次月经周期第 10～12 日肌注 1 支,一般于注射后 12～16 日月经来潮。

4.速效避孕药　服用时间不受经期限制,适用于短期探亲夫妇。

(1)炔诺酮:探亲时间在 14 日以内者,于房事当晚及以后每晚口服 1 片,若已服 14 日而探亲期未满,可改服 1 号或 2 号短效避孕药至探亲结束。

(2)18 甲基炔诺酮:房事前 1～2 日开始服用,方法同炔诺酮。

(3)甲地孕酮:房事前 8 小时服 1 片,当晚再服 1 片,以后每晚服 1 片,直至探亲结束次晨加服 1 片。

(4)53 号避孕药:性交后立即服 1 片,次晨加服 1 片,不需连续服用。多作为意外性生活的紧急补救措施。

5.缓释系统避孕药　缓释系统避孕药是将避孕药(主要是孕激素类)与具备缓慢释放性能的高分子化合物制成各种剂型,在体内持续恒定进行微量释放,起到长效避孕作用。

(1)皮下埋植剂:是将避孕药做成硅胶囊,埋于育龄妇女的前臂皮下,药物经硅胶囊的管壁缓慢而恒定的释出,产生避孕作用。埋植时间选择在月经周期的第 7 日内,局麻后在左上臂内侧切开 2mm,用特制的套管针将硅胶囊扇形埋植于皮下。此法安全、有效,一组埋植剂可有效避孕 5 年。

(2)其他:如缓释阴道避孕环、微环和微囊避孕针等。

考点链接

患者,女,27 岁。半年前足月顺产一男婴。停止哺乳后,因月经量过多,口服短效避孕药物。关于此类药物的副作用,正确的宣教内容是(　　　)

1.长期用药体重会减轻

B.若类早孕反应轻则不需处理

C.漏服药引起阴道流血时需立即停药

D.一般服药后月经周期不规则,经量减少

E.紧急避孕药属于短效避孕药,副作用很大

解析:服药初期,少数人可出现类早孕反应,一般能逐渐适应,不需特殊处理。漏服药引起阴道流血时,若血量不多,可每晚加服炔雌醇 1～2 片,直至周期服药结束,如血多可提前停药。服药期间,多数月经会按时来潮,少数人提前或延迟。避孕药分为紧急避孕药、短效避孕药和长效避孕药三类,紧急避孕药不属于短效避孕药。故正确选项应为 B。

【副作用】

1.类早孕反应　轻者一般不需处理,数日后可自行消失;重者可口服维生素 C100mg、维

生素 B₆20mg 及甲氧氯普胺 10m g，每日 3 次，连续 1 周，可缓解症状。

2.月经改变

(1)突破性出血：若前半周期出血，是由于雌激素不足所致，每晚加服炔雌醇 0.005～0.01 mg，与避孕药同时服用至 22 日停药；若后半周期出血，多为孕激素不足，可每晚加服避孕药 1/2 片～1 片，同服至 22 日停药；若出血量多如月经量应停药，按月经来潮处理，待出血第 5 日再开始下一周期用药。

(2)闭经：应停用避孕药，用其他避孕措施，并到医院就诊。

(3)月经周期不规则或经量增多：可用止血药对症处理，或用雌激素或短效口服避孕药调整。

3.其他　体重增加、色素沉着一般不需处理，如症状显著者改用其他避孕措施。

(二)工具避孕

【宫内节育器】

宫内节育器(intrauterine device,IUD)是一种安全、有效、简便、经济，且在取出后不影响生育的避孕方法，也是目前我国妇女的主要避孕措施，有效率达 90% 左右。

1.种类　目前国内外使用的宫内节育器有几十种，大致可分为两大类(图 13 - 1)

(1)惰性宫内节育器(第一代 IUD)：由惰性原料如金属、硅胶、塑料等制成，国内主要为不锈钢环及其改良制品，如不锈钢圆环、麻花环、宫形环等，优点是避孕时间长，对子宫内膜的刺激轻，缺点是脱落率和带器妊娠率高，继续存放率低。金属单环已于 1993 年淘汰。

(2)活性宫内节育器(第二代 IUD)：含有活性物质如铜离子、激素、药物及磁性物质等，可以提高避孕效果，减少副反应。我国主要有：①带铜宫内节育，如 TCu-200、TCu-220、TCu-380A、VCu-200 等，其支架上绕有铜丝或套以铜套。优点是带器妊娠率和脱落率低。缺点是需要定期更换，出血发生率较高，故因症取出率较高。②带孕酮的宫内节育器，曼月乐为含孕激素 T 形节育器，目前已有 20 个国家使用。优点是妊娠率、脱落率低，且月经量减少，缺点是易发生突破性出血和闭经。③含其他活性物的宫内节育器，包括含锌、磁、前列腺素合成酶抑制剂及抗纤溶药物等的节育器。

2.避孕原理　其机制尚未完全明确。主要认为，通过多方面的作用达到抗生育目的。宫内节育器作为异物长期刺激子宫内膜，引起一种无菌性炎症反应，白细胞及巨噬细胞增多，子宫液组成改变，以阻止精子获能和受精卵着床。异物反应损伤子宫内膜而产生前列腺素，从而改变输卵管蠕动，使受精卵的运行与子宫内膜发育不同步，影响受精卵着床。子宫内膜受压缺血，激活纤溶酶原，使局部纤溶活性增强，致使囊胚溶解吸收。带铜的宫内节育器，可持续小量向宫腔释放铜离子，加重子宫内膜的异物反应及前列腺素的生物合成，铜还可干扰子宫内膜中依锌酶系统的活性(如碱性磷酸酶和碳酸酐酶)，妨碍受精卵着床。含孕酮的宫内节育器，可缓慢向宫腔释放孕酮，使子宫内膜腺体萎缩，间质蜕膜化，不利于受精卵着床；同时宫颈黏液变黏稠，妨碍精子运行，还对精子的代谢如氧的摄取及葡萄糖利用，产生影响。

3.宫内节育器放置术

(1)适应证：凡育龄妇女自愿放置宫内节育器而无禁忌证者均可放置。

(2)禁忌证：①妊娠或妊娠可疑者。②生殖器急、慢性炎症，如各种阴道炎、重度宫颈炎及急、慢性盆腔炎等。③月经异常，尤其是近 3 个月内月经频发、过多或不规则阴道出血。④人

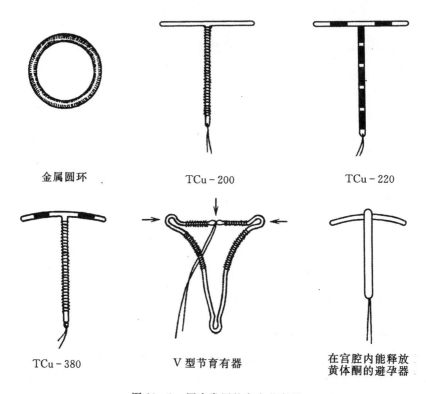

图 13-1　国内常用的宫内节育器

工流产术后、分娩或剖宫产后有妊娠组织物残留或感染可能者。⑤生殖器官肿瘤、子宫畸形等。⑥宫颈口过松、重度陈旧性宫颈裂伤或严重子宫脱垂。⑦严重的全身性疾病，如严重的心脏病、贫血、血液系统疾病及各种疾病的急性期等。⑧有铜过敏史者，禁止使用含铜 IUD。

（3）放置时间：常规为月经干净后 3～7 日放置；人工流产后，宫腔深度在 10 cm 以内，确无吸宫不全，出血不多可同时放置，但目前主张人工流产后 1 个月放置，以免出血和感染；产后42 日子宫复旧正常、恶露已净可放置；剖宫产后半年放置；哺乳期放置应先排除早孕可能。

（4）节育器大小选择：根据宫腔的深度或宽度选择节育器。①V 型节育器，宫腔深 6.6 cm以上者，用大型；宫腔深 6.5 cm 以下者，选用小型。②T 型节育器，宫腔深 7.0 cm 以上者，选用 28 号；7.0 cm 以下者，选 26 号。

（5）放置方法：受术者自解小便，取膀胱膀胱截石位。手术者先行双合诊检查子宫大小、位置及附件情况。外阴阴道部常规消毒铺巾，窥阴器暴露宫颈后再次消毒，以宫颈钳夹持宫颈前唇，用子宫探针顺子宫位置探测宫腔深度。一般不需扩张宫颈管，宫颈管较紧者，可用宫颈扩张器依序扩至 6 号。含孕激素 IUD，用放置器将节育器推送入宫腔，IUD 的上缘必须抵达宫底部，带有尾丝者在距宫口 2 cm 处剪断。观察无出血即可取出宫颈钳和阴道窥器。

考点链接

放置宫内节育器的时间是月经干净后（　　）

A.11 天　　B.10 天　C.9 天　D.8 天　　E.7 天

解析：放置宫内节育器的时间是月经干净后 3～7 天。故正确选项应为 E。

4.宫内节育器取出术

(1)适应证:①因副反应治疗无效或出现并发症者。②要求改用其他避孕措施或绝育者。③带器妊娠者。④计划再生育者。⑤放置期限已满需更换者。⑥绝经1年者。

(2)取器的方法:**一般于月经干净后3～7日为宜**,因子宫出血而需取器者,随时可取;带器妊娠者在行人工流产时取器。取器前通过宫颈口尾丝或B型超声、X线检查,确定宫腔内节育器的存在及其类型。受术者的体位及消毒方法同节育器放置术。有尾丝者,用血管钳夹住尾丝后轻轻牵引取出。无尾丝者,先用子宫探针探查节育器位置,再以取环钩钩住环的下缘牵引取出。取器困难者可在B型超声检查、X线监视下或利用宫腔镜取出。

5.宫内节育器的并发症

(1)子宫穿孔、节育器异位:多因未查清子宫位置、大小、术中操作不当、哺乳期子宫软且壁薄等原因,术中造成子宫穿孔,将节育器放置于子宫腔以外。确诊后应根据其所在部位经腹或经阴道将IUD取出。

(2)感染:多因放置IUD时无菌操作不严、生殖道本身存在感染灶或节育器尾丝过长,导致上行性感染。表现为腹痛、白带增多等。明确有感染存在,应取出IUD,并给予抗生素治疗。

(3)宫内节育器嵌顿:由于节育器过大,表面光洁度不好,放置时子宫内膜损伤致节育器部分或全部嵌入肌壁。一经确诊应及时取出,若取出困难,应在B型超声下、X线直视下或在宫腔镜下取出。

考点链接

不属于放置宫内节育器的并发症的是(　　)

A.感染　　　　　　B.节育器嵌顿　　　　　C.子宫穿孔

D.节育器异位　　　E.子宫癌变

解析:放置宫内节育器的并发症有子宫穿孔、节育器移位、感染、节育器脱落、嵌顿或断裂等。故正确选项应为E。

6.脱落与带器妊娠

(1)宫内节育器脱落:多发生在放置后的第1年中,其中约50%发生在头3个月中。脱落的原因可能是因宫颈口过松、经量过多、IUD与宫腔大小、形态不符或IUD未放至子宫底部所致。受术者放器后1年内应定期随访,以便及时发现节育器脱落。

(2)带器妊娠:多因所选用的IUD大小型号不当,致使IUD下移或异位,使避孕失败。一旦发生带器妊娠,可行人工流产术,同时取出节育器。

7.宫内节育器的副作用

(1)子宫出血:常发生于放置IUD后6个月左右,尤其是最初3个月内。表现为月经量增多、经期延长或不规则子宫出血。可给予止血剂作对症处理,疗效不佳时应考虑更换型号或改用其他避孕方法。

(2)腰腹酸坠感:IUD与宫腔大小或形态不符时,引起子宫收缩所致。轻者不需治疗,重者经休息和用解痉药物治疗无效时,应取出更换合适的节育器。

【阴茎套】

阴茎套(condom)为男性避孕工具,也称避孕套。阴茎套用优质乳胶薄膜制成,呈筒状,顶端有小囊,筒径分29、31、33、35 mm。其作用是性交时使精液排入阴茎套的小囊内,精子不能流入阴道以达到避孕目的。每次性交时均用新的阴茎套,选择合适的型号,使用前先吹气检查证实无漏气方可使用,射精后在阴茎尚未软缩时,即捏住套口连同阴茎一起抽出。正确应用避孕有效率可达 93%～95%。阴茎套还具有防止性传播疾病的作用,故应用广泛。

考点链接

滴虫性阴道炎患者来咨询避孕措施,最佳的避孕措施是(　　　)

A.避孕药　　　B.安全期避孕　　　C.节育器　　　D.阴茎套　　　E.结扎术

解析:滴虫性阴道炎可通过性行为传播。故正确选项应为 D。

(三)其他避孕

【紧急避孕】

紧急避孕是指在无保护性性生活或避孕失败后几日内,为防止非意愿性妊娠而采用的避孕方法。

1.避孕机制　阻止或延迟排卵;干扰受精或阻止着床。

2.禁忌证　已确定妊娠的妇女。

3.方法

(1)放置宫内节育器:在无保护性性生活后 5 日(120 小时)内可放入带铜宫内节育器,适于希望长期避孕,同时符合 IUD 放置条件的妇女。

(2)紧急避孕药:在无保护性性生活后 3 日(72 小时)内服用,避孕有效率可达 98%。常用药物有:①复方左旋炔诺酮片,首剂 4 片,12 小时后再服 4 片。②左炔诺孕酮片,首剂 1 片,12 小时后再服 1 片。③53 号避孕药,性交后即服 1 片,次晨加服 1 片。④米非司酮,在无保护性生活 120 小时内服用 1 片。

4.注意事项

(1)紧急避孕药应按要求在性交后 72 小时内服用,性交后超过 72 小时但未达 5 日则可放置宫内节育器。

(2)为防止有可能延迟排出的卵子与精子相遇而受孕,服药后仍应坚持避孕。

(3)紧急避孕为临时性措施,仅对一次在无保护性生活有效,且紧急避孕药激素剂量大,副作用亦大,不能替代常规避孕措施。

(4)如紧急避孕失败,应终止妊娠。

【自然避孕】

具有正常月经周期的妇女,排卵的时间多数在月经来潮前 14 日,卵子自卵巢排出后约可存活 1～2 日,精子进入女性生殖道可存活 2～3 日,因此排卵期前后 4～5 日内为易受孕期,其余的时间不易受孕故称为“安全期”。采用在“安全期”内进行性生活而达到避孕目的,称为安全期避孕法。由于其单靠避开易受孕期性生活而不用其他药具避孕,故又称自然避孕法。采用此方法避孕的妇女,应先确定排卵日期。但是,妇女排卵受情绪、健康状况或外界环境等因素影响可提前或推后,还可能发生额外排卵,因此,安全期避孕法并不十分可靠,失败率达 20%。

【阴道杀精剂】

阴道杀精剂通过阴道给药,是性交前置于女性阴道内以杀精或使精子灭活的一类化学避孕制剂。目前常用的避孕药膜以壬苯醇醚为主药,聚乙烯醇为水溶性成膜材料制成。壬苯醇醚具有快速高效的杀精能力,最快者 5 秒钟内使精细胞膜产生不可逆改变。性交前 5 分钟将药膜揉成团置阴道深处,待其溶解后即可性交。正确使用的避孕效果达 95% 以上。一般对局部黏膜无刺激或损害,少数妇女自感阴道灼热。

二、人工终止妊娠妇女的护理

凡在妊娠 3 个月内采取人工或药物方法终止妊娠成为人工流产,分为药物流产和手术流产两种。人工流产只能作为避孕失败的补救措施,不能直接用此作为节育手段反复使用。

(一)药物流产

药物流产是指在妊娠 49 日以内,用口服药物的方法终止妊娠。目前国内临床应用的药物为米非司酮配伍米索前列醇。米非司酮是抗孕激素制剂,能和孕酮竞争结合蜕膜的孕激素受体,从而阻断孕酮活性而终止妊娠。米索前列醇是前列腺素衍生物,具有兴奋子宫肌、扩张和软化宫颈的作用。

【适应证】

1.妊娠≤49 日、本人自愿的健康妇女。

2.妊娠试验阳性,B 型超声确诊为宫内妊娠。

3.手术流产的高危人群,如多次手术流产史、瘢痕子宫、畸形子宫、哺乳期、宫颈坚韧等。

4.对手术流产有恐惧和顾虑心理者。

【禁忌证】

1.有使用米非司酮禁忌证　如肾上腺疾病、与甾体激素有关的肿瘤、肝肾功能异常、糖尿病、血液病、妊娠期皮肤瘙痒、血管栓塞等疾病。

2.有使用前列腺素药物禁忌证　如心血管疾病、青光眼、哮喘、癫痫、胃肠功能紊乱等。

3.其他　如过敏体质、带器妊娠、宫外孕、妊娠剧吐、长期服用抗结核药、抗癫痫药、抗抑郁药、抗前列腺素药等。

【服药方法】

空腹或进食 2 小时后口服米非司酮 25 m g,每日 2 次,连续服用 3 日;第 4 日上午口服米索前列醇 0.6 mg 或阴道放置卡孕栓 1 mg,留院观察 6 小时,检查胚囊是否排出。使用卡孕栓者必须卧床 2 小时,以免药物脱出。口服米索前列醇后 3 小时若未发生流产,则可酌情加服0.2～0.6 mg,注意服药用水的温度不得超过 30℃。药物流产必须是在正规的有抢救条件的医疗机构开展。

【药物副反应】

服药过程中,少数孕妇出现早孕反应加重情况,或用前列腺素后腹泻、腹痛,或出现心动过缓、出冷汗等迷走神经兴奋现象,轻者无需特殊处理,严重者应到医院处理。

【护理要点】

1.用药前详细评估病史及身心状况,核实适应证,排除禁忌证,协助完成各项检查。

2.测量生命体征,认真填写孕妇姓名、服药及随访日期。

3.服药后,应严密随访,少量阴道出血可观察,若出血时间长,应用抗生素预防感染。药物流产失败者,或因不全流产发生阴道大量流血者,应及时行刮宫术终止妊娠。

4.药物流产后保持外阴清洁,定期到门诊复查,1个月内禁止性生活和盆浴,并指导避孕措施。

(二)人工流产术

人工流产术(artificial abortion operation)是指在妊娠14周以内采用手术方法终止妊娠,包括负压吸引术和钳刮术。**负压吸引术适用于妊娠6～10周者,钳刮术适用于妊娠11～14周者。**

 案例导入

王女士,22岁,孕4周。自愿要求采用人工流产方法终止妊娠。术前检查无禁忌证。在术中,该患者出现眩晕、呕吐、四肢软弱无力、面色苍白、出汗等反应。

请思考:

1.王女士术中出现的反应是什么?

2.该并发症的发生机理及常见原因?

3.该并发症应如何进行预防和处理?

【适应证】

1.妊娠14周以内自愿要求终止妊娠,而无禁忌证者。

2.因患某种疾病不能继续妊娠者。

【禁忌证】

1.各种疾病的急性期。

2.生殖器官急性炎症。

3.全身情况不佳,不能承受手术者,如高热、心力衰竭、妊娠剧吐酸中毒未纠正等。

4.术前8小时内有2次体温≥37.5℃者。

【术前准备】

手术者穿清洁工作服,戴口罩帽子。常规刷手冰袋无菌袖套及手套,整理手术器械。受术者排空膀胱,取膀胱截石位。常规消毒外阴、阴道,铺无菌巾。行双合诊检查,核实子宫大小、位置及子宫附件情况。更换手套后将窥阴器置于阴道内暴露宫颈,拭净阴道积液后用2.5%碘酊及75%酒精消毒宫颈管。

【手术步骤】

1.人工流产负压吸引术 ①探测宫腔:用宫颈钳钳夹前唇,用探针顺子宫屈向探测宫腔深度。②扩张宫颈:以执笔式手法持宫颈扩张条按子宫屈向扩张,顶端超过宫颈管内口,由小号到大号,逐步扩张至比所选用吸管的大半号或1号。③吸刮:连接好吸管试吸无误后,将吸管插入宫腔,按顺时针方向吸宫腔1～2周,最大负压不得超过500 mmHg,当感觉宫壁粗糙、宫腔缩小,出现少量血性泡沫时,表示已吸干净。④检查宫腔是否吸净:退出吸引管后用小刮匙轻轻绕宫腔刮1圈,特别注意两侧宫角及宫底部。⑤将吸刮物清洗过滤,仔细检查有无绒毛及胎儿组织,若未见绒毛组织或肉眼观有异常者应送病理检查。

2.人工流产钳刮术 术前应先作扩张宫颈准备,可在术前12小时将16号或18号导尿管慢慢插入宫颈,直至宫腔深度的 1/2 以上,而在阴道内的一段导尿管则用消毒纱布包裹,置于后穹窿,次日行钳刮术时取出导尿管。或于手术前 3～4 小时将前列腺素制剂塞入阴道或肌注,以软化、扩张宫颈。近年来多用米非司酮和米索前列醇后再行钳刮术,效果良好。手术操作基本同负压吸引术,扩张宫颈后,先钳破胎膜,再逐步钳出胎儿胎盘组织,术后注意预防感染。

【并发症】

1. 人工流产综合反应　指受术者在人工流产术中或手术结束时,**出现心动过缓、心律紊乱、血压下降、面色苍白、出汗、头晕、胸闷,甚至发生昏厥和抽搐等症状**,也称人工流产综合征。多因受术者紧张、不能耐受扩张宫颈管或负压吸引等机械性刺激有关,主要还与宫颈和宫体受机械性刺激引起**迷走神经兴奋**等所致。出现症状,立即停止手术,轻者于手术停止后逐渐恢复;重者,给予吸氧,**静脉推注阿托品 0.5～1 mg 可有效缓解症状**。因此,术前为受术者提供心理支持、操作力求轻柔、吸宫时负压不可过大等,均可减少人工流产综合反应的发生。

2. 术中出血　妊娠月份较大时,因子宫较大,妊娠物不能及时排出而影响子宫收缩,造成术中大量出血,严重者可导致失血性休克。可在扩张宫颈后,迅速钳夹出或吸出大块胎盘组织及胎体,注射缩宫素 10～20 U 促进子宫收缩。

3. 子宫穿孔　多因术者操作技术不熟练及子宫的特殊情况,如哺乳期妊娠子宫极为柔软、剖宫产后子宫有瘢痕,子宫过度倾屈或有畸形而易致穿孔。子宫穿孔一经发现,应立即停止手术。穿孔小,无明显内出血症状、流产已尽者,可卧床休息,并使用宫缩剂和抗生素,待病情稳定后出院。若胚胎组织尚未吸净,可在 B 型超声或腹腔镜监护下完成手术;尚未进行吸宫操作者,则待 1 周后再清除宫腔内容物。穿孔大,有内出血或怀疑脏器损伤的,应立即剖腹探查。

4. 术后感染　是指手术前无生殖器官炎症,人工流产后 1～2 周内发生的生殖器官炎症。最初为子宫内膜炎,治疗不及时可发展为子宫肌炎、盆腔炎、腹膜炎甚至败血症。患者表现为体温升高、下腹疼痛、白带异常或不规则流血等。一旦发生感染,应卧床休息,积极使用抗生素控制感染,如宫腔有残留物合并感染者,按感染性流产处理。

5. 吸宫不全　即术后有部分胚胎组织或胎盘组织残留宫腔。子宫过度屈曲或技术操作不熟练时容易发生。术后流血超过 10 日,血量多或给予宫缩剂、抗生素等处理无效时,应考虑吸宫不全,B 型超声检查有助于诊断。若无明显感染征象,应行刮宫术,刮出物送病理检查,术后加用抗生素。出血不多可先用抗生素,然后再刮宫。

6. 漏吸　确定为宫内妊娠,但术中未吸到妊娠物。多因胎囊太小、子宫过度屈曲或子宫畸形造成。当吸出物过少时,需复查子宫位置及大小,重新探查宫腔及时发现问题。将吸出物送病理检查还有助于排除宫外孕的诊断。

7. 羊水栓塞　目前国内多应用能自动制造负压和控制负压的人工流产吸引器,故因空气栓塞所致的危险已被杜绝。羊水栓塞偶可发生在人工流产钳刮术时,宫颈损伤、胎盘剥离时,因血窦开放为羊水的进入创造了条件,此时如应用缩宫素更可促使栓塞的发生。由于孕早期及孕中期羊水中有形成分极少,即使发生羊水栓塞,其症状较晚期妊娠者为轻。

8. 月经失调　人工流产术后可有阶段性的月经紊乱,一般术后 3 个月恢复正常。不恢复者按月经失调处理。

9. 宫颈管或宫腔粘连　因多次吸宫或术中过分吸刮宫壁,造成宫颈管及子宫内膜损伤,发生局部或全部粘连。表现为人工流产术后闭经或月经过少,周期性腹痛,继发不孕等。可采用宫腔镜或子宫输卵管造影来确诊。确诊后可用探针或小刮匙逐步分离粘连,粘连分离后,宫腔内放置节育器以防再粘连。也可加用人工周期3个月,促进子宫内膜恢复。

【护理要点】

1.术前准备

(1)全面评估 护士对受术者进行全面的身心评估,排除禁忌证,确定手术时间;填写登记卡。

(2)术前指导 嘱受术者在术前3日避免性生活,简单介绍手术过程,解除其对手术的恐惧心理,并主动配合手术的进行。

(3)执行医嘱 测体温、量血压,查血常规、阴道清洁度和分泌物病原体检查;B型超声检查确定宫内妊娠。

(4)体位 指导受术者自解小便后取膀胱截石位。

2.术中配合

(1)调整照明灯光,协助连接吸管,及时供应术中所需器械、敷料和药物等,配合医生完成手术。

(2)陪伴受术者,随时提供心理支持;观察受术者的面色、腹痛等情况,发现异常,及时报告医生,并配合处理,防止手术并发症。

(3)配合手术者,认真检查人工流产的吸出物,有无绒毛及胚胎组织,与妊娠周数是否相符,必要时送病理检查。

3.术后护理 护送受术者到观察室休息1~2小时,观察腹痛及阴道流血情况,无异常方可离院。

【健康指导】

术后保持外阴清洁,1个月内禁止盆浴及性生活。待正常转经后,落实避孕措施。注意休息和营养,术后休息2周,1个月后复查。如有阴道流血量多或持续流血超过10日以上者、发热、腹痛等异常情况,应随时就诊。

(三)中期妊娠引产术

【药物引产】

依沙吖啶(利凡诺)是一种强力杀菌剂,但因其能刺激子宫收缩,胎儿因药物中毒而死亡,故又用于中期妊娠引产。但大剂量可致肝肾衰竭,现用量减少至每次100mg。临床多采用依沙吖啶经腹羊膜腔内注射法。

1.适应证 适于妊娠15~24周,无禁忌证者。

2.禁忌证

(1)患有肝、肾疾病的孕妇或肝肾功能不全者。

(2)各种疾病急性期,如急性传染病、生殖器官炎症。

(3)严重的心脏病、高血压及血液病等。

3.手术步骤

(1)体位 孕妇排空膀胱后,平卧于手术台上,按常规消毒腹部皮肤、铺巾。

(2)选择穿刺点 在子宫底下方二横指与耻骨联合上三横指之间中线上或中线两侧,选择囊性感最明显的部位作为穿刺点,也可根据B超进行定位,避开胎盘和胎儿。

（3）羊膜腔穿刺　用7～9号带芯腰穿针从选好的穿刺点垂直刺入,有落空感即进入羊膜腔内,拔出针芯,见有羊水溢出方可注药。

（4）注药　将盛有依沙丫啶药液的注射器与穿刺针相接,回抽出羊水,证实穿刺无误后,注入药液。

（5）注药完毕　迅速拔针,用消毒纱布覆盖穿刺处并压迫数分钟,胶布固定。

4.并发症

（1）全身反应　体温升高偶发,多在用药24～48小时后发生,一般不超过38℃,胎儿排出后体温下降。

（2）产道出血　80%受术者有出血,一般100 mL,极小数可超过400 mL。

（3）产道损伤　少数孕妇可有不同程度的软产道损伤。

（4）胎盘胎膜残留　发生率较低,但为避免胎盘组织残留,多主张胎盘排出后立即行刮宫术。

（5）感染　发生率低,但严重者可致死亡。

5.护理要点

（1）术前准备:进行全面身心评估,排除禁忌证,确定手术时间。向受术者简单介绍手术过程,解除其对手术的恐惧心理,并主动配合手术的进行。术前3日避免性生活,B型超声检查胎盘定位及穿刺点定位,做好皮肤准备。术前每天冲洗阴道。

（2）术中配合:观察受术者的生命体征,识别有无发绀、呼吸困难等羊水栓塞症状况,发现异常,及时报告医生,并配合处理,防止手术并发症。

（3）术后护理:①注意体温变化,应每4小时测体温一次。部分孕妇于注药后24～48小时出现低热(38℃左右),一般不需要处理,体温多在短时间内或分娩后恢复正常。②严密观察宫缩及产程进展情况。一般用药后24～48小时开始宫缩,胎儿胎盘约在用药后48小时娩出。第一次用药失败者,可于72小时后第二次用药。两次失败者应改用其他方法终止妊娠。③胎儿娩出后认真检查胎盘、胎膜是否完整,软产道有无损伤。若有异常及时报告医生,并配合处理。

6.健康指导　术后保持外阴清洁,预防感染。按常规退奶,引产术后1个月到医院复查,如有发热、腹痛、多量出血随时就诊。6周内禁止性生活和盆浴,并落实计划生育措施。

【水囊引产】

将无菌水囊放置于子宫壁与胎膜之间,再向囊内注入适量液体,刺激子宫收缩,使胎儿及其附属物排出的方法称为水囊引产。因为容易引起患者感染,临床已经基本不用了。

三、绝育妇女的护理

女性绝育方法是通过阻断输卵管的方式,使精子与卵子不能相遇而达到相对永久不孕的目的,即输卵管绝育术(tubal sterilization)。常用的女性绝育方法为经腹输卵管结扎术,腹腔镜绝育术及输卵管黏堵术。

（一）经腹输卵管绝育术

【适应证】

1.自愿接受绝育手术且无禁忌证者。

2.患有严重疾病不宜生育者,可行治疗性绝育术。

3.有严重的遗传性疾病,有高风险生育出生缺陷儿的夫妇,婚前应施绝育术。

【禁忌证】

1.各种疾病的急性期。

2.有感染情况,腹部皮肤感染或生殖器炎症。

3.全身情况不良不能承受手术者,如心力衰竭、产后出血等。

4.严重的神经官能症患者。

5.24 小时内两次体温≥37.5℃。

【手术时间】

1.非妊娠妇女以月经干净后 3～4 日内为宜。

2.人工流产术后或取环后即可施行手术。自然流产待月经复潮干净后 3～7 日内为宜。

3.足月顺产后 48 小时内。剖宫产可同时施行绝育术。

4.哺乳期或闭经妇女应排除早孕后。

【麻醉】

针灸麻醉、局部浸润麻醉,也可采用硬膜外麻醉。以局部浸润麻醉为主。

【手术步骤】

1.准备 受术者排空膀胱,无需留置导尿管。取仰卧位,手术野按常规消毒,铺巾。

2.切口 取下腹中线耻骨联合上方 3～4 cm 处,作约 2 cm 长纵切口或横切口,产妇则在宫底下方 2 cm 处作切口,逐层进入腹腔。

3.提取输卵管 术者左手示指伸入腹腔,沿宫底后方滑向一侧,到达卵巢或输卵管后,若手持卵圆钳将输卵管夹住,轻轻提至切口,并以 2 把无齿镊交替依次夹取输卵管直至伞端,并检查卵巢情况。亦可用指板法或吊钩法提取输卵管。

4.结扎输卵管 目前国内多采用抽心包埋法(图 13-2)。在输卵管峡部背侧浆膜下注入 0.5%～1%普鲁卡因 1 mL,用尖刀切开膨胀的浆膜层,再用弯蚊钳轻轻游离该段输卵管,相距 1.5 cm 处以 4 号丝线各作一道结扎,剪除其间输卵管,最后用 1 号丝线连续缝合浆膜层,将近端包埋于输卵管系膜内,远端留在系膜外,查无出血、渗血后,送回腹腔。同法处理对侧。清点手术器械、敷料、纱布无误后,逐层关腹,术毕。

【术后并发症】

1.出血、血肿 因过度牵拉、钳夹而损伤输卵管或其系膜造成,或因创面血管未结扎或结扎不紧引起腹腔内积血,或阔韧带内形成血肿。术中发现出血情况应及时止血。术后若可疑腹腔内出血,必要时需剖腹探查。

2.感染 体内原有感染灶未行处理,可致术后创面发生内源性感染。手术器械、敷料消毒不严或无菌操作规程不严,可导致外源性感染。一旦发生感染,应用抗生素控制。

3.脏器损伤 如膀胱、肠管等损伤,多因解剖关系辨认不清或未遵守操作规程所致。术中发现应及时行修补术,术后怀疑脏器损伤时应剖腹探查。

4.绝育失败 手术失败以致再孕的情况可因绝育措施自身缺陷引起,或已扎的输卵管再通,也可因施术时漏扎输卵管所致。应警惕输卵管妊娠的可能性。

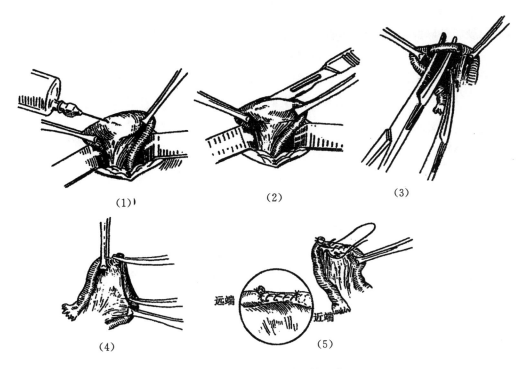

图 13 - 2　输卵管抽心包埋法

①局部浸润麻醉。②切开输卵管浆膜层。③将输卵管挑起。④切除一段输卵管并结扎输卵管近端，包埋并连续缝合系膜。⑤输卵管远端暴露在系膜外

【护理要点】

1.术前准备

(1)全面评估　护士对受术者进行全面的身心评估,排除手术禁忌证,提供心理支持,解除思想顾虑,使其以最佳身心状态接受绝育术。

(2)执行医嘱　行血、尿常规,出、凝血时间检查。必要时行肝肾功能、心电图、B 型超声、胸部透视等检查。早孕者先行吸宫术。

(3)皮肤准备　按腹部手术常规准备皮肤。

(4)胃肠道准备　手术前晚进半流质饮食,术前 4 小时禁食。

(5)术前用药　通常无需特殊用药,必要时于术前 0.5～1 小时给镇静剂。

2.术中配合

(1)协助受术者取仰卧位。

(2)陪伴受术者,提供心理支持,并随时注意受术者情况,有异常及时报告手术医生。

(3)器械护士要准确及时传递手术器械、物品,确保手术顺利进行。术前、术后仔细清点器械及物品,确保无误。

3.术后护理

(1)注意观察体温、血压、脉搏变化,有无腹痛及内出血征象。

(2)取平卧位,鼓励术后 4～6 小时下床活动,有助于减少腹腔粘连;督促术后 4～6 小时自

解小便。

(3)除硬膜外麻醉者,术后不需禁食。可进半流饮食,排气后给予普通饮食。

(4)注意观察切口有无渗血,保持敷料清洁干燥,防止感染。

(5)若同时行人工流产术者,需观察其阴道流血情况,并做好会阴部护理。

(6)术后休息3～4周,1个月内禁止性生活。若有发热、腹痛等应及时就医。

(二)经腹腔镜卵管绝育术

经腹腔镜输卵管绝育术是指在腹腔镜直视下,采用热效应或机械手段使输卵管受阻而达到绝育的目的。

【适应证】

同经腹输卵管绝育手术。

【禁忌证】

主要为腹腔粘连、心肺功能不全、膈疝、有出血倾向等,其余同经腹输卵管绝育术。

【手术时间】

月经净后3～7日;产后6～12周。

【术前准备】

1.全面评估受术者的身心状况,排除手术的禁忌证。

2.按医嘱进行血、尿常规、出凝血时间、胸透等检查。

3.术前禁食6小时,术前晚上肥皂水灌肠。

4.腹部常规备皮,重点清洁脐窝。

5.按需要准备手术器械及敷料。

【手术步骤】

1.麻醉　采用局部浸润麻醉或硬膜外麻醉。

2.体位　受术者术前排空膀胱,取膀胱截石位,头低臀高倾斜15度。

3.消毒、铺巾　常规冲洗、消毒外阴、阴道及腹部皮肤,铺消毒巾、单,助手经阴道于宫腔内放置举宫器。

4.建立人工气腹　脐孔下作1～1.5 cm长横或纵形切口,将气腹针插入腹腔,充二氧化碳气体2～3 L,建立人工气腹。

5.置入腹腔镜　在腹腔镜直视下将弹簧夹或硅胶环钳夹或环套于输卵管峡部,还可采用双极电凝烧灼输卵管峡部1～2 cm长,以阻断输卵管通道。

6.缝合　检查无出血、绝育部位无误后取出腹腔镜,缝合腹壁切口。

【术后护理】

1.休息与活动　嘱受术者平卧,严密观察生命体征变化情况。如无特殊,术后平卧3～5小时便可下床活动。

2.健康教育　术后应避免做使腹压增高的动作,如咳嗽可使用腹带包扎腹部。告诉受术者,术后可有不同程度腹胀、胃痛等症状,是因气体未排净所致,1～2日后自然消失,无需特殊处理。**术后1个月内禁止性生活**,如有不适,及时复诊。

综合测试

【A1 型题】(以下每一道题下面有 A、B、C、D、E 五个备选答案,请从中选出一个最佳答案)

1. 短效口服避孕药服用方法不正确的是(　　)

A. 月经周期的第 5 日开始服用,连服药 22 日

B. 若漏服可于第 2 日晚 1 次服用 2 片

C. 一般于停药后 2～3 日发生撤退性出血

D. 停药 7 日后服第 2 周期

E. 考虑计划妊娠者需停药 6 个月后再受孕为宜

2. 关于紧急避孕哪项错误(　　)

A. 可以替代常规避孕

B. 仅对一次无保护性生活有效

C. 是无保护性生活后或避孕失败后的补救避孕法

D. 含铜宫内节育器可用于紧急避孕

E. 米非司酮副反应少而轻

3. 下列哪种情况不是输卵管结扎术的并发症(　　)

A. 腹腔内积血和血肿　　　　　　B. 感染

C. 脏器损伤　　　　　　　　　　D. 输卵管再通

E. 月经紊乱

4. 婚前检查及指导的意义最恰当的是(　　)

A. 保证健康的婚配　　　　　　　B. 为下一代的健康提供保障

C. 有利于优生　　　　　　　　　D. 为掌握避孕方法和受孕时机提供保健指导

E. 以上均正确

5. 口服短效避孕药,开始服药的时间应在(　　)

A. 月经来潮的第 5 天　　　　　　B. 月经来潮的第 7 天

C. 月经来潮的第 14 天　　　　　 D. 月经干净后的第 5 天

E. 月经干净后的第 7 天

6. 当晚漏服短效避孕药,补服的时间应在(　　)

A. 8 小时内　　　　　　　　　　B. 10 小时内

C. 12 小时内　　　　　　　　　 D. 14 小时内

E. 16 小时内

7. 药物流产主要适用于停经后(　　)

A. 40 天内　　　　　　　　　　 B. 45 天内

C. 49 天内　　　　　　　　　　 D. 60 天内

E. 70 天内

8. 在下述避孕方法中,失败率较高的是(　　)

A. 使用避孕套　　　　　　　　　B. 放置宫内节育器

C. 口服短效避孕药　　　　　　　D. 安全期避孕法

E. 注射长效避孕针

9. 下述哪项不是放置宫内节育器的禁忌证( )

A. 生殖器官肿瘤　　　　　　　　B. 生殖器官炎症

C. 子宫脱垂　　　　　　　　　　D. 有剖宫产史者

E. 月经频发

10. 口服避孕药的禁忌证不包括( )

A. 慢性肝炎　　　　　　　　　　B. 甲亢

C. 精神病　　　　　　　　　　　D. 痛经

E. 子宫肌瘤

11. 宫内节育器避孕机制,下述何项不正确( )

A. 干扰受精卵着床　　　　　　　B. 影响受精卵发育

C. 抑制排卵　　　　　　　　　　D. 改变宫腔内自然环境

E. 影响精子运行

12. 取出宫内节育器的时间应在( )

A. 月经干净后 1~2 日　　　　　B. 月经干净后 3~7 日

C. 月经干净后 7~10 日

D. 月经干净后立即

E. 月经来潮前 3~7 日

13. 具有防止性传播疾病作用的避孕方法是( )

A. 皮下埋植剂　　　　　　　　　B. 宫内节育器

C. 安全期避孕　　　　　　　　　D. 阴茎套

E. 口服避孕药

14. 负压吸宫术主要适用于妊娠( )

A. 6 周内　　　　　　　　　　　B. 8 周内

C. 10 周内　　　　　　　　　　D. 12 周内

E. 14 周内

15. 钳刮术适用于妊娠( )

A. 6 周内　　　　　　　　　　　B. 8 周内

C. 10 周内　　　　　　　　　　D. 12 周内

E. 10~14 周

16. 放置宫内节育器术后注意事项,何项不正确( )

A. 术后休息 3 天　　　　　　　　B. 术后休息 15 天

C. 术后 1 周内避免重体力劳动　　D. 术后 2 周内禁止性生活和盆浴

E. 如有严重腹痛、发热、阴道流血量多,应随时就诊

17. 经腹输卵管绝育术后护理,何项不正确( )

A. 卧床休息 48 小时后可下床活动

B. 术后 4~6 小时督促受术者排尿

C. 注意观察腹部伤口有无渗血,有无腹痛及内出血情况

D. 术后休息 3~4 周,禁性生活 1 个月

E. 术后 1 个月回医院复查

18.负压吸宫术术后护理,不正确的是(　　)

A.在观察室观察 30 分钟,无异常方可离开

B.注意观察阴道流血及腹痛情况

C.保持外阴清洁

D.禁止性生活及盆浴 1 个月

E.如有发热、阴道流血持续 10 天以上,应到医院就诊

19.对于放置宫内节育器术中及术后的处理应除外(　　)

A.术中随时观察受术者的情况

B.嘱受术者如有出血多、腹痛、发热等情况随时就诊

C.1 周内禁止性生活

D.术后 1 周内避免重体力劳动

E.术后 2 周内禁盆浴

20.下列避孕方法中,属于抑制排卵的方法是(　　)

A.药物避孕　　　　　　　　B.安全期避孕

C.阴茎套避孕　　　　　　　D.免疫避孕法

E.使用阴道隔膜

21.口服避孕药的禁忌证不包括(　　)

A.患严重心血管疾病患者　　　B.糖尿病患者

C.甲状腺功能亢进者　　　　　D.精神病生活不能自理者

E.产后 8 个月妇女

22.月经初潮后女性的一级预防保健重点是(　　)

A.避孕指导　　　　　　　　B.经期卫生指导

C.婚前卫生指导　　　　　　D.孕前优生指导

E.月经病治疗指导

【A2 型题】(每一道题是以一个小案例出现的,其下面都有 A、B、C、D、E 五个备选答案,请从中选择一个最佳答案)

23.王某,因停经 50 天人工流产术后半月。阴道流血时多时少,查子宫如 40 天妊娠大小,软,尿 HCG 可疑,最可能的原因是(　　)

A.子宫内膜炎　　　　　B.漏吸

C.空吸　　　　　　　　D.吸宫不全

E.月经不调

24.某女,30 岁,多次人工流产,3 个月前行末次人流手术,有周期性下腹疼痛,无月经来潮,最可能的诊断是(　　)

A.妊娠　　　　　　　　B.月经不调

C.异位妊娠　　　　　　D.宫颈粘连

E.吸宫不全

25.张女士,婚后 2 年,采用药物避孕,曾漏服短效避孕药 3 天,现停经 52 天,妊娠试验阳性,阴道少量出血 1 周,时伴有下腹痛,下列处理措施哪项最佳(　　)

A.复查妊娠试验　　　　　　B.卧床休息,服用镇静剂

C.注射黄体酮保胎   D.负压吸宫术

E.药物流产

26.王女士,36岁,孕4产1,因采用多种避孕措施均失败,医生劝其行绝育术。该女士听说手术很痛苦,绝育后会影响性生活质量,心有疑虑,夜不能寐,特向护士咨询绝育的有关知识。该女士首要的护理诊断是( )

A.有感染的危险   B.疼痛

C.焦虑   D.有皮肤完整性受损的危险

E.性生活形态改变

27.患者,女性,21岁,妊娠45天,拟行吸宫术,护士向该女士进行术后宣教中正确的是( )

A.阴道出血期间每天坐浴   B.有腹痛或出血多者,应随时就诊

C.术后可立即回家休息   D.1周内禁止性生活和盆浴

E.术后休息1周

28.张某,停经18周,要求终止妊娠,应采取下列哪项措施( )

A.钳刮术   B.负压吸引术

C.依沙吖啶引产   D.缩宫素静脉滴注

E.药物流产

29.患者女,35岁。入院行经腹腔镜输卵管绝育术,术前护士发现以下哪种情况需及时告知医生考虑更改手术时间( )

A.体温38.5℃   B.脉搏64次/分

C.呼吸22次/分   D.血压130/88mmHg

E.血红蛋白120 g/L

【A3型题】(以下提供若干个案例,每个案例有若干个题。请根据案例所提供的信息,在每道题下面的A、B、C、D、E五个备选答案中选择一个最佳答案)

(30~31题共用题干)

李某,因停经45天要求终止妊娠。人工流产术中突然面色苍白、出汗胸闷,查:血压70/50 mmHg,脉搏50次/分。

30.应首先考虑( )

A.子宫穿孔   B.吸宫不全

C.人工流产综合反应   D.羊水栓塞

E.空气栓塞

31.应使用何种药物抢救治疗( )

A.安定   B.苯巴比妥钠

C.哌替啶   D.氯丙嗪

E.阿托品

(32~34题共题干)

刘女士,28岁,孕3产1,因停经56天、要求终止妊娠而就诊。在明确诊断且排除禁忌证后拟采取负压吸宫术。该女士因害怕疼痛而犹豫,紧张不安。

32.按首优原则现存护理诊断最主要的是(　　)

A.知识缺乏　　　　　　　　　　B.疼痛

C.恐惧　　　　　　　　　　　　D.组织完整性受损

E.组织灌注量改变

33.在手术过程中,该女士突然出现面色苍白、出冷汗、头晕、恶心,且感胸闷,测心率56次/分,血压90/60 mmHg。该女士最可能出现了(　　)

A.子宫穿孔　　　　　　　　　　B.大出血

C.漏吸　　　　　　　　　　　　D.人工流产综合征

E.吸宫不全

34.该女士手术后需休息(　　)

A.1周　　　　　　　　　　　　B.2周

C.3周　　　　　　　　　　　　D.1个月

E.2个月

（吴肖晓）

课后练习参考答案

任务一：

1.D　2.A　3.C　4.A　5.D　6.E　7.D　8.C　9.B　10.C　11.D　12.D　13.A
14.A　15.B　16.E　17.D　18.C

任务二：

1.E　2.B　3.D　4.C　5.C　6.E　7.A　8.D　9.E　10.D　11.A　12.C　13.D
14.C　15.B　16.D　17.C　18.B　19.C　20.B　21.B　22.D　23.C　24.A　25.D
26.B　27.C　28.E　29.E　30.C　31.B　32.C　33.E　34.C　35.A　36.E

任务三：

1.A　2.D　3.A　4.E　5.D　6.E　7.D　8.D　9.A　10.C　11.A　12.C　13.E
14.A　15.C　16.D　17.B　18.E　19.B　20.E　21.A　22.E　23.A　24B　25.E
26.D

任务四：

1.B　2.A　3.D　4.B　5.B　6.C　7.C　8.D　9.D　10.B　11.A　12.E　13.B
14.B　15.A　16.C

任务五：

1.A　2.D　3.D　4.C　5.A　6.E　7.B　8.B　9.B　10.C　11.D　12.C　13.D
14.B　15.A　16.B　17.E　18.C　19.D　20.C　21.A　22.D　23.E

任务六：

1.D　2.D　3.B　4.C　5.D　6.C　7.C　8.A　9.D　10.E　11.C　12.E　13.C
14.B　15.E　16.D　17.B　18.D　19.D　20.A　21.C　22.C　23.E　24.C　25.A
26.A　27.C　28.B　29.B　30.C　31.C

任务七：

1.A　2.B　3.B　4.A　5.A　6.C　7.D　8.E　9.D　10.A　11.D　12.D　13.D
14.E　15.D　16.B　17.E　18.A　19.D　20.E

任务八：

1.C　2.E　3.D　4.D　5.B　6.E　7.D　8.C　9.C　10.C　11.C　12.A　13.C
14.D　15.D　16.A　17.B　18.B　19.C

任务九：

1.A　2.C　3.D　4.B　5.E　6.C　7.B　8.A　9.C　10.B　11.D　12.E

任务十：

无

任务十一：

1.A　2.E　3.A　4.B　5.B　6.C　7.E　8.D　9.E　10.E　11.A　12.B　13.B
14.B　15.A　16.D　17.2　18.E　19.D　20.E　21.E　22.B　23.E

任务十二：

无

任务十三：

1.B　2.A　3.D　4.E　5.A　6.C　7.C　8.D　9.D　10.D　11.C　12.B　13.D
14.C　15.E　16.B　17.A　18.A　9.C　20.A　21.E　22.B　23.D　24.D　25.D
26.C　27.B　28.C 29.A　30.C　31.E　32.C　33.D　34.B

附录一 高危妊娠评分标准及评分

高危分类	5 分	10 分	15 分	20 分	建卡时			孕中期			28 周			37 周		
	A 级	B 级	C 级	D 级	A	B	C	A	B	C	A	B	C	A	B	C
基本情况	①年龄＜20 岁或≥35 岁 ② 身高 = 145－150cm ③体重指数:24＜BMI＜28 ④年龄≥30 岁伴结婚 2 年不孕 ⑤ 轻度智力低下	①年龄＞40 岁 ②身高＜145cm ③体重指数:28≤BMI＜32 ④产道(软、骨)畸形,骨盆狭小 ⑤胸廓畸形 ⑥ 中重智力低下 ⑦ 精神病静止期		① 胸廓畸形伴轻度肺 功 能不全 ② 体重指数: BMI≥32 ③ 重度智力低下 ④ 精神病活动期												
异常妊娠分娩史	①自然流产≥2 次 ② 围产儿死亡史 ③人工流产≥2 次 ④新生儿死亡史≥1 次 ⑤先天异常儿史≥1 次	①自然流产≥3 次 ②早产≥2 次 ③死胎死产史≥2 次 ④先天异常儿史≥2 次 ⑤阴道难产史 ⑥疤痕子宫(剖宫产史、肌瘤剜除史) ⑦产后出血史														

续表

高危分类		5 分	10 分	15 分	20 分	建卡时			孕中期			28 周			37 周		
		A 级	B 级	C 级	D 级	A	B	C	A	B	C	A	B	C	A	B	C
姓娠合并症	心血管疾病	①原发性高血压,BP 持续≥140/90mmHg ②心肌炎史	①原发高血压,BP 持续≥160/100mmHg ②心功Ⅰ～Ⅱ级心肌炎后遗症 ③心律失常	①心脏病	①心脏病心功Ⅲ～Ⅳ级 ②房颤 ③先心(紫绀型) ④肺动脉高压												
	肝病	乙、丙肝病毒携带者	①肝内胆汁淤积症(ICP) ②急性肝炎或慢性肝炎		①重症肝炎 ②急性脂肪肝												
	肾病		肾炎伴肾功能轻度损害		①肾炎伴肾功能中度损害												
	呼吸道疾病	肺结核稳定型	哮喘	①肺结核活动型 ②肺心病	①开放性、粟粒性肺结核 ②哮喘伴肺功能不全												
	血液病	Hb<100g/L	血小板<7.5 万	重度贫血(Hb<60g/L)	①再障 ②血小板≤5 万												
	内分泌病	甲亢、糖尿病饮食控制不需用药者	甲亢、糖尿病不能饮食控制需用药者		甲亢危象、糖尿病酮症酸中毒												
	肿瘤		子宫肌瘤或卵巢囊肿≥6cm		恶性肿瘤												
	其他	偶发癫痫	①癫痫需药物控制/自身免疫性疾病静止期 ②性病(梅毒、淋病、尖锐湿疣、沙眼衣原体感染) ③HIV 感染者		①自身免疫性疾病活动期 ②AIDS												

高危分类		5分	10分	15分	20分	建卡时			孕中期			28周			37周		
		A级	B级	C级	D级	A	B	C	A	B	C	A	B	C	A	B	C
妊娠并发症	胎位不正	孕32~36周横位、臀位	≥37周横位、臀位														
	先兆早产、胎膜早破	孕34~36周	<34孕周														
	过期妊娠	孕41~42周	≥42孕周且胎盘功能低下														
	妊高征	轻度妊高征	中度妊高征		①先兆子痫与子痫 ②Hellp综合症												
	产前出血	产前出血（28孕周前）	①≥28孕周的边缘性及部分性前置胎盘 ②早期阴道出血不明		①完全性前置胎盘 ②胎盘早剥												
	羊水量异常	羊水过多	羊水过多伴症状或羊水过少														
	胎儿因素		①双胎、巨大儿 ②辅助生殖技术受孕		3胎以上												
	IUGR	宫高为第10百分位	宫高为<第10百分位		宫高<第5百分位												
	胎儿窘迫		①胎动消失 ②胎心≥160次/分或≤120次/分但>100次/分 ③胎动<20次/12小时	①胎心<100次/分 ②胎动<10次/12小时													
	母子血型不合	ABO溶血症	Rh溶血症		已有过Rh溶血症史												

续表

高危分类	5分	10分	15分	20分	建卡时			孕中期			28周			37周		
	A级	B级	C级	D级	A	B	C	A	B	C	A	B	C	A	B	C
环境及生活因素	①被动主动吸烟≥20支/日 ②酗酒 ③文盲 ④无产前检查 ⑤流动人员 ⑥家庭经济困难（＜50元/月） ⑦卫生条件差 ⑧孕妇的一级亲属有遗传病史 ⑨早孕期接触可疑致畸药物：农药、放射线等化学、物理因素 ⑩由居住地到医院需要1小时以上其中两项者	①家庭中受歧视														
总分																
级别																
备注	两种以上高危因素时总高危评分可由各单项相加累计,但其高危级别则以单项中最高者记录。 例1:身高145cm(A级)、Hb 70克(A级)评分为5+5=10分,总评分10分A级 例2:二次流产史(A级),此次妊娠宫高＜第10百分位(B级),评分5+10=15分,总评分15分B级 例3:高年初产(A级),肌瘤剜除史(B级),先心紫绀型(C级),评分5+10+20=35分,总评分35分C级															

体重指数(BMI)=体重(kg)/身高(m2),以非孕期和孕前12周为准

附录二　爱丁堡产后抑郁量表

内容	同以前一样	没有以前那么多	肯定比以前少	完全不能
1. 我能看到事物有趣的方面,并能笑得开心	0	1	2	3
2. 我欣然期待未来的一切	0	1	2	3
内容	没有这样	很少这样	有时这样	经常这样
3. 当事情出错时,我会不必要地责备自己	0	1	2	3
4. 我无缘无故感到焦虑及担心	0	1	2	3
5. 我无缘无故感到害怕或恐慌	0	1	2	3
6. 我很不愉快,难以入睡	0	1	2	3
7. 我感到悲伤和痛苦	0	1	2	3
内容	我应付得与过去一样好	大多数时间我应付得比较好	有时我不能像平时那样应付	大多数情况下我全然不能应付
8. 很多事情冲着我而来,使我透不过气	0	1	2	3
内容	从不	极少有	有时	经常
9. 我很不愉快,想哭泣	0	1	2	3
10. 我想过要伤害自己(自杀)	0	1	2	3

附录三　实训指导

实训一　产前检查

一、胎产式、胎先露、胎方位

【实训目的】

1.认识不同胎产式、胎先露、胎方位及其相互关系,能根据胎方位选择听胎心的位置,并在模型上听胎心。

2.能说出女性骨盆的三个平面及各个径线。

【实训准备】

模型及设备:骨盆模型、胎儿模型。

【实训内容及步骤】

1.胎产式:胎儿身体长轴与母体长轴的关系。

(1)纵产式—头先露。

(2)纵产式—臀先露。

(3)横产式—肩先露。

2.胎先露:最先进入骨盆入口的胎儿部分称胎先露。

纵产式有头先露和臀先露,横产式为肩先露。

(1)头先露:枕先露、前囟先露、额先露和面先露。

(2)臀先露:混合臀先露、单臀先露及足先露(单足先露、双足先露)。

(3)横产式为肩先露。

3.胎方位:胎儿先露的指示点与母体骨盆(前、后、左、右、横)的关系称胎方位,简称胎位。

(1)枕先露包括:枕左前、枕左横、枕左后、枕右前、枕右横、枕右后

(2)臀先露包括:骶左前、骶左横、骶左后、骶右前、骶右横、骶右后

二、腹部四步触诊

【实训目的】

1.能简述腹部四步触诊的目的。

2.能做好腹部四步触诊的准备及配合工作。

3.能在模型上进行腹部四步触诊的操作,了解测量宫高、腹围的方法。

【实训准备】

1.模型及设备:孕妇模型、产科检查床。

2.器械及用物:皮尺、胎心听筒、手表、纸、笔、腹部四步触诊教学视频等。

【实训内容及步骤】

1.体位:孕妇排尿后仰卧于检查台上,腹部裸露,两腿略屈稍分开,检查者站于孕妇右侧。

2.检查顺序、目的

第一步:两手相对,用指腹轻轻按压。摸清子宫外形及宫底高度,辨别占据子宫底的胎儿部分。

第二步:双手分别放置于腹部两侧,一手固定,另外一手轻轻深按检查,分辨胎背及胎儿四肢的位置。大而软—胎背、小而空虚—四肢。

第三步:用右手握住先露部,左右轻轻推动,鉴别先露为头或臀,并确定先露部入盆的情况。

第四步:面向孕妇足端,将双手分别置于先露两侧,轻轻深压,核对先露部的诊断是否正确,并确定先露部是否入盆。

三、骨盆外测量

【实训目的】

1.能做好骨盆外测量的准备及配合工作。

2.能较熟练运用骨盆外测量器进行骨盆外测量的操作,掌握髂嵴间径、髂棘间径、骶耻外径、出口横径的测量方法。

3.准确说出骨盆外测量各径线的正常值和临床意义。

【实训准备】

1.模型及设备:孕妇模型、骨盆模型、产科检查床。

2.器械及用物:骨盆外测量器、纸、笔、骨盆外测量教学视频等。

【实训内容及步骤】

1.体位:检查者位于受检者右侧,受检者仰卧于检查床上,两腿伸直,测量髂棘间径、髂嵴间径;两腿屈曲并分开,测量出口横径;左侧卧位,左腿屈曲,右腿伸直,测量骶耻外径。

2.各径线起点及正常值

(1)髂棘间径:指两髂前上棘间的距离,正常值为 23~26 cm。

(2)髂嵴间径:指两髂骨外缘间最宽的距离,正常值为 25~28 cm。

(3)骶耻外径:指耻骨联合上缘中点至第 5 腰椎棘突下的距离,正常值为 18~20 cm(第 5 腰椎棘突下相当于菱形窝上角,或相当于两侧髂嵴最高点水平连线与脊柱交叉点下 1.0~1.5 cm 处)此径线<18 cm 时,需测对角径。

(4)出口横径:又称坐骨结节间径,指两侧坐骨结节前内缘间的距离,正常值为 8.5~9.5 cm,当<8 cm 时应测后矢状径,两条径线之和>15 cm。

(5)耻骨弓角度:测量出口横径时,可用双手拇指抵住耻骨下支,以估计耻骨弓角度。

3.注意事项

(1)各径线的体表骨性标志确定需正确。

(2)握持骨盆测量器的方法要正确。

(3)如系肥胖者,应适当除去软组织厚度。

【实训方法】

模型演示、角色扮演、分组练习，"教学做"相结合。

1. 观看教学视频

2. 示教：由代课老师或实训老师进行演示操作，边操作边讲解，注意解释操作中的重点和难点。

3. 模拟练习：学生分组在仿真模型上或每 2 人一组互换角色进行操作练习（教师巡回指导，随时纠正学生操作上的错误，并随时解答学生的疑难问题）。

4. 检查操作：教师可随机抽查操作情况，回示操作。

【实训报告】

1. 胎产式有_____、_____两种。

2. 胎先露有_____、_____、_____。

3. 最常见的胎先露是_____。

4. 四部触诊第一步的目的是_____；第二步的目的是_____；第三、四步的目的是_____。

5. 骨盆外测量的主要径线有：①髂棘间径：指两髂前上棘间外侧缘的距离，正常值为_____ cm，实际测得值为_____ cm；②髂嵴间径：指两髂骨外缘间最宽的距离，正常值为_____ cm，实际测得值为_____ cm；③骶耻外径：耻骨联合上缘中点至第 5 腰椎棘突下的距离，正常值为_____ cm，实际测得值为_____ cm；④坐骨结节间径：两侧坐骨结节前内缘间的距离，正常值为_____ cm，实际测得值为_____ cm。根据测得的值综合分析该患者的骨盆属于_____骨盆。

6. 什么情况下需要做骨盆内测量？何时做？

实训二　正常分娩

一、枕左前的分娩机制

【实训目的】

能熟练掌握用物准备,并说出枕左前位分娩机制枕左前的分娩机转。

【实训准备】

1. 模型及设备:骨盆模型、胎儿模型、分娩机转模型。
2. 器械及用物:正常分娩教学视频。

【实训内容及步骤】

1. **衔接**　胎头双顶径进入骨盆入口平面,颅骨最低点可达坐骨棘水平。胎头进入骨盆入口时,呈半俯屈状态,以枕额径在骨盆入口横径或右斜径上,胎儿枕骨在骨盆的左前方或左方。

2. **下降**　胎头沿骨盆轴前进称下降,临床多以观察胎头下降程度作为判断产程进展的重要标志。下降动作呈间歇性,贯穿于分娩全过程。

3. **俯屈**　当胎头继续下降至盆底时,枕部遇到阻力,处于半俯屈状态的胎头因杠杆原理进一步俯屈,枕额径变为枕下前囟径。

4. **内旋转**　胎头逆时针旋转45°或90°,使矢状缝与中骨盆及骨盆出口前后径相一致,枕部转至耻骨弓下方。

5. **仰伸**　当完成以上动作后胎头继续下降至阴道外口,在子宫收缩和腹压作用的同时,骨盆底的肛提肌收缩,二者的共同作用使胎头仰伸,使顶、额、鼻、口、颏部相继娩出,此时胎儿双肩径进入骨盆入口横径。

6. **复位及外旋转**　胎头娩出后,为使胎头与胎肩之间的扭曲解除,枕部顺时针方向旋转45°称复位。为使双肩径与骨盆出口前后径一致,枕部需继续顺时针方向旋转45°,以保持头与肩垂直关系。

7. **胎肩娩出**　前肩(右肩)在耻骨弓下先娩出,后肩(左肩)从会阴前缘娩出,胎儿及下肢随之娩出。

二、接生的护理配合

 案例导入

小王,26岁。停经38周,阵发性腹痛4小时于2013年6月20日早上8点入院。

病史:平时月经周期30天,经期4天,末次月经为2012年9月27日,预产期是2013年7月4日。停经40余天出现早孕反应,停经5月自觉胎动一直至今,在本院门诊定期产前检查,无明显异常发现。停经35周出现双下肢踝部水肿,休息后可缓解。1天前无诱因出现阴道少量血性分泌物,4小时前出现阵发性腹痛,大约5~6分钟一次,持续32秒。既往体健,无手术外伤史,无输血史,无药物过敏史,家族中无特殊病史。

查体:T36.8℃,P80次/分,R20次/分,Bp120/70 mmHg,心肺听诊无异常,腹软,肝脾触诊不满意。

产科检查:胎心 144 次/分,LOA,宫高 32 cm,腹围 98 cm,已入盆,有规则的宫缩,持续 35 秒,间歇 5~6 分钟。肛门检查:宫颈管消失,宫口开 2 cm,S－1。胎膜未破。

骨盆外测量四条径线分别为:23 cm－26 cm－19 cm－9 cm。

产程进展情况:上午 11 点宫缩持续 40 秒,间歇 3~4 分钟,胎心 148 次/分,宫口开 4 cm,下午 2 点宫缩持续约 40~50 秒,间歇 2~3 分钟,胎心 140 次/分,宫口开 8 cm,下午 3 点胎膜破裂,羊水清,量约 100 mL,胎心 140 次/分。下午 4 点宫口开全,开始做接生准备。产妇于下午 5 点 20 分经阴道以 LOA 自然娩出一男婴。

新生儿娩出后约 30 秒开始有哭声,哭声洪亮,皮肤红润,1 分钟、5 分钟 Apgar 评分均为 10 分。体重 3300 g,身长 50 cm,发育正常,无畸形。半小时后报给产妇,协助产妇给婴儿喂奶。

胎儿娩出后约 10 分钟,胎盘以胎儿面自然娩出,胎盘重 520 g,椭圆形,直径 19 cm,形态完整,胎膜完整,无缺损。脐带附着在正中,约 55 cm。阴道出血量大约 200 mL,子宫底位于平脐水平,给予缩宫素 20U 静脉推注。

产后检查:检查阴道、宫颈无裂伤,左侧会阴有轻度裂伤,给予修补,外缝 2 针。产后 30 分钟检查子宫底位于脐下一横指,收缩良好,按摩子宫出血量约 30 mL,血压 110/70 mmHg。1 小时、1 个半小时检查宫底高度仍在脐下一横指,每次出血量大约 20 mL 左右,血压平稳。

2 小时离开产房前再次按摩子宫,出血量约 30 mL,子宫底位于脐下一横指。P70 次/分,R18 次/分,血压 110/70 mmHg。膀胱无明显充盈,也无其他不适感,送回病房继续观察。

【实训目的】

1. 能完成产前的准备工作、外阴冲洗、消毒、铺巾和严格无菌操作。

2. 了解整个分娩过程(产程观察、接生、保护会阴、新生儿处理、陪伴分娩等)。

3. 学会填写分娩记录单和新生儿记录单。

【实训准备】

1. 模型及设备:分娩模型、多功能产床、胎儿模型、新生儿模型、治疗车。

2. 器械及用物

(1)正常分娩教学视频。

(2)分娩记录单(实训表 1);新生儿记录单(实训表 2)。

(3)敷料类:双层包布 1 块、双层大单 1 块、腿套 1 副、消毒巾 4 块、手术衣 1 件。脐带卷(纱布数块、棉签 2 根、气门芯或脐带夹、脐腹带)、纱布 6 块、带线纱布 2 块、1g 棉球 8 个、一次性治疗巾 1 块。

(4)器械类:弯盘(中)2 个、血管钳(直)1 把、血管钳(弯)1 把、脐剪 1 把、会阴切开剪 1 把、持针器 1 把、镊子(有齿、无齿)各 1 把、聚血盒 1 个、圆针和三角针各 1 根、医用肠线若干、医用丝线若干。

(5)外阴冲洗物品:便盆、冲洗筒(壶)、弯盘(中)1 个、药杯(40 mL)1 个、有齿卵圆钳 2 个、一次性治疗巾(50 cm×60 cm)1 块、干棉球 16 个、冲洗及消毒液(温肥皂液、温生理盐水、1∶1 000 新洁尔灭溶液或 0.2% 碘伏)。

【实训内容及步骤】

1. 接产前的准备工作

(1)产妇的准备:接产前了解产妇的一般情况及产科情况,明确胎位,有无破膜、头盆不称及产程进展情况。当初产妇宫口开全、经产妇宫口开大 3～4 cm 时,应做好以下准备:

外阴冲洗:孕妇取仰卧屈膝位,臀下置便盆或塑料布,用肥皂水棉球进行擦洗。擦洗顺序为:阴阜、大腿内侧上 1/3、大小阴唇、会阴及肛门周围,然后以温开水冲洗干净,冲洗顺序为自上而下,先周围后中间,防止冲洗液流入阴道。

外阴消毒:用 1:1000 新洁尔灭或 0.5％碘伏消毒,消毒顺序为先中间后两边,最后肛门周围。铺消毒巾于臀下。消毒完毕,整理物品,准备接生。

(2)物品准备:产床、产妇模型、产包、无菌棉球及纱布、无菌手套、消毒巾、新配制的 1：1000新洁尔灭或 0.5％碘伏消毒液等。

(3)接产人员准备:①洗手、打开产包。②带第一副手套。③穿无菌接生衣。④铺好消毒巾,准备接产。铺巾方法:助产人员站在产妇的右侧,先将产包内大单两角展开,平铺产妇臀下,大单上缘直达产妇腰部(铺单时保护好双手避免污染)。助产将产妇右腿抬起,助产者为产妇先套上有腿套,然后再套上左腿套,最后铺上开刀巾(有的用大孔巾),露出外阴部。⑤带第二副手套(要求符合无菌操作规范)。⑥接生完毕处理:整理物品。

2.接产和保护会阴 接产者站在产妇右侧,当胎头拨露使阴唇后联合紧张时,应开始保护会阴。保护会阴方法:接产者的右肘支在产床上,右手拇指与其余四指分开,利用大鱼际肌顶住会阴部。每当宫缩时,应向上内方托压,同时左手应轻轻下压胎头枕部,协助胎头俯屈及缓慢下降。宫缩间歇期右手稍放松,以免压迫过久引起会阴水肿。当胎头着冠时,左手控制胎头,右手紧紧保护并上托会阴。宫缩时应嘱咐产妇张口哈气以降低腹压作用,待宫缩间歇时让产妇稍用负压。

3.新生儿处理

(1)记录娩出时间。(2)清理呼吸道。(3)Apgar 评分。(4)脐带的处理,断脐及结扎脐带。(5)查体及称重。

4.娩出胎盘及检查胎盘。

5.检查会阴及阴道。

6.产后观察 2 小时。

【实训方法】

观看教学视频(分娩的临床经过)、教师在模型上示教、学生在模型上练习。

1. 集体观看教学视频。

2. 学生分组:20～25 人/大组。

3. 示教:由代课老师或实训老师进行操作,边操作边讲解。

4. 模拟练习:分小组操作,每小组 4～5 人。

5. 检查操作:教师可随机抽查操作情况,回示操作。

【注意事项】

1. 铺产包应在外阴消毒后进行。

2. 时刻谨记无菌观念,无菌操作规范。

4. 铺产包的顺序:接生大单→右侧裤腿或治疗巾→左侧裤腿或治疗巾→腹部治疗巾。

5. 操作时注意为患者遮挡、保暖。

6. 在擦洗时,两把镊子不可接触和混用。

7. 新生儿娩出后首先需要立即清理呼吸道。

8. 脐带处理时脐带结扎要松紧适度,药液不可接触新生儿皮肤,以免发生皮肤烧灼。

9. 新生儿处理的整个过程注意保温。

【实训报告】

根据实训案例完成分娩记录单、新生儿记录单的填写。

表1 分娩记录单

姓名_____

产程开始时间_____年___日___时__分	胎膜破裂(自然 人工)_____年___日___时___分 羊水颜色:_____ 量:_____ mL
宫口开全时间_____年___日___时__分	第二产程处理:自产 胎吸 产钳 臀助 剖宫产 内倒转 其他
婴儿娩出时间_____年___日___时__分	第三产程处理:自娩(母面 胎面)人工剥离 徒手取出 清宫 其他
胎盘娩出时间_____年___日___时__分	第一产程___时___分 第二产程___时___分 第三产程___时___分
总产程_____时___分	胎儿娩出方位:
会阴损伤:Ⅰ° Ⅱ° Ⅲ°	宫颈裂伤:深___厘米 部位___点连续间断缝合___针 产道血肿:有 无
会阴切开:无 侧方 正中 修补缝合:内:肠线间断,外: 肠线皮内/ 丝线 针 麻醉者: 缝合者:	
产后出血: mL 宫底高度: 宫缩:好 中等 软 血压: mmHg	
胎盘娩出方式:自然 人工剥离 胎盘重量:___克 胎盘直径:___ cm 形态:完整 不完整 胎膜残留:有 无 脐带附着:正中、偏侧 脐带长:___ cm	
会阴:保护,未保护 自由体位分娩:___,水中分娩:___	
分娩相关:催产素滴注_____,分娩陪伴_____,镇痛方式:_____	

新生儿	性别:男　　　女 体重:_____克		身长:_____cm　　　畸形　死产　死胎				
	评分	出生后1分钟	呼吸012　心率012　肌张力012　喉反射012　皮肤颜色012 评分:____分				
		出生后5分钟	呼吸012　心率012　肌张力012　喉反射012　皮肤颜色012 评分:____分　　　眼睛滴药:氧氟沙星　　　氯霉素				

急救处理:

产后子宫收缩剂:

产后诊断:第___胎___产,孕___周,胎位_____,分娩方式_____
手术名称:1.单胎顺产接生术　　2.会阴____度撕裂缝合术

母婴早接触、早吮吸情况　　　　时　分至　　时　　分,＞30分钟

产后观察	时间	30'	60'	90'	120'	离开产房时间 ___日___时___分 血压　　mmHg　宫底脐下___指 出血量:娩出前包括切开出血量____ __mL;第三产程出血量_____mL; 产后2小时出血量_____mL;总计出 血量_____mL; 检查者签名：
	宫底					
	出血量 mL					
	血压 mmHg					
	心率(次/分)					
	呼吸(次/分)					

尿:　未解　　　已解

接产者:　　　接婴儿者:　　　记录者:_____年___月___日___时___分

表2　新生儿记录单

母亲姓名　出生日期_____年___月___日___时___分 出生证号码

产后诊断：　　　　　　　　　　　母孕期伴发疾病：

新生儿性别　　初生时状况　　产瘤：　头血肿：
分娩方式:顺产、臀助、胎头吸引、产钳、剖宫产　胎次：　产次：

分娩过程　破膜时间____月___日___时___分　　总产程：___时___分
羊水性质:清、混（Ⅰ、Ⅱ、Ⅲ）　　　　　Apgar评分 1'___分，5'___分

胎盘:正常、异常　　脐带:正常、异常　　脐带处理:脐带夹、丝线、气门芯

初生时急救处理：
吸管吸出口咽黏液_____mL、质___、色___。
气管插管___次、吸出_____mL、加压给氧___分钟、吸氧___分钟。
用药：　　　　　急救者：

体格检查		新生儿右足印
一般情况　强　中　弱	体重　　g	
皮肤　　胎脂	身长　　cm	
头部产伤　变形　水肿　血肿	坐高　　cm	产妇左拇指印
唇　　口腔　　五官	胸围　　cm	取印者
胸部　发育　正常　异常	枕额径　　cm	
心肺	枕颌径　　cm	
腹部　脐出血　有　无	枕额周径　　cm	
肝　脾　　包块	枕颌周径　　cm	
四肢　　指　　　趾	双肩径　　cm	
生殖器　睾丸　已降　未降	双顶径　　cm	
肛门	检查者：	
检查者：		

实训三　产褥期妇女的护理

一、会阴湿热敷

【实训目的】

能正确熟练对患者进行会阴湿热敷。

【实训准备】

器械及用物:消毒弯盘两个、镊子两把、消毒纱布数块、棉垫、常用溶液(50%硫酸镁、95%酒精)、橡皮布、治疗巾等。

【实训内容及步骤】

(一)操作步骤及方法

1. 行会阴擦洗,清洁局部。

2. 把所需的热溶液倒入消毒盘内,将纱布浸透并拧至不滴水,然后用镊子将纱布放于水肿部位,外面再盖以棉垫。

3. 每3～5分钟更换热敷垫1次,亦可将热水袋放在棉垫外,延长更换热敷料的时间,一次热敷可持续15～30分钟。

4. 热敷完毕,更换清洁会阴垫并整理床铺。

(二)注意事项

1. 热敷面积应是病损面积的2倍。

2. 湿热敷的温度一般为41～48℃,注意防止烫伤,对休克、虚脱、昏迷及术后感觉不灵敏者应警惕。

3. 在热敷过程中,护士应随时评价热敷效果,并提供产妇一切生活护理。

二、外阴擦洗

【实训目的】

能够正确、熟练对患者进行外阴擦洗。

【实训准备】

器械及用物:治疗盘一只(内放无菌持物钳)、消毒药碗2只、镊子2把、1:1000新洁尔灭棉球5～7只、新洁尔灭酊棉球1只、鱼肝油剂1瓶、清洁弯盘1只、治疗巾1块、棉签1包、集尿袋1只。

【实训内容及步骤】

1.核对患者、做好解释工作。

2.患者取屈膝仰卧位,脱去对侧裤脚,两脚分开。

3.暴露外阴,臀部垫治疗巾。

4.分娩后产妇,需观察恶露的色、质、量。

5.用5只1:1000新洁尔灭纱球分别揩洗会阴伤口及两侧臀部顺序为:前庭(正中)→对侧、小阴唇→近侧大、小阴唇→伤口→两侧臀部及肛门周围。

6.用一只新洁尔灭酊棉球揩伤口,伤口处滴鱼肝油。

7.若保留导尿管者需更换集尿袋。

8.嘱会阴切开者取健侧卧位,以免恶露浸润伤口。

9.教会产妇正确使用月经垫,防止感染。

10.应注意观察会阴部及伤口周围组织有无红肿、炎性分泌物及伤口的愈合情况,发现异常及时记录并报告医生。

三、母乳喂养

【实训目的】

能够熟练指导孕妇进行母乳喂养。

【实训准备】

1.模型及设备:新生儿模型、产妇模型。

2.器械及用物:小毛巾、清洁纱布、香皂、热水。

【实训内容及步骤】

1.帮助喂哺时护士的正确姿势

(1)选择协助母乳喂养的恰当姿势:护士先选择好自己和产妇的舒适姿势,一般位于产妇的对面。

(2)稳定婴儿头部和乳房位置:用手掌根部托住婴儿颈背部,四指支撑婴儿头部,而另一手的四指和拇指分别放在乳房上下方,柔和地握住乳房。

(3)配合含吮:使婴儿口腔对着乳房移动,将乳头从口的上唇掠向下唇引起婴儿觅食反射。当婴儿嘴张大、舌向下的一瞬间,护士的手密切配合,柔和地将乳头引入婴儿口内,完成哺乳。

2.喂哺中产妇正确姿势(图实训3)

(1)产妇将拇指与其余四指分别放于乳房上下方,呈"C"形托起整个乳房。

(2)产妇舒适地坐着或躺着,最好在其腰部和手臂下方放置一软枕,坐位时在足下放一脚凳,以使产妇放松;婴儿的身体贴近母亲,面向乳房;婴儿的头与身体在一条直线上;婴儿的口对着乳房。①侧卧位:适用于剖宫产术后的母亲,以避免切口受到压迫;母亲倍感疲惫,希望在婴儿吃奶时休息或睡觉;乳房较大,利于婴儿含接。②搂抱式:是产妇常用的姿势。③抱球式:适合于剖宫产的母亲或乳房较大、乳头内陷以及乳头扁平的母亲。

(3)婴儿含接姿势:用乳头轻触婴儿的嘴唇,当其嘴张大后,将乳头和乳晕放入婴儿的口中。婴儿的嘴唇应含住乳头和乳晕或大部分乳晕,下巴紧贴乳房。如婴儿不张嘴,需要用乳头刺激唇部,当嘴张大时母亲快速将乳头送进婴儿嘴里。

(4)哺乳结束时用食指轻轻向下按婴儿下颌,避免在口腔负压情况下拉出乳头而导致乳头疼痛或皮肤破损。

(5)挤出一滴奶留在乳头上。

【注意事项】

1.告知产妇母乳喂养的原则是按需哺乳,纯母乳喂养 4~6 个月后方添加辅食。

2.母亲喂哺时应保持愉快的心情、舒适的体位,全身肌肉松弛,以利于乳汁排出。

3.保持婴儿头和颈略微伸展,以免鼻部受压而影响呼吸,但也要防止过度伸展造成吞咽

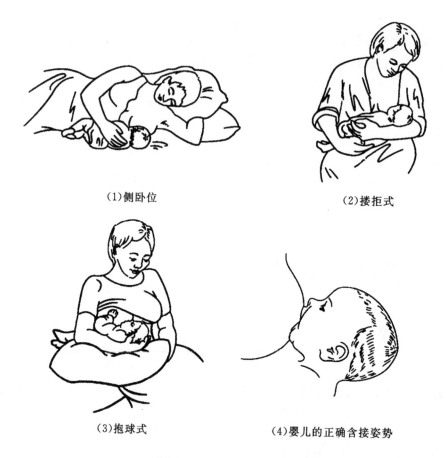

(1)侧卧位

(2)搂抱式

(3)抱球式

(4)婴儿的正确含接姿势

图实训 3-1　母乳喂养姿势

困难。

4.在进行母乳喂养过程中,母亲应面对面注视婴儿,通过眼神、语言、抚摸等沟通技巧与婴儿进行情感交流。

5.每次哺乳时都应该吸空一侧乳房后,再吸吮另一侧乳房。两侧乳房交替喂哺,挤出剩余乳汁,预防两侧乳房大小不等及乳腺炎。

6.每次哺乳后,应将婴儿抱起轻拍背部 1～2 分钟,排出胃内空气,以防吐奶。乳母戴上合适的棉质胸罩支托乳房,以利于改善乳房血液循环,有效地预防乳房下坠。

7.乳汁确实不足时,应及时补充按比例稀释的牛奶或代乳品。

【实训方法】演示法、角色扮演法,"教学做"相结合。

1.教师操作示教。

2.学生分组互相扮演产妇、护士进行模拟练习。

3.教师根据学生出现的问题有侧重点的再进行示教,指出并解释操作中的重点和难点。

4.学生再进行练习,教师指导并纠正学生操作上的错误,并随时解答学生的疑难问题。

【实训报告】

1.产妇产后当天宫底在_____,产后 10 天宫底_____。

2.产后会阴水肿的产妇可用_____或_____湿热敷。

3.产后为保持产妇外阴清洁,应每天____次用_____、_____或_____溶液擦洗或冲洗会阴。

4.产后____小时应鼓励产妇及时排尿。

5.产后会阴湿热敷的温度一般为____℃,一次湿热敷的时间可持续____分钟,湿热敷面积应为病损面积的____倍。

6.产后会阴伤口的擦洗顺序为_____、_____、_____、_____、_____。

7.护士宣传母乳喂养的原则是_____,纯母乳喂养____个月后方添加辅食。

8.请说出促进母亲乳汁分泌的因素。

实训四　新生儿的护理

一、光照疗法

光照疗法（phototherapy）又称光疗，通过一定波长的光线使新生儿血液中脂溶性的未结合胆红素转变为水溶性异构体，易于从胆汁和尿液中排出体外，从而降低胆红素水平。其中以波长 425～475 nm 的蓝光最为有效，双面光优于单面光。光疗按照射时间可分为连续光疗和间断光疗，对于黄疸较重的患儿，一般照射时间较长，但以不超过 4 日为宜。光疗的不良反应常见的有发热、腹泻、皮疹，偶见维生素 B_2 缺乏、低血钙、贫血、青铜症等。适用于多种原因引起的间接胆红素增高的新生儿。

【实训目的】

能够熟练地对高胆红素血症的患儿进行光照疗法。

【实训准备】

1.光疗箱或光疗毯光亮度以单面光 160W 为宜，光疗灯管和反射板应清洁无尘。灯管与患儿皮肤距离 33～50 cm 为宜。

2.遮光眼罩用不透光的布或纸制成。

【操作步骤】

1.光疗前准备　接通电源，检查线路及灯管亮度，湿化器水槽内加水，使箱温升至患儿中性温度（30～32℃），相对湿度 55％～65％。

2.入箱　患儿放入箱前须进行皮肤清洁，禁忌在皮肤上涂粉和油类；剪短指甲；双眼佩戴遮光眼罩，避免光线损伤视网膜；脱去患儿衣裤，全身裸露，只用长条尿布遮盖会阴、肛门部，男婴注意保护阴囊。将患儿放入已预热好的光疗箱中，记录开始照射时间（图实训 4-1）。

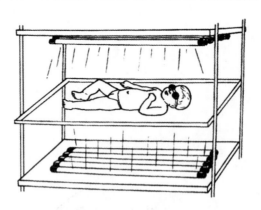

图实训 4-1　光照疗法

3.观察　观察患儿精神反应、呼吸、脉搏、皮肤颜色和完整、大小便、吸吮力、肌张力等，并记录。光疗时应每 2～4 小时测体温 1 次或根据病情、体温情况随时测量，根据体温调节箱温，维持患儿体温在 36～37℃。若光疗时体温超过 38.5℃ 或低于 35℃，要停止光疗。

4.出箱　遵医嘱停止光疗。出箱前先将患儿衣服预热,再给患儿穿好,切断电源,摘掉护眼罩,抱回病床,并记录出箱时间及灯管使用时间。

5.整理用物　光疗结束后切断电源,倒尽湿化器水箱内的水,做好整机清洁、消毒,有机玻璃制品用 0.1% 苯扎溴铵擦洗消毒。

【注意事项】

1.光疗过程中,患儿不显性失水增加,应注意喂养,喂奶期间注意喂水,保证水分及营养供给,记录出入量。光疗中若患儿出现烦躁、嗜睡、高热、皮疹、拒乳、呕吐、腹泻及脱水等症状时,应及时与医生联系,妥善处理。

2.光疗时随时观察患儿眼罩、会阴遮盖物有无脱落,注意皮肤有无破损。

3.光疗超过 24 小时会造成体内维生素 B_2 缺乏,应注意补充维生素 B_2。高结合胆红素血症患儿不宜进行光疗,易致青铜症。

4.将光疗箱置于温、湿度变化较小,无阳光直射的场所。保持灯管及反射板清洁,蓝光灯管使用 300 小时后其能量输出减弱 20%,900 小时后减弱 35%,因此灯管使用时间达到设备规定时间必须更换。光疗结束后,关好电源,拔出电源插座,将湿化器水槽内的水倒尽,做好整机的清洁、消毒。

5.光照 12~24 小时才能使血清胆红素下降,光疗总时间按医嘱执行。血清胆红素 <171 $\mu mol/L$(10mg/dl)时可停止光疗。

6.光照时出现的轻度腹泻、排深绿色多泡沫稀便、小便深黄色、一过性皮疹等副作用,可随病情好转而消失。

7.光疗中要遵医嘱静脉输液,按需喂乳,保证水分及营养供给。

8.工作人员为患儿进行检查、治疗、护理时要戴墨镜,并严格交接班。

【实训方法】

观看录像、模型演示、分组练习,"教学做"相结合。

1.观看教学视频

2.示教:由代课老师或实训老师进行演示操作,边操作边讲解,注意解释操作中的重点和难点。

3.模拟练习:学生分组使用婴儿模型和光疗箱进行操作练习(教师巡回指导,随时纠正学生操作上的错误,并随时解答学生的疑难问题)。

4.检查操作:教师可随机抽查操作情况,回示操作。

【实训小结】

1.讨论光疗的原理和注意事项。

2.提出观察光疗不良反应的要点,引导学生思考,给予指导。

二、暖箱的使用

【实训目的】

能够熟练的对出生体重在 2000 g 以下、高危或异常新生儿(如新生儿硬肿症、体温不稳定、体温不升等)使用温箱。

【实训准备】

预先清洁消毒婴儿暖箱(图实训4-2),并检查其性能完好,保证安全。

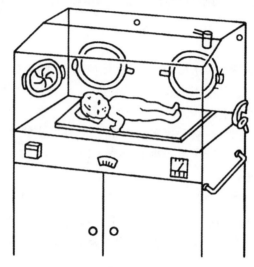

图实训4-2 温箱

【操作步骤】

1.检查暖箱,暖箱水槽内加入蒸馏水。

2.接通电源,预热暖箱,以达到所需的温、湿度。温箱的温、湿度应根据患儿体重及出生日龄而定(表实训4-1)。维持暖箱温度在中性温度,湿度在60%~80%。若患儿体温不升,箱温应设置为比患儿体温高1℃。

表实训4-1 不同出生体重早产儿温箱温、湿度参数

出生体重 (g)	温度			
	35℃	34℃	33℃	32℃
1000	初生10日内	10日后	3周后	5周后
1500	—	初生10日内	10日后	4周后
2000	—	初生2日内	2日后	3周后
2500	—	—	初生2日内	2日后

3.暖箱达到预定温度后,核对患儿,将患儿穿单衣、裹尿布放置于暖箱内。若使用暖箱的肤控模式调节箱温,应将温度探头置于患儿腹部较平坦处,通常用胶布固定,设置肤温在36~36.5℃。

4.入箱后护理

(1)定时测量体温,根据体温调节箱温,并做好记录,在患儿体温未升至正常之前应每30~60分钟监测1次,体温正常后可每1~4小时测1次,注意保持体温在36~37℃,并维持相对湿度。

（2）一切护理操作应尽量在箱内进行,如喂奶、换尿布、清洁皮肤、观察病情及检查等,可从边门或袖孔伸入进行,并尽量减少开门次数和时间,以免箱内温度波动。

5.出箱条件

（1）患儿体重达 2000g 或以上,体温正常,或者患儿在温箱内生活了 1 个月以上,体重虽然不到 2000 g,但一般情况良好。

（2）在室温 24～26℃ 的情况下,患儿穿单衣在 32℃ 暖箱内能维持正常体温。

【注意事项】

1.掌握暖箱性能,严格执行操作规程,定期检查,保证无故障及绝对安全。观察使用效果,如暖箱发出报警信号,应及时查找原因,妥善处理。

2.注意保持患儿体温,使用肤控模式时应注意是否因探头脱落而造成患儿体温不升的假象,导致箱温调节失控。严禁骤然提高温箱温度,以免患儿体温上升造成不良后果。

3.工作人员入箱操作、检查、接触患儿前,必须洗手,防止交叉感染。

4.保证温箱的清洁

（1）每日用消毒液及清水擦拭暖箱内外,若遇奶渍、葡萄糖液等污垢应随时擦去,每周更换暖箱 1 次,以便清洁、消毒,定期细菌培养。

（2）机箱下面的空气净化垫每月清洗 1 次,如有破损,及时更换。

（3）患儿出箱后进行终末清洁消毒。

【实训方法】

观看录像、模型演示、分组练习,"教学做"相结合。

1.观看教学视频

2.示教:由代课老师或实训老师进行演示操作,边操作边讲解,注意解释操作中的重点和难点。

3.模拟练习:学生分组使用婴儿模型和温箱进行操作练习（教师巡回指导,随时纠正学生操作上的错误,并随时解答学生的疑难问题）。

4.检查操作:教师可随机抽查操作情况,回示操作。

【实训小结】

1.讨论使用温箱的意义和温箱清洁的重要性。

2.提出保护性隔离的意义和方法,引导学生思考,给予指导。

三、新生儿抚触

【实训目的】

知道抚触的作用和注意事项,能够熟练的对新生儿进行抚触,满足新生儿的情感需求,促进新生儿的生长发育。

【实训准备】

平整的操作台,毛巾被、尿布、换洗的衣物和婴儿润肤油。

【操作步骤】

1.解开婴儿包被,脱去衣服及尿布,将婴儿平放于铺有消毒浴巾的抚触台上。

2.将润肤油倒在手中,搓热双手后进行抚触。每个动作重复 4～6 次。

（1）头面部抚触：①用两手拇指指腹在婴儿前额中央向两侧慢慢滑动至发际。②两手拇指从下颌上、下部中央向外侧、上方滑动；让上下唇形成微笑状。③一手轻托婴儿头部，用另一只手的指腹从前额发际向枕后滑动，至后下发际，并停止于两耳后乳突处，轻轻按压；换手，同法抚触另一侧。

（2）胸部抚触：两手掌分别从胸部的外下方（两侧肋下缘）向对侧上方交叉推进，至两侧肩部，在胸部划一个大的交叉，避开婴儿的乳头。

（3）腹部抚触：双手交替依次从婴儿的右下腹至上腹向左下腹移动，呈顺时针方向画半圆，在脐带结痂未脱落前不要按摩该区域。

（4）四肢抚触：两手交替抓住婴儿的一侧上肢从腋窝至手腕轻轻滑行，在滑行的过程中从近端向远端分段挤捏。对侧及双下肢的做法相同。

（5）手和足抚触：用拇指指腹从婴儿手掌面或脚跟向手指或脚趾方向推进，并从手指或脚趾两侧轻轻提拉每个手指或脚趾。

（6）背部抚触：将婴儿呈俯卧位（注意保持呼吸通畅），以脊柱为中线，双手交替从头顶顺脊柱垂直向下抚触至臀裂处，然后两手掌分别于脊柱两侧由中央向两侧滑行，从背部上端开始，逐渐下移到臀部。动作结束后，还可将手轻轻抵住婴儿的脚，使婴儿顺势向前爬行（注意：婴儿做1～2个爬行动作即可），这个动作可以舒缓背部肌肉。

3.将婴儿包好尿布，穿衣服，整理用物。

【注意事项】

1.室温27℃，关闭门窗，保持舒适的环境。选择适当的时间进行抚触，避免在饥饿或进食后1小时内进行，最好在沐浴后进行，每日1～3次，每次10～15分钟。当婴儿觉得疲劳或烦躁时都不适宜抚触。

2.确保抚触时不受打扰，可播放一些柔和的音乐，注意与婴儿进行语言和目光交流。用力要适度，避免过轻或过重，先轻轻抚触，逐渐增加力度，以便婴儿适应。

3.抚触过程中注意观察婴儿的反应，如出现哭闹、肌张力增高、兴奋性增加、肤色改变等，应暂停抚触。

【实训方法】

观看录像、模型演示、分组练习，"教学做"相结合。

1.观看教学视频

2.示教：由代课老师或实训老师进行演示操作，边操作边讲解，注意解释操作中的重点和难点。

3.模拟练习：学生分组使用婴儿模型进行操作练习（教师巡回指导，随时纠正学生操作上的错误，并随时解答学生的疑难问题）。

4.检查操作：教师可随机抽查操作情况，回示操作。

【实训小结】

1.讨论新生儿抚触的意义和作用。

2.提出与新生儿沟通交流的方法，引导学生思考，给予指导。

四、新生儿沐浴

【实训目的】

能够熟练的对足月儿、32～36周早产儿、低出生体重儿（体重2000 g以上，生命体征稳定，住院期间无须特殊处置者）进行沐浴。

【实训准备】

1.婴儿尿布、衣服、包被、大小毛巾与大浴巾。

2.护理盘内备梳子、指甲刀、棉签、碘伏、婴儿浴液、婴儿洗发液、护臀膏或鞣酸软膏。

3.浴盆、水温计、热水。

4.平整便于操作的处置台、磅秤等。

【操作步骤】

1.操作台上按使用顺序备好浴巾、衣服、尿布、包被等。

2.浴盆内备热水（2/3满），水温为37～39℃，备水时的水温稍高2～3℃。用于降温时水温低于体温1℃。

3.将婴儿放于操作台上，脱去衣服，除去尿布，以毛巾包裹身体，测量体重并记录。

4.怀抱婴儿，用左手托起头颈部，左前臂托住背部，拇指与中指分别将婴儿双耳廓折向前方轻轻按住，以防水进入耳孔，以左臂及腋下夹住婴儿臀部及下肢（图 实训4-3）。

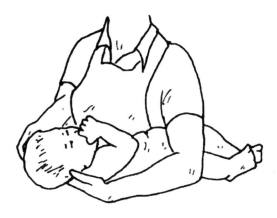

图实训4-3 新生儿洗头法

5.右手用小方巾从内眦向外眦擦拭双眼，然后擦面部，注意擦耳部及耳后皮肤皱褶处；鼻孔卫生则用棉签清洁处理；用婴儿洗发液清洗头部，待冲洗干净后，用小方巾擦干头发。

6.左手握住婴儿左肩及腋窝处，使其头颈部枕于操作者左前臂；用右手握住婴儿左腿靠近腹股沟处，使其臀部位于操作者右手掌之上，将婴儿轻轻放入水中（图实训4-4）。

7.松开右手，用小方巾淋湿婴儿全身，按顺序抹浴液清洗颈部、胸部、腹部、腋下、上肢及手、臀部、会阴部及下肢，边洗边冲净浴液。在清洗过程中，操作者的左手始终将婴儿握牢，同时观察婴儿皮肤有无异常情况。

8.以右手从婴儿前方捏住其左肩及腋窝处，使其头颈部俯于操作者右前臂，左手抹浴液清洗婴儿后颈、背部、臀部及下肢，边洗边冲净浴液。

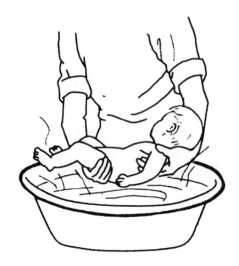

图实训 4-4　新生儿出入浴盆

9.洗毕,将婴儿依照放入水中的方法抱出,迅速用大浴巾包裹全身并将水分吸干。

10.脐带未脱落者,用碘伏消毒;在颈下、腋下、腹股沟处涂婴儿爽身粉,女婴注意遮盖会阴部;臀部涂抹护臀霜或鞣酸软膏。

11.包好尿布、穿衣服,核对手腕带和床号,放回婴儿床。

12.清理用物,洗手。

【注意事项】

1.室温 27~28℃,关闭门窗,保持舒适的环境。沐浴于喂奶前或喂奶后 1 小时进行,以防呕吐或溢乳。

2.动作要快而轻柔,尽量减少肢体的暴露,注意保暖;不可用力清洗婴儿头顶部的皮脂结痂,可先涂抹油剂浸润,如液状石蜡、植物油等,待痂皮软化后方可清洗。

3.沐浴过程中注意观察婴儿全身情况,如皮肤、肢体活动、面色、呼吸等,有异常停止操作,及时报告,妥善处理。

【实训方法】

观看录像、模型演示、分组练习,"教学做"相结合。

1.观看教学视频

2.示教:由带课老师或实训老师进行演示操作,边操作边讲解,注意解释操作中的重点和难点。

3.模拟练习:学生分组使用婴儿模型和沐浴台进行操作练习(教师巡回指导,随时纠正学生操作上的错误,并随时解答学生的疑难问题)。

4.检查操作:教师可随机抽查操作情况,回示操作。

【实训小结】

1.讨论新生儿沐浴的操作要点和注意事项。

2.提出新生儿沐浴的意义和作用,引导学生思考,给予指导。

五、新生儿游泳

【实训目的】

能够熟练的协助足月儿、32～36周早产儿、低出生体重儿(体重2000 g以上,生命体征稳定,住院期间无须特殊处置者)进行游泳,并保证其安全和舒适。

【实训准备】

游泳池、新生儿游泳专用保护圈、水疗溶质、水温计、护脐贴、碘伏、棉签、浴巾、清洁衣服、尿布等。

【操作步骤】

1. 将水温调至38℃,检查保护圈安全性。

2. 将新生儿抱至操作台上,打开包被,脱去衣服,除去尿布,脐部贴上防水护脐贴,带上游泳专用保护圈,并检查下颏部是否放在下颏槽内,下颌是否垫托在预设位置。

3. 将新生儿缓慢放入水中,游泳时间10～15分钟,同时进行水中抚触或游泳操。

4. 游泳完毕,将新生儿抱出游泳池,取下保护圈和防水护脐贴,迅速用大毛巾擦干全身水迹,用碘伏消毒脐部2次,在颈下、腋窝、腹股沟等皱褶处涂抹少许爽身粉。

5. 包好尿布,穿衣。

6. 整理用物,洗手,做好护理记录。

【注意事项】

1. 游泳应在喂奶后1小时进行,以防呕吐。

2. 选择正规品牌的保护圈和游泳附属设备并进行安全检查,水质洁净。为防止交叉感染,游泳池内套一次性塑料袋。

3. 游泳期间必须有专人看护,注意与新生儿进行交流表达爱与关怀。

【实训方法】

观看录像、模型演示、分组练习,"教学做"相结合。

1. 观看教学视频

2. 示教:由代课老师或实训老师进行演示操作,边操作边讲解,注意解释操作中的重点和难点。

3. 模拟练习:学生分组使用婴儿模型和游泳池进行操作练习(教师巡回指导,随时纠正学生操作上的错误,并随时解答学生的疑难问题)。

4. 检查操作:教师可随机抽查操作情况,回示操作。

【实训小结】

1. 讨论新生儿游泳的注意事项。

2. 提出新生儿游泳的意义,引导学生思考,给予指导。

【实训报告】

1. 光疗用于治疗＿＿＿＿＿＿＿,原理是通过波长为＿＿＿＿＿＿＿＿的紫外线使新生儿血液中的＿＿＿＿＿＿＿进行转变,从而使之易于从＿＿＿＿＿＿和＿＿＿＿＿＿中排出体外,从而降低胆红素水平。

2.光疗箱的箱温需要保持____℃,相对湿度_____。

3.患儿入箱前须进行_____,禁忌_____;_____;双眼____,避免光线损伤视网膜;全身裸露,只用遮盖_____,男婴注意_____。

4.光疗过程中,患儿不显性失水增加,应注意_____,保证_____,记录_____。

5.蓝光灯管使用时间达到_____必须_____。蓝光照射时灯管距离患儿皮肤的距离是____cm。

6.光照____小时才能使血清胆红素下降,血清胆红素____时可停止光疗。

7.暖箱主要适用于_____、_____。

8.温箱的湿、湿度应根据_____及_____而定。一般情况下,维持暖箱温度在_____,湿度在_____。若患儿体温不升,箱温应设置_____。

9.若使用暖箱的肤控模式调节箱温,应设置肤温在_____。

10.在患儿体温未升至正常之前应每____分钟监测1次,体温正常后可每____小时测1次,注意保持体温在____℃,并维持相对湿度。

11.患儿体重达____或以上,体温____,或者患儿在温箱内生活了____以上,体重虽然不到2000 g,但一般情况良好,或者在室温____℃的情况下,患儿穿单衣在3℃暖箱内能维持____体温。

12._____用消毒液及清水擦拭暖箱内外,_____更换暖箱1次,机箱下面的空气净化垫_____清洗1次,如有破损,及时更换,患儿出箱后对暖箱进行_____。

13.抚触分为_____、_____、_____、_____、_____、_____六个部分进行抚触。

14.抚触时室温应达到____℃,关闭门窗,保持舒适的环境。

15.抚触应选择适当的时间进行抚触,避免在_____或_____内进行,最好在_____进行,每日____次,每次____分钟。

16.抚触应注意与婴儿进行_____和_____交流。

17.新生儿沐浴的目的是保持新生儿皮肤_____、_____,协助皮肤_____和_____,增加肌肤的抗病能力;促进血液循环,加速新陈代谢,适合_____、_____、_____。

18.沐浴时,室温____℃,水温为____℃,备水时的水温稍高____℃。用于降温时水温低于体温____℃,于喂奶____或____小时进行,以防呕吐或溢乳。

19.婴儿头顶部的皮脂结痂,可先涂抹_____,如_____、_____等,待痂皮软化后方可清洗。

20.新生儿游泳时水温调至____℃,游泳时间____分钟,应在____时进行。

21.为防止_____,游泳池内套一次性塑料袋,游泳期间必须有_____看护。

22.说出新生儿抚触的优点。

实训五　　妊娠期并发症妇女的护理

一、异位妊娠妇女的护理

【实训目的】

通过临床见习或案例讨论

1. 掌握异位妊娠、前置胎盘、妊娠期高血压疾病的治疗原则和护理措施。

2. 熟悉异位妊娠、前置胎盘、妊娠期高血压疾病的常见症状和体征,学会正确的临床思维及观察方法。

3. 学会与患者及家属进行有效沟通,缓解患者及家属的紧张、恐惧心理,积极配合治疗。能够为其制定合理的护理计划。

【实训准备】

临床见习或案例讨论

案例一:梁女士,31 岁,停经 50 日,2 小时前无明显诱因突感下腹剧痛和肛门坠胀,继而出现头晕、面色苍白、大汗淋漓等症状,急诊入院。患者已婚未孕,平时月经规则,3～5 日/28～30 日,末次月经于 50 日前来潮。既往无重要脏器疾病史。无药物过敏史及手术史。

体格检查:T37.2℃,P118 次/分,R22 次/分,BP80/50 mmHg,急性病容,腹肌紧张,左下腹压痛。妇科检查外阴阴道正常,宫颈光滑,举痛明显,子宫前位,稍大、稍软,左附件有压痛。后穹隆饱满。后穹隆穿刺抽出暗红色不凝血液 10 mL。辅助检查:血红蛋白 80 g/L,白细胞 8×10^9/L,尿妊娠试验阳性。

案例二:陆女士,32 岁,已婚。因妊娠 36 周突然阴道大量流血急诊入院。患者早孕期间有轻度恶心、呕吐等不适,孕 4 个多月自觉有胎动。妊娠期曾在当地保健站产前检查,未见异常。入院前日下午仍操持家务劳动,未有劳累及受伤,至夜间 12 时左右(3 小时前),忽然自觉阴道流血不止,血色鲜红,时有血块,量约 500 mL。流血时无腹痛及宫缩,但感到胎动频繁,孕妇自觉轻度头晕,无眼前发黑及昏倒现象,无心慌、气短。

月经史:$15 \frac{3\sim4}{28}$,量稍多,无痛经史。生育史 0－0－2－0,人工流产 2 次。既往史:以往身体健康,无特殊病史。

体格检查:体温 36.8℃,脉搏 90 次/分,呼吸 20 次/分,血压 120/75 mmHg。神志清楚,发育正常,营养中等,心肺(一),肝胆(一),脊柱四肢活动自如,双下肢无水肿。产科检查:宫高 34 cm,腹围 100 cm,腹部软,无压痛,胎位清楚,为 ROA,头先露,未衔接,胎心音 150 次/分。

案例三:刘女士,26 岁,第 1 胎孕 36^{+4} 周,1 个月前下肢有轻度水肿,近 1 周水肿延至大腿,伴头晕、头痛,未经任何检查治疗,5 小时前突然持续性下腹部痛,伴有少量阴道流血来院就诊。入院体格检查:体温 36.8℃,脉搏 90 次/分,呼吸 20 次/分,血压 150/110 mmHg。神志清楚,发育正常,营养中等,心肺(一),肝脾(一),脊柱四肢活动自如,双下肢凹陷性水肿。产科检查:宫高 34 cm,腹围 100 cm;子宫硬如板状,有压痛,胎位不清。胎心音 100 次/分。肛诊:胎膜未破,胎头 S－2 宫颈口未开。骨盆外测量:髂棘间径 24 cm,髂嵴间径 26 cm,骶耻外径 19 cm,坐骨结节间径 9 cm。辅助检查:血红蛋白 90 g/L,血小板 140×10^9L,尿蛋白(＋＋)。

【实训内容及步骤】

老师给出病例,学生分组讨论或组织临床见习。

1.认真阅读、熟悉病例,收集资料。

2.分组讨论分析资料,熟悉异位妊娠、前置胎盘、妊娠期高血压疾病的症状、体征,制定护理计划。

3.每组选代表总结汇报讨论结果。

4.课后完成实训报告。

【实训小结】

1.比较每组讨论的结果有何共同处与不同处。

2.提出学生尚不理解的问题,引导学生思考,给予指导。

3.教师指出不足之处,及时加以完善。

【实训报告】

写出以上三个案例的护理诊断、治疗原则及护理措施。

实训六　产后出血患者的护理

【实训目的】

1.通过临床见习或案例讨论,熟悉产后出血的常见症状、体征、观察及护理要点。

2.能够为产后出血的产妇制定合理的护理计划。

【实训准备】

临床见习或案例讨论

主诉:产后阴道大出血4小时。

姚女士,28岁,4小时前足月顺产一女婴,因胎盘滞留行人工剥离胎盘,当时阴道出血稍多于月经量,产后4小时下床小便时,从阴道流出血凝块约400 mL,伴心慌、乏力。既往无血液系统及肝脏疾病。曾人工流产2次。

体格检查:T 36℃,P 120次/分,R 20次/分,BP 70/50 mmHg。面色苍白,精神差,烦躁,四肢湿冷。心肺(一),腹平软。产科检查:宫底轮廓不清,子宫体软,阴道无活动性出血。阴道检查:阴道、宫颈无裂口,又掏出血凝块约800 mL。辅助检查:血红蛋白58 g/L,血小板$85×10^9$/L。

【实训内容及步骤】

老师给出病例,学生分组讨论或组织临床见习。

1.认真阅读、熟悉病例,收集资料。

2.分组讨论分析资料,熟悉妊产后出血的症状、体征;掌握产后出血产妇的观察及护理要点。学会分析产后出血的原因,制定护理计划。

3.每组选代表总结汇报讨论结果。

4.课后完成实训报告。

【实训小结】

1.比较每组讨论询结果有何共同处与不同处。

2.提出学生尚不理解的问题,引导学生思考,给予指导。

3.教师指出不足之处,及时加以完善。

【实训报告】

写出该案例的初步诊断、产后出血的可能原因、应急治疗及护理措施。

实训七 产科手术妇女的护理

【实训目的】

1.能说出会阴侧切缝合术、胎头吸引术、产钳术的目的、条件和注意事项。

2.能进行术前各项准备,学会模拟会阴侧切缝合术、胎头吸引术、产钳术的操作。

【实训准备】

1.会阴侧切缝合术

(1)用物准备:治疗碗 1 个、会阴切开剪 1 把、20 mL 空针 1 副、长穿刺针头 1 个、弯止血钳 4 把、巾钳 4 把、持针器 1 把、有齿镊 1 把、无齿镊 1 把、2 号圆针 1 枚、3 号三角针 1 枚、治疗巾 4 张、纱布 10 块、带尾纱布条 1 根、1 号丝线 1 团、0 号肠线 1 支、0.5％普鲁卡因 20 mL。

(2)产妇准备:取膀胱截石位,外阴常规消毒、铺巾。

(3)操作者准备:戴口罩、帽子,消毒手,穿手术衣,戴消毒手套。站产妇右侧。

2.胎头吸引术

(1)用物准备:胎头吸引器 1 个、20 cm 硬质橡皮管 1 根、消毒液体石蜡、50mL 或 100 mL 空针 1 个或电动吸引器 1 个、止血钳 1 把、会阴切开缝合包 1 个、导尿包 1 个、供氧设备、吸氧面罩 1 个、新生儿吸引器 1 台、一次性吸引管 1 根、抢救药品。

(2)产妇准备:取膀胱截石位,导尿排空膀胱。外阴常规消毒、铺巾。阴道检查了解宫口是否开全、宫颈扩张程度、是否破膜、胎方位及胎耳位置等。初产妇行会阴侧切。

(3)操作者准备:戴口罩、帽子,消毒手,穿手术衣,戴消毒手套。站产妇右侧。

3.产钳术

(1)用物准备:高压灭菌的产钳 1 个、润滑剂、会阴切开缝合包 1 个、导尿包 1 个、供氧设备、吸氧面罩 1 个、新生儿吸引器 1 台、二次性吸引管 1 根、抢救药品。

(2)产妇准备:取膀胱截石位,导尿排空膀胱。外阴常规消毒、铺巾。阴道检查了解宫口是否开全、宫颈扩张程度、是否破膜、胎方位及胎耳位置等。初产妇行会阴侧切。

(3)操作者准备:戴口罩、帽子,消毒手,穿手术衣,戴消毒手套。站在产妇右侧。

【实训方法】

"教学做"相结合。

1.观看教学视频(会阴侧切缝合术、胎头吸引术、产钳术)。

2.示教:由代课老师或实训老师进行操作,边操作边讲解。

3.模拟练习:分小组操作,每组 4～5 人。

4.检查操作:教师可随机抽查操作情况,巡回指导。

【实训报告】

写出会阴侧切缝合术、胎头吸引术、产钳术的术前、术中和术后的护理计划。

实训八　　计划生育技术及护理

【实训目的】

1.能说出避孕药的原理、适应证及常见的副反应。

2.知道宫内节育器放置的时间、适应证、禁忌证。

3.能配合医生做好放、取节育器,人工流产等手术操作护理。

【实训准备】

1.教学视频　避孕药的使用;宫内节育器放置术;人工流产术。

2.用物准备　各种避孕药品;节育器放置模型若干;放、取宫内节育器手术包;各种类型的节育器;人工流产手术包;人工流产专用电动吸引器或脚踏吸引器;消毒溶液及敷料等。

【实训内容及步骤】

1.药物避孕

观看避孕药的教学视频及避孕药品。

2.人工流产术

观看人工流产术的教学视频及人工流产所用手术器械及电动吸引器。

3.宫内节育器的放置及取出术

宫内节育器放置术

(1)放置时间:月经干净后 3～7 日;自然分娩后满 3 个月;剖宫产后满半年;人工流产术后;哺乳期应排出早孕方可放置宫内节育器。

(2)节育器型号的选择:T 型节育器按其横臂宽度分为 26、28、30 号三种,子宫腔深度≤7 厘米者用 26 号,>7 厘米者选 28 号。

(3)操作步骤:

①患者准备:病人排空膀胱,取膀胱截石位。

②消毒铺巾:常规消毒外阴、阴道,铺无菌巾、整理器械。

③检查子宫:双合诊检查子宫大小及位置。

④探测宫腔:阴道窥器暴露宫颈,0.5%碘伏消毒宫颈及颈管。宫颈钳钳夹宫颈前唇或后唇,用子宫探针探测宫腔深度。

⑤放置节育器:将选择好的节育器置于放置器上,轻轻送入宫腔直达宫底部。带有尾丝者在宫口外 2cm 处剪断尾丝。观察无出血后,取下宫颈钳和阴道窥器,术毕。

⑥术后观察:受术者在观察室休息片刻可离开。

宫内节育器取出术的操作步骤

①术前检查:通过 B 超、X 线检查,确定节育器的类型及在宫腔的位置。

②患者准备:病人排空膀胱,取膀胱截石位。

③消毒铺巾:常规消毒外阴、阴道,铺无菌巾、整理器械。

④检查子宫:双合诊检查子宫大小及位置。

⑤探测宫腔:用阴道窥阴器暴露宫颈,0.5%碘伏消毒宫颈及颈管。宫颈钳钳夹宫颈前唇或后唇,用子宫探针探测宫腔内节育器的位置。

⑥取出节育器:无尾丝者,用探针探测宫腔后,将取环钩送到宫底,转动取环钩使其钩住节育器下缘,轻轻向外牵拉取出;有尾丝者:用血管钳夹住尾丝后轻轻牵引取出。

【实训方法】"教学做"相结合。

1.观看教学视频。

2.示教　由带课老师或实训老师进行操作,边操作边讲解。

3.模拟练习　分小组在模型上进行练习,每组4～5人。

4.检查操作　教师可随机抽查操作情况,巡回指导,随时纠正学生操作上的错误,并随时解答学生的疑难问题。

【实训报告】

1.写出宫内节育器的避孕原理和放置的时间?

2.人工流产主要并发症有哪些?人工流产后出现闭经的原因有哪些?

3.王女士,30岁,因停经54天、要求人工流产术而就诊,既往身体健康,平时月经周期规律。三年前足月顺产一男孩,产后曾采用避孕套、安全期避孕法,但曾因避孕失败而两次人工流产。此次又因避孕失败而来院行人工流产术,为此,该女士倍感烦恼,向护士咨询,希望能帮其落实一种较为可靠的避孕措施,并告知详细情况。问题:

针对该女士情况,你应如何进行指导?

4.顾女士,25岁,初产妇,因停经60天要求终止妊娠而就诊。既往体健,月经周期规律。经检查,在确定了诊断并排除禁忌症后行负压吸宫术。手术中患者精神紧张宫口紧,反复用力扩张宫颈后,用6号吸管吸刮宫壁。患者感到下腹疼痛、头晕、胸闷、恶心,面色苍白,冷汗淋漓,血压90/60mmHg,脉搏58次/min,初步诊断为人工流产综合征。问题:

(1)针对此情况,护士应采取哪些护理措施?

(2)预防人工流产综合征的措施有哪些?

(郑璇　李晓红　华嘉志　王娅茹　王燕)

参 考 文 献

[1] 乐杰.妇产科学[M].7 版.北京:人民卫生出版社,2008.

[2] Springhouse 工作室.轻松母婴护理[M].曹枫林,李明,译.2 版.北京:北京大学医学出版社,2009.

[3] 马常兰,李玉兰.妇产科护理学[M].江苏:江苏科学技术出版社,2011.

[4] 王玉琼.母婴护理学[M].2 版.北京:人民卫生出版社,2012.

[5] 潘青.母婴护理[M].江苏:江苏教育出版社,2013.

[6] 郑修霞.妇产科护理学[M].5 版.北京:人民卫生出版社,2013.

[7] 谢幸,苟文丽.妇产科学[M].8 版.北京:人民卫生出版社,2013.

[8] 杨明.母婴护理学[M].江苏:江苏科技出版社,2013.

[9] 马常兰,李玉兰.妇产科护理学[M].2 版.江苏:江苏科学技术出版社,2014.

[10] 简雅娟.母婴护理学[M].2 版.北京:人民卫生出版社,2014.

[11] 简雅娟.母婴护理学实训与学习指导[M].2 版.北京:人民卫生出版社,2014.

[12] 沈铿,马丁.妇产科学[M].3 版.北京:人民卫生出版社,2015.

[13] 谭奕华.母婴护理学习指导及护考训练[M].北京:人民卫生出版社,2016.